産婦人科医のための
のための
社会保険
ABC
第7版

公益社団法人
日本産科婦人科学会 編

MEDICAL VIEW

本書では，厳密な指示・副作用・投薬スケジュール等について記載されていますが，これらは変更される可能性があります．本書で言及されている薬品については，製品に添付されている製造者による情報を十分にご参照ください．

**The Guide of Social insurance
for Obstetrician and Gynecologist   7th edition**
(ISBN 978-4-7583-2360-4 C3047)

Editor: Japan Society of Obstetrics and Gynecology

2025. 1.1   7th ed

©MEDICAL VIEW, 2025
Printed and Bound in Japan

Medical View Co., Ltd.
2-30 Ichigayahonmuracho, Shinjyukuku, Tokyo, 162-0845, Japan
E-mail ed @ medicalview.co.jp

序 文

永瀬 智

日本産科婦人科学会社会保険委員会委員長
山形大学医学部産科婦人科学講座教授

　産婦人科医に限らずすべての医師は，健康保険法のみならず，医師法，医療法，医薬品医療機器法などを遵守する必要があり，これらの法に基づいて交わされた保険者と保健医療機関との間の公法上の契約が保険診療である。この契約を履行するためには，保険診療のルールを熟知することが必要であるが，医師として働きはじめると，最新の医学知識や医療技術を習得することのほうが優先され，保険診療のルールを理解することが後回しになる傾向があった。そこで，主に産婦人科専攻医・若手医師に社会保険制度をより正しく理解してもらう目的で，日本産科婦人科学会誌の研修コーナーに社会保険の解説がシリーズとして掲載されるようになった。日本産科婦人科学会社会保険委員会では，研修コーナーの社会保険の解説を編集し，2000年に書籍として発刊したのが本書の始まりである。

　以後，診療報酬改定にあわせて改訂され，前版となる「産婦人科医のための社会保険ABC　第6版」は2021年1月に発刊されたが，今回の発刊に至るまで2度の診療報酬改定が行われた。この間の大きな変更点の一つに，これまで自費で行っていた不妊診療が保険適用になったことが挙げられる。この大きな変更点を反映させた改訂版として，第7版を出版することになった。

　本書は第6版を踏襲しており，「総論」「各論」「Exercise」で構成され，各章の記載内容は，令和4年度・6年度の改定内容に合わせて更新している。そのなかで，各論1章の「内分泌・不妊症」は新しく保険収載となった項目を多く含むため，大幅に加筆修正を加えている。不妊症に対する保険診療に関しては，その運用などに関しては疑義解釈や関連通知が頻回に発出されている。本書では現時点での共通認識を記載しているが，発刊後に本書の記載内容と実際の解釈に齟齬が生じる可能性があることに留意されたい。

　新たに保険適用となった管理料や手術手技に関しては，関連学会が示す規定や指針，さらには，学会が提供するセミナー受講を保険診療の要件として求めているものが多く，これまで以上に学会のオートノミーとして，適切な対応が求められている。学会のオートノミーの基になるのは，いうまでもなくわれわれ産婦人科医の保険診療に対する正しい理解である。本書が，産婦人科専攻医のみならず，すべての産婦人科医の保険診療の理解と実践に役立っていただければ幸いである。

2024年12月

[第1版]より

刊行にあたって

中野　仁雄

前日本産科婦人科学会社会保険学術委員会委員長
九州大学大学院医学研究院生殖病態生理学教授

　日進月歩の医学にあってその実践の場たる医療は，随時随意に質と量で規定される中身を変えながら継承され，もって国民の健康と福祉に貢献する。昨日から明日へと時が流れる間に今日があり，今日の定格がその時々の医療奉仕の標準を現わす術となる。

　向上を趣旨とし，これを具現するための研究開発を永遠に営む中で，医療の実施とその安定供給のために，また異なる角度からの評価と選定が繰り返し行われてきた。その一つ一つが，あるいは薬価として，あるいはまた，標準的な術式とそれへの給付として医療行為の費用算定に役立てられ，示される。今日の経済社会事情を受けて，抜本的な体制見直しが進められているのは，医学と，医療と，国民のクオリティー・オブ・ライフに寄せる付加価値とが相まって社会資本投下の新しいスタンダードを設定しようとするものであり，十分に医療人類文化に照らした意思決定過程なのである。

　といった，いわば「総論」は毎日の生活から展望してもすぐに描くことができる世界なのであるが，それでは実務を伴う「各論」はというと，そのほとんどが生涯教育によって補完され，自己学習によって習得するのを旨としてきた。医学教育にあっても，また卒後教育の場でも，関心の高さに，あるいはことの重要さに関係なく，中心的な学習課題に取り上げられたかというと必ずしもそうではない。前述のように変化の過程を伴うルールである以上，生涯学習により，その都度修正を加えなければならない学習課題であるが，その入門的な知識の獲得と整備はその後の自己学習の基盤をなすものなのである。

　日産婦学会社会保険学術委員会においては，かねてこの問題に関心を払ってきた。まずは平成10年度の事業として，会誌の研修コーナーに総論・各論を連続掲載し，その都度，標準試験問題を掲げた。この考え方の延長に，認定医制度における認定医審査にも取り入れ，より保険医療に関する卒後研修を強化する討論が導かれた。この目的に添って浮上したのが，「出版」である。会誌既掲載の論述を追加・修正して本書が日の目を見るに至った。研修コーナーを，そして本書の執筆を担当された各位に深甚の謝意を捧げる。

　出版の時点で，本年度から発足した種々の改正が十分に盛り込まれたか，それに間に合ったかにはいささか自信に欠ける点もある。しかし，この出版物は定時的に改訂されながら，永遠に産婦人科医の卒後研修に役立てるべく，その使命を果たすはずのものである。どの程度タイムリーな内容かは，改訂の段階をどう形成するかに委ねたい。

　ともあれ，平成12年度から施行されることになった，認定医審査における筆記試験の諮問領域として，この領域が取り上げられることになっている。学会の責任において，産婦人科専門診療の必須の知識と技術を学ぶ学習参考資料として本書を育て上げなければならない。関連する専門委員会活動の今後の引き続いたご砕身に予め敬意を表したい。

　最後になったが，出版はメジカルビュー社の深いご理解に支えられて実現したものである。謝意を表したい。

平成12年5月

［第1版］より
本書の活用を願って

青野　敏博
日本産科婦人科学会社会保険学術委員会委員長
前日本産科婦人科学会会長
徳島大学医学部産科婦人科教授

　今回，日本産科婦人科学会の社会保険学術委員会の編集により，『産婦人科医のための社会保険ABC』が刊行の運びとなった。本書の内容は，日本産科婦人科学会雑誌の「認定医制度・研修コーナー」に連載されたものを中心に，加筆，修正し，さらに日本母性保護産婦人科医会の「医療保険必携」などからも抜粋して構成したものである。

　一般的に，勤務医とくに大学病院に席を置く医師は，社会保険に関する知識が十分でなく，請求漏れ率や査定率が高いことが問題になっている。一方，厚生省が医療費の抑制に力を注ぐ中で，国立病院や大学病院は独立行政法人化に向けて経営の改善を図らなければならない状況に置かれている。

　日本産科婦人科学会はこの点に着目し，研修医を対象に，社会保険制度をよりよく理解して貰う目的で，研修コーナーに社会保険の解説をシリーズで掲載してきた。保険診療は約束に従った契約診療なので，その仕組みを理解することが必須である。また平成12年度から試行される認定医試験の筆記試験のなかに，社会保険の問題を導入することが決まっている。

　保険診療の特徴としては，2年ごとに定期的に診療報酬の改定があるので，これにcatch upすることが大切であり，産婦人科は特に産科や生殖医療など自費診療が混在しておりその運用は複雑である。

　本書は総論で，保険診療制度の仕組み，カルテとレセプト，保険診療のルールを解説し，各論では代表的な9つの疾患群を取り上げ，請求の仕方と陥りやすい誤りを例示して，保険診療上の解釈を明確に示している。巻末には EXERCISE のために100問題を付けて，理解の程度を自分で確認できるよう配慮している。

　終わりに本書を分担執筆して下さった諸先生方に感謝申し上げる。

　本書が産婦人科研修医は勿論，全産婦人科医の保険診療のバイブルとして活用されることを願っている。

平成12年5月

第7版　産婦人科医のための社会保険ABC

目 次

序文　　　　　　　　　　　　　　永瀬　智
刊行にあたって［第1版］より　　　中野仁雄
本書の活用を願って［第1版］より　青野敏博

総論

1章　わが国の医療保険制度の仕組み　16

1　医療保険の目的　16
2　医療保険の仕組み　17
　　職域保険　18
　　地域保険　18
　　後期高齢者医療制度　18
3　保険医療機関　19
4　保険給付　19
5　保険給付の対象　19
6　給付の制限　20
7　療養の給付の範囲　20
8　給付の期間　20
9　現物給付と現金給付　21
10　給付の割合（患者負担率）　24
11　保険診療の基本的ルール　25
12　診療方針に関する法令　26
　　健康保険法　26
　　医師法　27
　　「保険医療機関及び保険医療養担当規則」　27
　　保険外併用療養費　29
　　DPCとは　29
　　医療法　33
　　薬事法　33

6

2章 カルテとレセプト　34

1 カルテ（診療録）　34
　カルテの取り扱い　34
　カルテなどの保存期間　35
　産婦人科診療の特徴　36
2 レセプト（診療報酬明細書）　36
　療養担当規則におけるレセプト　37
　レセプトの記載事項　37
　レセプトから報酬を受けるまで　39
3 レセプトの開示　41
4 カルテの開示　42

3章 保険診療上のルール　45

1 自費診療か保険診療か　45
　自費診療の範囲　46
　産科診療などにおける自費診療と保険診療　47
2 保険診療の原則　57
　保険診療上の留意点　57
　正常の分娩・産褥・新生児の保険給付　58
3 保険医療機関及び保険医療養担当規則　58
　保険医療機関　58
　保険医療養担当規則　58
4 各診療にかかわる事項　59
　傷病名など　59
　基本診療料（初診料，再診料など）　60
　外来診療料　65
　オンライン診療料　66
　医学管理等　66
　検査　91
　投薬，注射　96
　入院料　98
　手術料　104
　処置料　106
　画像診断（CT，MRI，超音波）　100
　麻酔料　117
5 在宅医療　123
　在宅自己注射指導管理料　123
　在宅妊娠糖尿病患者指導管理料　126

7

6 その他 127

看護職員処遇改善評価料（1日につき） 127
外来・在宅ベースアップ評価料（Ⅰ）（1日につき） 128
外来・在宅ベースアップ評価料（Ⅱ）（1日につき） 128
入院ベースアップ評価料（1日につき） 128

各論

1章 内分泌・不妊症 130

1 内分泌学的検査における留意事項 130

LH,FSH 測定の適応 131
プロラクチン測定の適応 131
内分泌負荷試験の適応 131
エストラジオール測定の適応 132
プロゲステロン測定の適応 132
テストステロン，DHEA-S 測定の適応 132
甲状腺機能検査の適応 132
尿中 LH 定性の適応 132
血中抗ミュラー管ホルモン（AMH）測定の適応 133
Y 染色体微小欠失検査の適応 133

2 超音波断層検査における留意事項 133

卵胞径計測の適応 133
子宮・卵巣の性状観察 134

3 その他の不妊症検査における留意事項 134

内視鏡検査など 134
クラミジア検査 134
先進医療 135

4 不妊治療薬投薬（排卵誘発薬など）における留意事項 136

クロミフェンクエン酸塩錠，シクロフェニル錠の適応 136
レトロゾールの適応 136
hMG-hCG 療法の適応 136
hMG の投与量と投与日数の基準 136
FSH 製剤（尿由来製剤）の適応 137
在宅自己注射指導管理料 137
hCG 投与の時期 138
hCG 投与量と投与日数の基準 138
GnRH アゴニスト点鼻製剤 138
プロゲステロン腟剤 139
適応外使用薬剤の診療報酬審査について 139
その他の注意点 140

5 新たに保険適用になった一般不妊治療・生殖補助医療 ············ 140
　不妊治療の保険適用 ··· 140
　一般不妊治療 ··· 140
　生殖補助医療（ART） ·· 143
　選定療養 ··· 154

2章 流産・早産 155

1 切迫流産：保険診療上の留意事項 ···································· 155
　治療に関する留意事項 ·· 156
2 流産：保険診療上の留意事項 ·· 157
　診断・検査に関する留意事項 ·· 157
　治療に関する留意事項 ·· 157
　習慣流産／不育症の検査における留意事項 ···························· 158
3 切迫早産：保険診療上の留意事項 ···································· 160
　診断・検査に関する留意事項 ·· 160
　治療に関する留意事項 ·· 161
　切迫早産／早産の入院料・医学管理料 ·································· 162
4 胞状奇胎：保険診療上の留意事項 ···································· 162
　診断・検査・治療に関する留意事項 ···································· 162

3章 異所性妊娠 163

1 検査・診断 ·· 163
　ヒト絨毛性ゴナドトロピン（hCG）定性，ヒト絨毛性ゴナドトロピン-βサブ
　ユニット（hCG-β），ヒト絨毛性ゴナドトロピン（hCG）定量・半定量，低
　単位ヒト絨毛性ゴナドトロピン（hCG）半定量 ························ 163
　超音波診断 ·· 163
　ダグラス窩穿刺 ··· 164
　子宮内膜掻爬術 ··· 164
2 手術・治療 ·· 164
　異所性妊娠手術 ··· 164
　卵管形成手術 ·· 164
　複数手術の特例 ··· 164
　化学療法 ·· 165
　頸管妊娠など ·· 165

4章 妊娠高血圧症候群 166

1 診察 ··· 166

9

2 検査 166
　時間外緊急院内検査加算 166
　尿検査 167
　血液学的検査 167
　生化学的検査（Ⅰ） 168
　生化学的検査（Ⅱ）内分泌学的検査 168
　病理学的検査 169
　生体検査 169
3 投薬，注射，処置 171
　保険適用 171
4 入院料・医学管理料 171
　ハイリスク妊娠管理加算 171
　ハイリスク分娩管理加算 171
　ハイリスク妊産婦共同管理料 173
5 食事療法 174
6 手術 174

5章 産科救急　175

1 基本診療料 175
　総合周産期特定集中治療室管理料 176
　ハイリスク妊娠・分娩管理加算・地域連携分娩管理加算 ... 178
2 検査 180
　検体検査料 180
　生体検査料 181
　画像診断料 182
3 処置 182
4 注射 183
5 手術 183
　緊急手術 183
　急速遂娩術 184
6 輸血 185

6章 婦人科感染症　187

1 検査 187
　外陰炎，腟炎 187
　子宮頸管炎，子宮内膜炎，子宮附属器炎，骨盤腹膜炎 ... 190
　性器クラミジア感染症，淋菌感染症 190
　ウイルス感染症 192

妊産婦の感染症 …………………………………… 194

2 治療 196

外陰炎，腟炎 …………………………………… 196
頸管炎から上部の感染症や一部の性感染症（STD） 197
トキソプラズマ症の治療 ……………………… 197
ウイルス感染症 ………………………………… 198
輸血と感染症検査 ……………………………… 198
B 型肝炎母子感染予防 ………………………… 199
手術療法 ………………………………………… 199

7章 婦人科良性腫瘍（子宮筋腫・良性卵巣腫瘍） 201

1 指導管理など 201

婦人科特定疾患治療管理料 …………………… 201
手術前医学管理料（届け出た医療機関）……… 203
手術後医学管理料（1 日につき）……………… 203

2 一般検査など 203

3 腫瘍マーカー 203

4 病理学的検査 203

病理組織標本作製（1 臓器につき）…………… 203
細胞診 …………………………………………… 204

5 超音波検査 204

6 内視鏡 204

7 画像診断 204

子宮卵管造影 …………………………………… 204
CT 検査と MRI 検査 …………………………… 204

8 投薬・注射 205

9 手術 205

複数手術にかかわる費用の特例 ……………… 205

10 特定保健医療材料 208

8章 婦人科悪性腫瘍（子宮頸癌・子宮体癌・卵巣癌） 209

1 診療料に関する留意事項 210

診療情報提供料（Ⅰ）（Ⅱ）…………………… 210
がん性疼痛緩和指導管理料 …………………… 210
がん患者指導管理料 …………………………… 211
悪性腫瘍特異物質治療管理料 ………………… 212
リンパ浮腫指導管理料 ………………………… 212
在宅自己導尿指導管理料 ……………………… 213

11

2 検査料に関する留意事項 213

病理学的検査 213
HPV（human papillomavirus）検査 215
コルポスコピー 215
ヒステロスコピー 215
超音波検査 215
CT・MRI 検査 215
ポジトロン断層撮影（PET）・コンピュータ断層複合撮影 215
腫瘍マーカー検査 216
マイクロサテライト不安定性（MSI）検査 216
BRCA1/2 遺伝子検査（SRL） 218
がんゲノムプロファイリング検査（がん遺伝子パネル検査） 219

3 治療料に関する留意事項 220

手術 220
輸血 227
化学療法 227
化学療法施行時の副作用に対する対策 228
分子標的治療薬 231
放射線療法の効果増強や副作用に対する対策 232

9章 中高年女性の疾患 233

1 検査 233

更年期障害 233
骨粗鬆症 234

2 治療 237

適応症 237
子宮脱（骨盤臓器脱） 241

3 保険診療上の留意事項 241

Exercise 244

総論 Exercise 244
各論 Exercise 251
総論 Exercise 解答 261
各論 Exercise 解答 263

索引 265

一口メモ

出産手当金と傷病手当金	23
現物給付と現金給付	24
死産児を埋葬した場合，埋葬料は受けられない	24
医科診療報酬点数表	28
いわゆる「まるめ」とは	33
産婦人科医としてのカルテの取り扱い	36
妊娠・出産は本当に自費診療のみか？	47
分娩料と分娩介助料	49
新生児管理保育料	52
妊娠・出産に対する主治医の判断	53
妊娠か否か	62
別に厚生労働大臣が定める時間	65
時間外の取り扱い	65
HIV 検査，HTLV-1 検査等	91
無診察治療の禁止	96
B 型肝炎，C 型肝炎，HIV 検査について	106
CT と MRI	111
画像診断の組み立て	112
胎児が保険診療の対象とならない理由	115
麻酔薬剤料	118
呼吸心拍監視	121
手術料と外保連試案	165
病理組織顕微鏡検査（病理診断）	169
バルトリン腺嚢腫の穿刺	189
子宮頸管粘液採取の算定可能と考えられる項目とは？	190
適応症	198
化学療法により発症する B 型肝炎対策	200
遺伝性乳癌卵巣癌症候群（hereditary breast and ovarian cancer syndrome：HBOC）にかかわる保険診療について	226
佐薬（補助剤）	242

13

日本産科婦人科学会　社会保険委員会

委員長　永瀬　智

委員　西井　修　　太田　剛　　青木大輔　　市塚清健

岡野浩哉　　小川真里子　　春日義史　　亀井良政

岸　裕司　　倉澤健太郎　　甲賀かをり　　小林裕明

白澤弘光　　杉下陽堂　　谷川原真吾　　田丸俊輔

寺田幸弘　　徳永英樹　　中川　慧　　西　洋孝

橋口和生　　平沢　晃　　福嶋恒太郎　　牧野真太郎

万代昌紀　　光田信明　　宮崎亮一郎　　山口　建

執筆者一覧（五十音順）

市塚清健　　太田　剛　　岡野浩哉　　小川真里子

春日義史　　亀井良政　　岸　裕司　　倉澤健太郎

甲賀かをり　　小林裕明　　白澤弘光　　杉下陽堂

谷川原真吾　　田丸俊輔　　寺田幸弘　　徳永英樹

中川　慧　　永瀬　智　　西　洋孝　　西井　修

平沢　晃　　福嶋恒太郎　　牧野真太郎　　万代昌紀

光田信明　　宮崎亮一郎　　山口　建

総 論

1章	わが国の医療保険制度の仕組み	16
2章	カルテとレセプト	34
3章	保険診療上のルール	45

総論

1章

わが国の医療保険制度の仕組み

　われわれは家族を含め，生活のなかで疾病，負傷，老化，失業，死亡など多くの問題や不慮の事故に遭遇する。これらの生活破壊や生活不安に対処するため，現在，わが国には，病気・けがに備える「医療保険」，年をとったときや障害を負ったときなどに年金を支給する「年金保険」，仕事上の病気，けがや失業に備える「労働保険」（労災保険・雇用保険），加齢に伴い介護が必要になったときの「介護保険」の4種の社会保険がある。

　本書では，このなかの医療保険について解説していく。

● わが国では，すべての国民が公的医療保険に加入し，保険料を納付する義務があり，病気やけがをした場合には「誰でも」，「どこでも」，「いつでも」，医療保険を使って受診することができる「国民皆保険制度」をとっている。医療費は患者が一部負担金を支払い，残りは保険料で運営される（**図1**）。社会福祉や公衆衛生などの見地から，医療費の全額または医療保険の一部負担分を国や地方公共団体の税収で賄う公費負担医療もある。

● 医療費は，社会全体でリスクをシェアすることで，患者が支払う自己負担額が軽減され，国民に対して良質かつ高度な医療を受ける機会を平等に保障する仕組みとなっている。

1　医療保険の目的

　本人や家族のいずれかが疾病に罹患したり，負傷したりした場合，あるいは出産や死亡の場合に起こる不時の出費に備え，普段から収入に応じて保険料を拠出し，さらに事業主も応分の負担をして，生活上の不安を取り除くことを目的として生まれた制度である。

2 医療保険の仕組み（図2）

- 医療保険は大きく，1職域保険（被用者保険），2地域保険（国民健康保険），3後期高齢者医療制度に分けられる。
- 公的医療保険の運営者を『保険者』という。
- どの保険に加入していても同じ検査・治療には，同じ診療報酬点数表などが適用されるため，全国で平等に医療が受けられる。

図1 療養の給付 費用負担

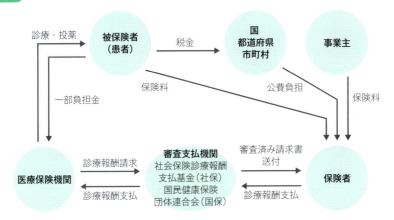

図2 医療費の給付

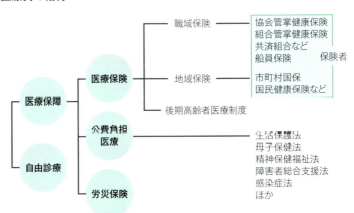

- 保険者には，全国健康保険協会と健康保険組合，市町村，後期高齢者医療広域連合などがある。
- 『被保険者』とは，健康保険に加入し，病気やけがなどをしたときなどに必要な給付を受けることができる者のことをいう。就職した日に資格を取得して，退職または死亡した日の翌日に資格を失う。
- 『被扶養者』とは，被保険者に扶養されている家族のことで，被保険者の収入によって生活している者を指す。ただし，後期高齢者医療制度の被保険者等である者は除く。

職域保険

- 被用者保険は職域をもとにした医療保険であり，会社員，公務員，私立学校教職員，船員などを対象とする。
- 全国健康保険協会は，特定の健康保険組合をもたない企業等で働く従業員が被保険者（中小企業等で働く従業員やその家族）として加入する健康保険を管掌しており，これを全国健康保険協会管掌健康保険（「協会けんぽ」）という。平成20年10月1日に設立された全国健康保険協会が，従来，国（社会保険庁）が運営していた政府管掌健康保険を引き継いだ。
- 健康保険組合は，単一の企業で設立・運営する組合，同種同業の企業が合同で設立する組合などがある。その組合員である被保険者の健康保険を管掌している。これを組合管掌健康保険（以下，組合）という。
- その他に国家公務員・地方公務員・私立学校教職員等を対象とした共済組合，船員およびその家族を対象とした船員保険がある。

地域保険

- 市町村国民健康保険は，市町村（居住地）といった行政単位を基にした地域医療保険であり，自営業者とその家族，年金生活者，非正規労働者などを対象とする。
- 医師国保などの国民健康保険組合は，職域別の国民健康保険で，その他に歯科医，理・美容師，弁護士，薬剤師，税理士，建設業界，食品業界などの業種があり，地域ごとに運営されている。

後期高齢者医療制度

- 75歳以上の後期高齢者に対する医療を，高齢者の医療の確保に関する法律に基づき，後期高齢者医療制度として提供している。

- 65歳以上75歳未満の前期高齢者でも，一定程度の障害状態であれば，この対象と認定されることがある。

3 保険医療機関

- われわれ医師が患者を診る場合，自由診療（自費診療）を除けば，保険診療を行うのが一般的である。保険診療を行うには，医療機関は保険医療取扱機関として厚生労働大臣に申請し，指定を受けなければならない。この申請は地方厚生（支）局長が窓口となり，厚生労働大臣の業務が委任代行される。
- 医療機関は，診療所と病院に大別される。この区分は簡単な施設基準で，診療所が病床数20床未満，病院が20床以上と規定されている。保険運用上，一般病床数が200床未満の病院または診療所，200床以上の病院，また，医療法に定められている医療機関に対する規定として，地域医療支援病院，特定機能病院，臨床研究中核病院の分類，あるいは病床の種別で分類される。分類によるそれぞれの施設基準によって，基本診療料などが異なってくる。

4 保険給付

- 保険給付の対象が発生した場合の医療費の負担や給付金（手当金）の支給をいう。その他，組合により保険給付を補足する付加給付や，一部負担金払戻金の給付などもある。

5 保険給付の対象

1）被保険者本人の業務外の事由（業務上の事由の場合は労災保険が対応）による疾病，負傷，死亡，異常妊娠，異常分娩
2）被保険者家族の疾病，負傷，死亡，異常妊娠，異常分娩
- 医師が診療の必要があると認められる疾病や負傷であり，健康診断や予防医療，正常妊娠や正常分娩，給付の対象とならない人工妊娠中絶，美容医療，スクリーニングや研究が目的とされるものなどは給付の対象外となる。

6 給付の制限

1)故意の犯罪行為によるとき，または故意に事故を起こしたとき
2)闘争，泥酔，または著しい不行跡により事故を起こしたとき(全部または一部不支給)
3)少年院または刑事施設などにいるとき
4)正当な理由がなく療養の指揮に従わないもの(保険者の裁量により一部不支給)
5)第三者行為による災害(自動車賠償)

- これらの事項に関しては，健康保険による請求が認められないか，制限がある。
- また，感染症法，児童福祉法などの法律に基づいて，国や地方自治体の負担で医療を行う場合は健康保険の給付は行われない。
- 性犯罪被害者等に対する診断書料，診察料，避妊薬費用，性感染症検査費用，人工妊娠中絶に要する費用等は公費負担となる。

7 療養の給付の範囲

わが国における社会保険制度での医療の給付は，正しくは"傷病に対する療養の給付"とよばれるもので，いわゆる保険診療の対象は"疾病"や"負傷"，またはそれを疑わせる状態に限られており，診療，薬剤や治療材料の支給，処置・手術その他の治療，居宅の療養，病院や診療所への収容や看護の提供を旨とする。

8 給付の期間

- 転帰まで。
- 健康保険では，退職すると自動的に被保険者の資格を失うが，退職の日まで2カ月以上被保険者だった者は，退職した後2年間は，引き続き任意継続被保険者として健康保険に加入することができる。
- 継続期間中であっても，治癒した場合や途中勝手に保険診療を中断すると，

それ以後継続して診療は受けられない。
- 各種健康保険（職域保険, 地域保険など）があるが, その保険に加入している期間は, 保険による給付がなされる。しかし, 退職など（転帰）によって別の保険に加入するまでは, 個人の責任となる。

9 現物給付と現金給付

- 患者は医療機関から医療サービスの現物（療養や療養費の給付）を提供される（現物給付：保険点数と密接に関係）。このサービスの範囲は健康保険法などの法律で定められており, 全国均一の価格が診療報酬体系により決められている。この代金は健康保険組合から直接医療機関に支払われる場合と, 審査支払機関を通して医療機関に支払われる方式がある。
- 一方, 保険証を提示せず自費で受診した場合などの療養費（立て替え払いをした場合に保険組合等に請求すれば一定基準の現金を支給される）, 高額療養費, 傷病手当金, 出産育児一時金, 出産手当金, 埋葬料（費）は, 受給権のある者が, 一定の手続きに従って申請・請求することによって現金で支給される（現金給付：社会保障要素が強い制度）（図3）。

図3 健康保険の給付

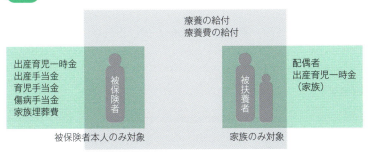

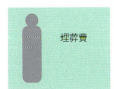

埋葬料の受給権のある者がいない場合は, 実際に受け取る者

（1）療養費

- やむをえない理由で保険証が使用できないとき（自費分），患者の移送費やタクシー代，コルセットや松葉杖などの治療用装具，はり・きゅう・マッサージなど施術師による施術料，柔道整復師の治療代など，保険診療を受けられなかった場合に，保険者から払い戻しを受けることができる費用。

（2）高額療養費（表1）

- 高額療養費とは，同一月（1日から月末まで）にかかった医療費の自己負担額が高額になった場合，一定の金額（自己負担限度額）を超えた分が後で払い戻される制度で，自己負担限度額は年齢や所得により異なる。なお，食事療養費，差額ベッド代，先進医療にかかる費用等は対象にならない。

（3）傷病手当金

- 疾病治療のため就業することができず，給料などが支払われないときは傷病手当金が支払われる。これは自費で診療を受けた場合でも，就業することができない証明があれば，支給の対象となる。就業することができない期間が連続して3日間後の4日目から支給される。支給される期間は，支給開始日から最長1年6カ月である。休業1日につき標準報酬日額の3分の2相当額が一般的である。

（4）出産手当金

- 出産のため会社などを休み，事業主から報酬が受けられないときに給付される。

表1 高額療養費

70歳未満の方	
所得区分	自己負担限度額
標準報酬月額83万円以上	252,600円＋（総医療費※1－842,000円）×1%
標準報酬月額53万～79万円	167,400円＋（総医療費※1－558,000円）×1%
標準報酬月額28万～50万円	80,100円＋（総医療費※1－267,000円）×1%
標準報酬月額26万円以下	57,600円
被保険者が市区町村民税の非課税者等	35,400円

※1：総医療費とは保険適用される診察費用の総額（10割）

- 被用者保険では休業1日につき標準報酬日額の3分の2相当額が給付される。国民健康保険ではそれぞれで異なる。
- 出産の日（実際の出産が予定日後のときは出産予定日）以前42日（多胎妊娠の場合98日）から出産の翌日以後56日目までの範囲内で，会社を休んだ期間を対象として支給される。
- 船員保険では，妊娠の判明した日から出産日の翌日以降56日までの範囲内で，会社を休み給与の支払いがなかった期間を対象として支給される。
- ただし，分娩を保険で行った場合は傷病手当金の対象となる。
- 出産手当金と傷病手当金が競合した場合は出産手当金が優先される。

一口メモ 出産手当金と傷病手当金

　妊娠高血圧症候群で入院し，続けて3日以上休んだ場合は，4日目から傷病手当金が支払われる。

　その後分娩となった場合は，休業手当は出産手当金で支給され，傷病手当金の額が出産手当金の額よりも高ければ，その差額が支給される。

　その後8週間経って妊娠高血圧症候群後遺症が継続する場合は，再び傷病手当金で休業補償される。

（5）出産育児一時金

- 妊娠12週以降（85日以上）の被保険者が分娩した場合は1児につき50万円（うち1万2,000円は産科医療補償制度の保険料）が，被扶養者が分娩した場合は同額が出産育児一時金として支給される。
- 産科医療補償制度に加入していない医療機関等で出産した場合または在胎週数22週未満の分娩の場合は48万8,000円が支給される。
- 共済組合では出産費，国民健康保険では助産費として定められた額が支給される。
- 支給の条件は生産だけに限らず妊娠12週以降の流産（自然・人工）・死産の場合も支給される。組合によっては出産費付加金を別途支給するところもある。
- 1年以上被保険者であり，資格喪失後（退職後）6カ月以内に分娩したものについても支給される。

> **一口メモ** ▶ **現物給付と現金給付**
>
> 　わが国の医療保険の仕組みは，疾病に対しては現物給付，正常妊娠・正常分娩に対しては現金給付の扱いと考えればよい。
>
> 　従って，単に「保険給付の対象外」とした場合は，正常妊娠・正常分娩や経済的事由による人工妊娠中絶などは該当しなくなることに注意したい。

（6）埋葬料

- 被保険者が職務外の理由で死亡したときや，被扶養者が死亡したときに支給される。また組合によっては埋葬料付加金が支給されるところもある。

> **一口メモ** ▶ **死産児を埋葬した場合，埋葬料は受けられない**
>
> 　被扶養者の埋葬料は，被保険者の家族として認定されている場合にのみ支給される。そのため，死産児には埋葬料は支給されない。
>
> 　生まれた後，数分で死亡した場合は，出産費，出産費付加金，埋葬料，埋葬料付加金が支給される。ただし，出生証明書と死亡診断書が必要である。これを一時の感情で死産証書のみで済ませた場合は，後に訴訟に発展する可能性がある。たとえ生後1分で死亡した場合でも，正規の手続きを踏まなければならない。

10 給付の割合（患者負担率）

- 保険医療機関に受診した場合は，国民健康保険や社会保険の被保険者・被扶養者は外来，入院とも7割が給付（3割の自己負担）される。70歳以上からは収入により1～3割の自己負担となる。
- また，外来では薬剤の追加負担分が，入院では標準負担額（1食につき）460円の入院時食事療養費が自己負担となる。
- 患者が，後発医薬品（ジェネリック医薬品）でなく先発品（長期収載品）を希望する場合には，両者の差額の4分の1を患者自身が負担する仕組み（選定療養）が導入された。

11 保険診療の基本的ルール

保険診療は，健康保険法などに基づく，保険者と保険医療機関との間の公法上の契約である。

- 診療報酬が支払われる条件（以下の6つの条件をすべて満たさなければならない）
  ① 保険医が，
  ② 保険医療機関において，
  ③ 健康保険法，医師法，医療法，薬事法などの各種関係法の規定を遵守し，
  ④ 「保険医療機関及び保険医療養担当規則」（療養担当規則：**表2**）の規定を遵守し，
  ⑤ 医学的に妥当適切な診療を行い，
  ⑥ 「診療報酬点数表」に定められたとおりに請求を行っている。

表2 保険医としての診療の具体的方針

一 診察

- イ 診察は，特に患者の職業および環境上の特性等を考慮して行う。
- ロ （全文略）
- ハ 健康診断は，療養の給付の対象として行ってはならない。
- ニ 往診は，診療上必要があると認められる場合に行う。
- ホ 各種の検査は，診療上必要があると認められる場合に行う。
- ヘ ホによるほか，各種の検査は，研究の目的をもって行ってはならない。ただし，治験に係る検査についてはこの限りでない。

二 投薬

- イ 投薬は，必要があると認められる場合に行う。
- ロ 治療上一剤で足りる場合には一剤を投与し，必要があると認められる場合に二剤以上を投与する。
- ハ 同一の投薬は，みだりに反覆せず，症状の経過に応じて投薬の内容を変更する等の考慮をしなければならない。
- ニ （全文略）
- ホ 栄養，安静，運動，職場転換その他療養上の注意を行うことにより，治療の効果を挙げることができると認められる場合は，これらに関し指導を行い，みだりに投薬をしてはならない。
- ヘ 投薬量は，予見することができる必要期間に従ったものでなければならないこととし，厚生労働大臣が定める内服薬及び外用薬については当該厚生労働大臣が定める内服薬及び外用薬ごとに一回十四日分，三十日分又は九十日分を限度とする。
- ト 注射薬は，患者に療養上必要な事項について適切な注意及び指導を行い，厚生労働大臣の定める注射薬に限り投与することができることとし，その投与量は，症状の経過に応じたものでなければならず，厚生労働大臣が定めるものについては当該厚生労働大臣が定めるものごとに一回十四日分，三十日分又は九十日分を限度とする。

三　処方せんの交付

イ　処方せんの使用期間は，交付の日を含めて四日以内とする。ただし，長期の旅行等特殊の事情があると認められる場合は，この限りでない。
ロ　（全文略）

四　注射

イ　注射は，次に掲げる場合に行う。
　（1）経口投与によって胃腸障害を起すおそれがあるとき，経口投与をすることができないとき，又は経口投与によっては治療の効果を期待することができないとき。
　（2）特に迅速な治療の効果を期待する必要があるとき。
　（3）その他注射によらなければ治療の効果を期待することが困難であるとき。
ロ　（全文略）
ハ　内服薬との併用は，これによって著しく治療の効果を挙げることが明らかな場合又は内服薬の投与だけでは治療の効果を期待することが困難である場合に限って行う。
ニ　混合注射は，合理的であると認められる場合に行う。
ホ　輸血又は電解質若しくは血液代用剤の補液は，必要があると認められる場合に行う。

五　手術および処置

イ　手術は，必要があると認められる場合に行う。
ロ　処置は，必要の程度において行う。

六　リハビリテーション

　　リハビリテーションは，必要があると認められる場合に行う。
六の二　居宅における療養上の管理等
　　居宅における療養上の管理及び看護は，療養上適切であると認められる場合に行う。

七　入院

イ　入院の指示は，療養上必要があると認められる場合に行う。
ロ　単なる疲労回復，正常分娩又は通院の不便等のための入院の指示は行わない。
ハ　保険医は，患者の負担により，患者に保険医療機関の従業者以外の者による看護を受けさせてはならない。

（厚生労働省「保険医療機関及び保険医療養担当規則」平成28年3月改正，第二十条より引用改変）

12 診療方針に関する法令

健康保険法

　常時5人以上が働く事業所の被保険者，またはその被扶養者の健康保険を規定した法律である。

- 前述の保険給付の対象，療養の範囲，期間に関し妥当適切なものでなければならない。
- 保険医療機関は，その担当する療養の給付に関し，健康保険事業の健全な運営を損なうことのないよう努めなければならない。
- 保険医療機関において健康保険の診療に従事する医師は地方社会保険事務局

長の登録を受けた医師である必要がある。

- この法律の第43条には後述の療養担当規則が定められており，保険医はこれを遵守しなければならない。

医師法

医師の免許・試験・業務などについて規定した法律である。

- 第20条には「医師は自ら診療しないで，治療，処方せん，診断書などの交付を行なってはならない」とされており，無診察治療などの禁止を規定している。
- 第24条には「医師は診療したときは，遅滞なく診療に関する事項を診療録に記載しなければならない」とされており，診察者の氏名，主訴，既往歴，現病歴，検査や治療の内容，診断名，転帰などを記録する必要がある。管理者は完結の日から5年間，この診療録（カルテ）の保存が義務付けられている。

「保険医療機関及び保険医療養担当規則」

保険診療は各種法令と診療報酬点数表および厚生労働省の各種通知によって定められており，いわゆる保険診療のルールとされるものである。端的にいえば，保険診療は約束に従った契約診療であるといえる。

保険医の診療方針では，

- 第5条の4に，評価療養または選定療養（後述）を受ける場合において，当該療養を行うに当たり，その種類および内容に応じて厚生労働大臣の定める基準に従わなければならないほか，あらかじめ，患者に対しその内容および費用に関して説明を行い，その同意を得なければならない，と記載されている。
- 第12条に「保険医の診療は，一般に医師又は歯科医師として診療の必要があると認められる疾病又は負傷に対して，適確な診断をもととし，患者の健康の保持増進上妥当適切に行われなければならない」とされる。さらに懇切丁寧な診療，患者の理解しやすいような指導，心理的に有効な指導，他の医療機関への転医などが必要となる。
- 第18条には「保険医は，特殊な療法又は新しい療法等については，厚生労働大臣の定めるもののほか行ってはならない」とされ，学術雑誌などに記載されるすべてが許可されるものではない。ただし，大学病院などの特定承認保険医療機関において行う，第5条の2第2項に規定する高度先進医療である療養についてはこの限りではない。
- 第19条には「保険医は，厚生労働大臣の定める医薬品以外の薬物を患者に施用し，又は処方してはならない」とされ，適応外使用が制限される。ただし，

一口メモ 医科診療報酬点数表

　健康保険法に基づく厚生労働省告示「健康保険法の規定による療養に要する費用の額の算定方法」のことである。これはまた，健康保険法以外の被用者保険や国民健康保険，生活保護法などの公費負担医療においても適用される。

　本点数表は，基本的に「告示」と「通知」によって構成される。「告示」は「通則」と「点数」からなる。「通則」は各部ごとの点数算定の原則を定めたものである。「通知」とは，告示に関する「細則」と「準用点数」を定めたものである。

　「準用点数」とは，「告示」（標準点数）にない診療行為について，標準点数を準用して算定してよい旨を示したものである。

　なお，告示とは国や地方公共団体などが，ある事項を一般の人に広く知らせるもので，法律，政令，省令の下に位置する。通知とは，各省などが，所管の諸機関（都道府県など）や職員に対して，守るべき法令の解釈や運用方針を示すものである。

　保険診療では医療行為の個々に点数が設定されている。医療保険機関や保険薬局における医療費や薬剤費は1点の単価を10円としている。特定保険医療材料などの購入価格を基に点数を算定する場合は，その額を10で割り端数は切り捨て計算する。そのため，医療材料を多く使用する場合，医療機関は損金を生じる。

　報酬を得る場合は10を乗じて計算する。この制度ができた当初，診療報酬改定時点で1点単価を11円や12円とする可能性を考慮し，点数表が設定されたようであるが，現在の点数改定では点数を増減するだけであり，単価の変更はない。

薬事法（昭和35年法律第145号）第2条第7項に規定する治験にかかわる診療において，「当該治験の対象とされる薬物を使用する場合その他厚生労働大臣が定める場合においては，この限りではない」と定めている。

● 第20条には医師の具体的方針が挙げられており，「健康診断は，療養の給付の対象として行ってはならない」「各種の検査は，診療上必要があると認められる場合に行う」「各種の検査は，研究の目的をもって行ってはならない」「投薬は，必要があると認められる場合に行う」「投薬量は，予見することができる必要期間に従ったものでなければならない」「手術は，必要があると認められる場合に行う」「処置は必要の程度において行う」などに考慮し診療する必

要がある。薬剤の使用にあたっては適応症，用法・用量，投与期間に制限があり，薬剤添付文書の確認が求められている（p.25，**表2**参照）。

- 第22条には患者の診療を行った場合は，遅滞なく，定められた様式またはこれに準じる様式の診療録に，診療に必要な事項を記載しなければならないとされ，カルテの記載義務が定められている。

- 第23条の2に，「保険医は，その行った診療に関する情報の提供等について，保険医療機関が行う療養の給付に関する費用の請求が適正なものとなるよう努めなければならない」としている。

保険外併用療養費

- 保険診療と保険外診療の併用，いわゆる「混合診療（保険診療と保険外診療の併用）」は，原則として禁止されている。これは，患者に対して保険外の負担を求めることが一般化すると，患者の負担が不当に拡大するおそれがあり，科学的根拠のない特殊な医療の実施を助長するおそれがあるためであり，厚生労働省の基本的な考え方として，一定のルールが必要としている。

- 先進医療や医薬品，医療機器の治験にかかわる診療，適応外使用など保険給付の対象とすべきか否かについて適正な医療の効率的な提供を図る観点から評価を行うことが必要な「評価療養」と，予約診療，大病院の初診・再診や特別の病室の提供など被保険者の選定にかかわる「選定療養」とに再編成された。この「評価療養」および「選定療養」を受けたときには，療養全体にかかる費用のうち基礎的部分については保険給付をし，特別料金部分については全額自己負担となる。「評価療養」と「選定療養」については，保険診療との併用が認められており，通常の治療と共通する部分（診察・検査・投薬・入院料等）の費用は，一般の保険診療と同様に扱われ，その部分については一部負担金を支払うこととなり，残りの額は「保険外併用療養費」として健康保険から給付が行われる。

- 先進医療は，未承認，適応外の医薬品，医療機器の使用を伴わない先進医療Aと，未承認，適応外の医薬品，医療機器の使用を伴う先進医療Bに分けられる。技術的，社会的な妥当性が審査され，医療機関別に決定される。

DPCとは

DPC（DiagnosisProcedureCombination）は，平成15（2003）年に導入された急性期入院医療を対象とした診療報酬の包括評価制度で，「診断と処置（手術，検査等）を組み合わせた」日本独自のものである。患者の病名と提供され

たサービスの種類の組み合わせによって分類する仕組みである。諸外国で使用されているDRG/PPS（DiagnosisRelatedGroups/Prospective PaymentSystem；診断群別包括支払い方式）とは多少の違いがあるが，本質は同様である。DPCは，「診断群分類に基づく1日あたり定額報酬算定方式」を意味する場合と，患者分類としての「診断群分類」を意味する場合とが混在していたため，「診断群分類に基づく1日あたり定額報酬算定方式」については，DPC/PDPS（DiagnosisProcedureCombination/Per-Diem PaymentSystem）という略称とするよう整理された。

医療を医療技術の適正な評価（ドクターフィー的要素）と医療機関のコストや機能等を適切に反映した総合的な評価（ホスピタルフィー的要素）に分け，医療資源の効率的な使用を行うとされる。「医療資源を最も投入した傷病名」を決めることで医療提供の実態を把握することも目的とされる。

（1）対象医療機関
- 厚生労働大臣が指定する病院。

（2）対象患者
- **表3**に挙げられた対象以外の患者。

（3）包括される点数
- **表3**参照。
- 検査のうち，病理診断料，病理学的検査判断料，内視鏡検査（腹腔鏡，腹腔ファイバースコピー，クルドスコピー，ヒステロスコピー，コルポスコピー，子宮ファイバースコピー等），診断穿刺・検体採取料（ダグラス窩穿刺，内視鏡下生検法，子宮腟部等よりの検体採取，腹水採取等）は除く。

（4）包括されない処置および検査
- **表3**参照。

（5）DPCにおける診療報酬の額
- 診療報酬＝包括評価部分＋出来高部分
- 包括評価部分……「診断群分類」ごとの1日当たりの点数×医療機関別係数（各医療機関によって異なる）×在院日数
- 出来高部分……手術料，麻酔料等の技術料

● 医療機関別係数……基礎係数（直近の医療機関群別包括範囲出来高点数の平均値に改定率を乗じた報酬に相当する係数）＋機能評価係数Ⅰ（医療機関の人員配置や医療機関全体として有する機能など，医療機関単位での構造的因子を評価する係数＋機能評価係数Ⅱ（診療実績や医療の質向上への貢献などに基づき、医療機関が担うべき役割や機能を評価する係数＋救急補正係数（救急医療入院における入院初期の医療資源投入の乖離を補正するための係数）＋激変緩和係数（診療報酬改定に伴う激変を緩和するための係数）

表3 DPC 対象外患者、および包括される点数／包括されない点数

DPC対象病院における一般病棟のDPC対象外患者

・出来高算定の診断群分類に該当する患者
・特殊な病態の患者
　－入院後24時間以内に死亡した患者
　－生後7日以内の新生児の死亡
　－臓器移植患者の一部
　－評価療養／患者申出療養を受ける患者等
・新たに保険収載された手術等を受ける患者
・診断群分類ごとに指定される高額薬剤を投与される患者

包括される点数

・入院基本料
・入院基本料等加算の一部
・医学管理等（手術前医学管理料，手術後医学管理料に限る）
・検査（カテーテル法による諸検査，内視鏡検査，血液採取以外の診断穿刺・検体採取料を除く）
・画像診断（病理診断管理加算1・4，選択的動脈カテーテル法とその「注1」「注2」加算を除く）
・投薬，注射（無菌製剤処理料を除く）
・リハビリテーションの薬剤料
・精神科専門療法の薬剤料
・基本点数1,000点未満の処置（一部例外あり）
・病理診断（術中迅速病理組織標本作成を除いた第1節病理標本作成料のみ。第2節を除く）

包括されない点数（出来高で算定）

・入院基本料のうち重症児(者)受入連携加算，救急・在宅等支援病床初期加算，看護必要度加算，一般病棟看護必要度評価加算，入院栄養管理体制加算
・入院基本料等加算の一部
・特定入院料
・短期滞在手術料等基本料Ⅰ
・医学管理等
・検査
・画像診断
・無菌製剤処理料
・リハビリテーション・精神科専門療法（薬剤料を除く）
・基本点数1,000点以上の処置
・手術，麻酔，放射線治療
・病理診断
・その他厚生労働大臣が定める薬剤

（DPC点数早見表　2024年度版　診断群分類樹形図と包括点数・対象疾患一覧．医学通信社，東京，2024より引用）

総論

1章

わが国の医療保険制度の仕組み

(6) 包括評価の実際

- 診断群分類コード（DPC）の構成（**図4**）。

図4 診断分類番号の構成

（DPC電子点数表　診断群分類点数表のてびき　令和6年6月版．p14, 社会保険研究所，東京，2024より引用）

すべての診断群分類は,数字と'A～E, X'からなる14桁の診断群分類番号であらわされ,それぞれ意味の桁ごとに意味をもつ.

【診断群分類番号）（14桁）の構成】

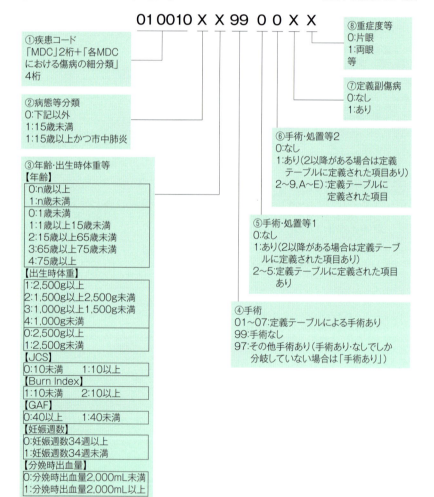

（7）DPCの算定イメージ

● A病院における子宮筋腫の場合[7日間入院，うち1日外泊（6日目に外泊。外泊時にはDPC点数の15％が算定できる）]80,099点

　・診断群分類：子宮の良性腫瘍（D25＄）
　　　　　　　　　　腹腔鏡下腟式子宮全摘術120060xx02xxxx
　・1日当たり点数… 1〜3日3,209点
　　　　　　　　　　4〜6日1,854点
　　　　　　　　　　7〜30日1,786点
　・入院医療機関：A病院
　　　　　　　　　医療機関別係数：1.4351
　・算定内訳
　・包括評価＝（3,209×3＋1,854×2＋1,854×1×0.15＋1,786）×1.4351＝22.099（点）
　・出来高部分＝約58,000点（腹腔鏡下腟式子宮全摘術，麻酔料，手術に伴う薬剤料，食事代，地域加算等）
　・DPC点数＝22,099（包括評価）＋58,000（出来高）＝80,099（点）

医療法

　病院，診療所および助産所の開設および管理に関し，必要な事項ならびにこれらの施設の整備を推進するために必要な事項を定めることなどにより，医療を提供する体制の確保を図り，もって国民の健康の保持に寄与することを目的とする法律で，病院・診療所・療養型病床群などの定義を規定している。

薬事法

　薬事審議会，薬局ならびに医薬品および医療用具などの基準・検定・取り扱いなどについて規定し，公衆衛生の向上を期した法律である。

> **一口メモ　いわゆる「まるめ」とは**
>
> 　診療行為が包括的に扱われる場合や，診療項目の項目数に上限が設けられている場合を「まるめ」と称することがある。例えば，生化学的検査（Ⅰ）を11項目以上行っても，10項目の点数しか算定できない。

総論

2章

カルテ と レセプト

1 カルテ（診療録）

- カルテ（診療録）は診療上，患者の診療所見を記録し，治療計画，治療結果，症状の経過などを考えるうえで医師にとって重要な記録である。またカルテは，遡って診療行為を検証するための第一の証拠資料ともなり，医事紛争などに際しては法的価値のあるものとして自身や所属医療機関を守るものとなるので，必要にして十分な記載を心がける。
- 「医師法」は，カルテへの記載義務を定めている。「健康保険法」第43条の「保険医療機関及び保険医療養担当規則」（以下，療養担当規則）では保険診療を適正に行ううえで，レセプト（診療報酬明細書）について定めており，保険医はこれを遵守しなければならない。
- 医師法第24条には，「医師は，診療をしたときは，遅滞なく診療に関する事項を診療録に記載しなければならない」と定めており，カルテの保存は「5年間」が義務付けられている。また，診療上知りえたことについては刑法134条第1項により守秘義務が課せられている。
- 療養担当規則第22条には，「保険医は，患者の診療を行った場合には，遅滞なく，様式第一号又はこれに準じる様式の診療録に，当該診療に関し必要な事項を記載しなければならない」とカルテの記載を保険医療のうえでも義務づけている。

カルテの取り扱い

- 保険医（医師）は患者の診療を行ったとき，遅滞なく定められた様式，またはこれに準じる様式の「診療録」（カルテ）に，診療に関し，必要な事項を記載しなければならない（医師法第24条，療養担当規則第22条）。

- 記載の必要な事項：
  - ①診療を受けた者の住所，氏名，性別，年齢
  - ②傷病名，治療開始日，治療終了日，転帰
  - ③主要症状，原因，経過など
  - ④処方，手術処置，検査，指導内容など
  - ⑤診療をした年月日
- カルテの記載は，ペンまたはボールペンなどで，修正は修正液を用いず2本線で行う。複数の医師が診療にあたるときは，診療にあたった医師がそのつど，署名あるいは押印をする。
- 電子カルテ等においては，作成の責任の所在が明確になるようシステムが構築されなければならない。
- 内容が判読できない，一般的ではない略語を使用するなど，他人が読んでわかりにくい記載は避ける。
- 訴訟対策としても，日付は忘れずに正確に記載する。

カルテなどの保存期間

- カルテは，完結の日から5年間保存する。完結の日とは，一連の診療が終わった日と解釈される。古い記録と直近の記録を分けて保存することや，診療録を1年ごとに年次更新することは認められる。しかし，その患者の受診が継続しているにもかかわらず，過去分を廃棄することや，直近5年間だけ保存するのは療養担当規則に反することになり，注意が必要である。
- 保険診療にかかわるその他の帳簿，書類(X線フィルム，心電図，臨床検査記録)などは完結の日から3年間保存する。
- 療養担当規則第8条には「保険医療機関は，第22条の規定による診療録に療養の給付の担当に関し必要な事項を記載し，これを他の診療録と区別して整備しなければならない」とカルテの記載と整備を定めている。さらに同第9条では療養の担当に関する帳簿および書類などの記録を完結の日から3年間の保存とともに，カルテに関しては診療完結後「5年間」の保存を義務付けている。
- 電子カルテや診療関連各部門の情報を統合した医療情報システムが普及している。厚生労働省令による「電磁的記録の保存等を行う場合の基準として講じなければならない措置」として，故意による虚偽入力や書き換えの防止(**真正性の確保**)や必要な場合に，書面への表示が可能(**見読性の確保**)などの対処がなされなければならない。法令で定められた期間，復元可能な品質(**保存性の確保**)であることも必要である。

産婦人科診療の特徴

- 産婦人科診療の特徴は，妊婦健診や正常分娩などの自費診療と，異常妊娠や異常分娩などの保険診療とを使い分けなければならない診療科であるという点がある。
- 療養担当規則第8条に基づき，保険診療以外の自費診療にかかわる診療の記録は，保険診療のカルテには記載すべきではなく，これは電子カルテ上でも同様である。
- 健康診査（健康診断）なども保険診療以外の取り扱いとなるので同様である。

一口メモ ▶ 産婦人科医としてのカルテの取り扱い

　保険診療に関する指導での指摘事項の一つに，療養担当規則第8条に関するものがある。この条文は，文面上，保険診療以外の自費診療にかかわる診療の記録は，混合診療にならないよう保険診療のカルテと区別すること，とされている。保険診療と自費診療の切り替えの機会が比較的多い産婦人科診療では，心得ておかなければならない事項である。

　保険診療分と自費診療分の2冊のカルテを用意することが望ましいが，やむをえず1冊のカルテで保存する場合は，自費分と保険分とが明瞭に区別できるような工夫（例えば，二号用紙の色を変える，「保険」，「自費」の見出しを診療ごとにつけるなど）が必要である。電子カルテ上も同様である。

2　レセプト（診療報酬明細書）

　レセプト（診療報酬明細書）は，保険医療の診療行為に対して診療報酬を得るための明細書である。ただし，療養担当規則などの各種法令と診療報酬点数表や厚生労働省の各種通知に定められた，いわゆる保険のルールに則った診療行為の明細についてのみ報酬を得ることができる。

　保険診療において，診療報酬が支払われるには，
　①保険医が
　②保険医療機関において
　③医師法，医療法，健康保険法等の医事関連法令の規定を遵守し
　④療養担当規則の規定を遵守し
　⑤医学的に妥当・適切に

⑥診療報酬点数表に定められたとおりに
診療を行っていることが必要である。

療養担当規則におけるレセプト

レセプトに関連する条文は下記のとおりである。

①第2条第2項によると，「保険医療機関が担当する療養の給付は，被保険者及び被保険者であった者並びにこれらの者の被扶養者である患者の療養上適切なものでなければならない」

②第2条の3によると，「保険医療機関は，その担当する療養の給付に関し，厚生労働大臣または地方厚生局長若しくは地方厚生支局長に対する申請，届出等に係る手続及び療養の給付に関する費用の請求に係る手続を適正に行わなければならない」

③第2条の4によると，「保険医療機関は，その担当する療養の給付に関し，健康保険事業の健全な運営を損なうことのないように努めなければならない」

④第18条によると，「保険医は，特殊な療法又は新しい療法等については，厚生労働大臣の定めるもののほか行ってはならない」

すなわち，医師の裁量による診療が，すべて報酬となるわけではない。レセプトにより診療報酬が得られる診療は「厚生労働大臣の定める診療」で，患者にとって「適正」であり，かつ，「適正な」レセプトにより請求され，「健康保険事業の健全な運営を損なわない」ものであることが，これらの条文から読み取れる。

レセプトの記載事項

レセプトは患者の姓名，出生年月日，診察医療機関，診断名などが記載され，患者の初診料，再診料，検査料，処置，手術，投薬などの治療に関する診療報酬点数が，1カ月分記載され，各都道府県に設置されている社会保険診療報酬支払基金（支払基金）あるいは国民健康保険団体連合会（国保連合会）で審査される。

（1）傷病名

- レセプト上の傷病名は，実際の診療病名と同一でなければならない。
- 傷病名が複数ある場合は，主傷病名，副傷病名の順に記載し，（主）と記す，線で区切るなどして主傷病名と副傷病名とが区別できるようにする。
- レセプト内容の辻褄合わせのために実態と異なる傷病名（いわゆるレセプト病名）を記載することは不実記載と判断される。

- 傷病名は主治医が自ら記載するようにする。
- 疑い病名についても整合性が求められる。また，早期に確定傷病名に変更するか転帰を記載する。
- 傷病名はできるだけ日本語で記載することが望ましい。まだ一般化していない略語を用いることも避ける。
- 古い傷病名については整理を心がける。何年も前の急性疾患名が残っているのも不適切であり，すでに治癒した傷病名を残したままにしておくと，思いもかけず薬剤の禁忌疾患に抵触して査定されることもある。
- 不正請求が疑われた場合は，監督官庁による監査の対象となる。
- 平成30年度診療報酬改定に伴いレセプト摘要欄記載要項が変更された。具体的には「診療報酬請求書・明細書の記載要領」の別表1「診療報酬明細書の摘要欄への記載事項等一覧」の「レセプト電算処理システム用コード」欄にコードが記載された項目については，該当するコードを選択することが義務化された。

（2）傷病内容を注記する場合（症状詳記）

　レセプトの傷病名のみでは病状や治療経過が十分に理解されそうもない場合は，審査における判断材料の補助のため症状詳記する場合がある。ただし，詳記内容が画一的である場合や，学会や論文の発表があったとしても保険診療のルールを明らかに逸脱している場合には審査上認められないこともある。

（3）留意点

- レセプト上の記載は，カルテに記載された診療内容と一致していなければならない。
- 不一致の場合は，不正請求や不当請求とみなされることもある。
- 悪性腫瘍特異物質治療管理料，特定疾患療養管理料などは，カルテに管理や指導内容が記載されていることが算定の要件となっている。
- レセプト提出前には，必ず主治医がカルテどおりにレセプトが作成されているかどうかを点検する。
- レセプト開示を認識し，患者やその家族が目にすることも考慮し，正しい内容のレセプト作成を心がける。
- 従来，所定単位が205円以下の医薬品については，レセプトへの薬剤名の記載を省略することが認められていた（いわゆる205円ルール）が，平成14年4月改定において本ルールが廃止され，手書きレセプトを除きレセプトへの薬剤名の記載が義務付けられた。

- 症状詳記を行うことにより審査における判断材料が増えるため，必要に応じて積極的に記載する。

レセプトから報酬を受けるまで

　各保険医療機関で作成されたレセプトは，月ごとに各都道府県に設置されている支払基金(社保)，国保連合会(国保)で審査される。健康保険法では，診療報酬の請求に際しては，本来保険者が直接審査をして支払うことになっているが，請求・支払手続きの便宜を図り，審査の専門性を確保するために支払基金と国保連合会に審査支払機関が設立されている。支払基金ではレセプトに記載された診療報酬点数の計算が正しいか否かをチェックし，専門家による診療内容の審査が行われ，請求，支払額の決定が行われる。そのうえで，保険者などに対して診療費の請求のためレセプトを送付し，診療費が保険医療機関に支払われる。国保連合会での審査業務の内容も，支払基金とほぼ同様である（**図1**）。
　支払基金の審査委員会の組織図を**図2**に示した。
- 審査委員会では保険医療機関での診療内容が，保険診療上適正な診療か否かが審査される。

図1　保険診療の概念図

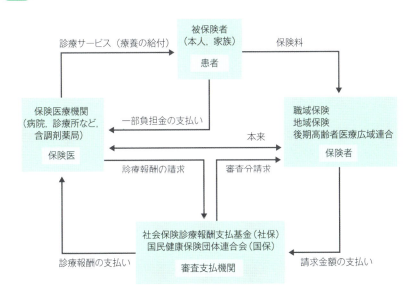

図2 審査委員会の組織（支払基金）

〔支払基金本部〕

社会保険診療報酬請求書
特別審査委員会
（委員の任期＝2年）
　診療担当者代表
　保険者代表
　学識経験者

特別審査委員会の審査対象範囲
　①医科診療40万点以上の高点数明細書の審査
　　（ただし心・脈管に係る手術に伴う特定治療材
　　料を除く）
　②歯科診療20万点以上の高点数明細書の審査
　③漢方・投薬料4千点以上の明細書

〔支払基金支部〕

社会保険診療報酬請求書
審査委員会

審査委員長
　　　　　　　　互選
副審査委員長

（委員の任期＝2年）
　診療担当者代表
　保険者代表
　学識経験者

（第1次審査）

（第2次審査）＝合同審査委員会および審査決定

審査運営委員会
　長＝審査委員長

（審査委員会の運営等審査全般について協議）
　①審査委員会の円滑な運営の推進
　②審査方法についての審議
　③審査結果の確認
　④その他審査に関する重要な事項の協議

審査研究会　　　　全審査委員

（学術研究）
　学術講演

審査専門部会
　長＝互選

（一定点数以上の高点数明細書等について
　専門的に審査）
　①一定点数以上の高点数明細書の審査
　②別に定める老人保険入院分明細書の審
　　査
　③入院の平均点数が著しく高い医療機関の
　　入院分明細書の審査
　④その他審査委員会から付託された医療機
　　関等に係る明細書の審査

〔設置根拠〕

（1）社会保険診療報酬支
　　払基金法
（2）社会保険診療報酬請
　　求書審査委員会及び
　　社会保険診療報酬
　　請求書特別審査委
　　員会規程（省令）
（3）審査事務取扱規程準
　　則

再審査部会
　長＝互選

（保険者・保険医療機関からの再審査申出の処理）
基金法第13条第1項第3号

● 保険者または保険医療機関からレセプトの審査結果に不服の申し出があった
　場合には，再審査が行われ（再審査部会），合議のうえ処理される。

- 具体的には，傷病名と診療内容の一貫性や，過剰診療，算定要件を満たさない不当請求，請求の誤りなどについて審査される。なお，医科審査委員会の委員(医師)は学識経験者・診療担当者・保険者の3者から複数均等に推薦選出される。最終判断は審査委員個人の見解ではなく，審査委員会にあり，個人名は原則として公表されない。
- 不正請求の疑義が生じた場合は，各地方厚生局に通知され，保険診療に関する監査が行われる。不正請求があれば，保険医療機関の取り消し，保険医登録の取り消し，不正により受けた診療報酬の返還および加算金の徴収などがなされる。

  つまり，診療内容はレセプトで判断される。そのため，傷病名，処置，検査，手術など整合性をもった理解されやすいレセプトが望まれる。
- カルテに記載された実際の診療を損なうような請求はあってはならないことを繰り返し強調しておく。
- 特に，産婦人科においては，自費診療（妊婦健診やがん検診など）と保険診療を明確に分離し，請求すべきである。

3 レセプトの開示

患者の「知る権利」の高まりや国民の情報公開を求める動きを受け，厚生労働省は平成9年6月，レセプト開示の方針を決定した。被保険者，被扶養者から全国健康保険協会に開示請求があった場合は，**表1**に示すような条件を満たせばレセプト開示を許可する方針を示した。現在では，被保険者から保険者にレセプト開示の請求があった場合には，保険者は主治医の同意を得て，原則，レ

表1 レセプト開示

1．レセプト開示を許可する条件

①本人であること。
②傷病名を知っても本人の診療上支障がないこと(主治医が判断する)。
③患者が未成年や禁治産者である場合の法定代理人，委任をうけた弁護士が本人に代わって請求した場合。

2．開示対象の明細

各種健康保険，共済組合等，国民健康保険，後期高齢者医療の診療明細書，
調剤報酬明細書，施設療養明細書，
老人訪問看護療養費，訪問看護療養費明細書

セプト等を開示しなければならない。なお，療養担当規則5条の2第2項により，「厚生労働大臣の定める保険医療機関は，前項に規定する領収書を交付するときは，正当な理由がない限り，当該費用の計算の基礎となった項目ごとに記載した明細書を交付しなければならない。」とされている。現在は，明細書交付の推進の観点から電子レセプト請求が義務付けられている病院，診療所および薬局については，原則として会計時に明細書を発行しなければならないとされている。

しかし，レセプトには診療の事実がすべて列記されているわけではなく，その診療内容が誤解される危険性もはらんでいる点に留意する必要がある。

4 カルテの開示

日本医師会は，平成11年4月1日付で，「診療情報の提供に関する指針」を策定し，平成12年1月1日から実行することになった。カルテなどの診療記録の開示にはさまざまな問題が生じるかもしれないが，インフォームドコンセント理論の具体的な実践のため，患者に対し積極的に診療情報を提供することの重要性は今後とも変わることはない。平成14年10月に改訂第2版の指針が，日本医師会より発表され，平成15年1月1日より施行されている。

本指針の理念は，医師が日本医師会会員であるなしにかかわらず，今後の医療において実践しなければならないものである。**表2**は，本指針の骨子を示した。すなわち，

①カルテなどの診療記録の開示の原則
②カルテなどの診療記録の開示を求めうる者
③カルテなどの診療記録の開示を求める手続き
④カルテなどの診療記録の開示などを拒みうる場合

なお，費用は診療記録などの謄写に要した代金などの実費を診療記録などの開示を求めた者に請求するものとした。診療記録などの開示は，わが国の医師，国民には，なじみの薄い事柄であるため，医師と患者の間の診療情報の提供，カルテの開示についての苦情受付と苦情処理機関を医師会のなかに設置するとしている。

内容は基本的に同一であるが，厚生労働省医政局医事課からも「診療情報の提供等に関する指針」（平成15年9月12日；平成22年9月17日改正）が発出されている。診療記録（診療録，看護記録，X線写真など作成，記録，保存され

表2 診療情報の提供について

1 診療情報提供の一般原則

a 医師は，患者に対して懇切に診療情報を説明・提供するよう努める。
b 診療情報は，口頭による説明，説明文書の交付，診療記録等の開示等，具体的状況に即した適切な方法により提供する。

2 診療の際の診療情報提供

a 診療中の患者に対する診療情報の説明・提供は，おおむね，次に掲げる事項を含むものとする。
  (1)現在の症状および診断病名
  (2)予後
  (3)処置および治療の方針
  (4)処方する薬剤については，薬剤名，服用方法，効能，特に注意を要する副作用
  (5)代替的治療法がある場合には，その内容および利害得失
  (6)手術や侵襲的な検査を行う場合には，その概要，危険性，実施しない場合の危険性，合併症の有無
b 患者が，「知らないでいたい希望」を表明した場合には，これを尊重する。

3 診療記録等の開示による情報提供

a 医師および医療施設の管理者は，患者が自己の診療録，その他の診療記録等の閲覧，謄写を求めた場合には，原則としてこれに応ずるものとする。
b 診療記録等の開示の際，患者が補足的な説明を求めたときは，医師はできる限り速やかにこれに応ずるものとする。

4 診療記録等の開示を求めうる者

診療記録等の開示を求めることができる者は，原則として次のとおりとする。
  (1)患者が成人で判断能力ある場合は，患者本人
  (2)患者に法定代理人がある場合は，法定代理人。ただし，満15歳以上の未成年者については，疾病の内容によっては本人のみの請求を認めることができる。
  (3)診療契約に関する代理権が付与されている任意後見人
  (4)患者本人から代理権を与えられた親族
  (5)患者が成人で判断能力に疑義がある場合は，現実に患者の世話をしている親族およびこれに準ずる縁故者

5 診療記録等の開示を求める手続き

a 診療記録等の開示を求めようとする者は，各医療施設が定めた方式にしたがって，医療施設の管理者に対して申し立てる。
b 前項の申立人は，自己が〔4〕に定める申立人であることを証明するものとする。
c a項の申し立てを受けた医療施設の管理者は，速やかに診療記録等を開示するか否か等を決定し，これを申立人に通知する。

6 費用の請求

医療施設の管理者は，診療記録等の謄写に要した代金等の実費を，診療記録等の開示を求めた者に請求することができる。

7 医療施設における手続き規定の整備

医療施設の管理者は，診療記録等の開示請求，実施，費用請求等に関する規定および申し立て書等の書式を整備する。

（次頁につづく）

| 表2 | 診療情報の提供について（つづき） |

8 診療記録等の開示などを拒みうる場合

a 医師および医療施設の管理者は，患者からの診療情報の提供，診療記録等の開示の申し立てが，次の事由に当たる場合には，〔1〕，〔2〕および〔3〕の定めにかかわらず，診療情報の提供，診療記録等の開示の全部または一部を拒むことができる。

　・（1）対象となる診療情報の提供，診療記録等の開示が，第三者の利益を害する恐れがあるとき

　・（2）診療情報の提供，診療記録等の開示が，患者本人の心身の状況を著しく損なう恐れがあるとき

　・（3）前二号のほか，診療情報の提供，診療記録等の開示を不適当とする相当な事由が存するとき

b 医師および医療施設の管理者が前項により申立の全部または一部を拒むときは，申立人に対して苦情処理機関があることを教示するものとする。

（日本医師会　診療情報の提供に関する指針【第2版】より）

たすべての診療記録）の開示について，開示の原則，開示を求めうる者，開示に関する手続き，開示に要する費用，提供を拒みうる場合，提供に関する苦情処理などについて指針を示しているので参照されたい。

　レセプトおよびカルテなどの診療記録の開示の理念は，診療情報を医師と患者との間で共有することが，患者の利益となるという点にある。医事紛争の際の便宜を図ることではない。

　診療記録の開示が求められる現状で，医師—患者の信頼を維持するためには，なによりも適正な医療行為が必要であるのはいうまでもないが，加えて，医療行為の客観的記録としてのカルテの整備が今まで以上に求められる。さらに，誤解されることのない適正なレセプトの作成とともに保険診療の厳格な実践も求められる。

総論

3章

保険診療上のルール

1 自費診療か保険診療か

　わが国において保険診療を行う場合は，医師は保険医療機関（診療所・病院）で診療に従事するために，必ず保険医としての登録をしなければならない。

　医師国家試験に合格し，自動的に保険医として登録されるわけではない。医師が保険診療を担当したいという自らの意思により，勤務先医療機関の所在地（勤務していない場合は住所地）を管轄する地方厚生（支）局長（所在地を管轄する地方厚生（支）局の事務所がある場合には，事務所を経由して行う）へ申請する必要がある。また，申請後交付された保険医登録票は適切に管理し，登録内容に変更が生じた時には速やかに（変更の内容によっては保険医登録票を添えて）届け出る必要がある（健康保険法第71条）。

　「保険医療機関において診療に従事する保険医は，厚生労働省令の定めるところにより，健康保険の診療に当たらなければならない」（健康保険法第72条）とされている。ここでいう厚生労働省令が「保険医療機関及び保険医療養担当規則」（療養担当規則）と呼ばれるものであり，保険診療を行うに当たって，保険医療機関と保険医が遵守すべき基本的事項を定めたものである。

　主な関係法令保険診療の前提として医師法・医療法・薬事法等を遵守する必要がある。

　保険医は被保険者（患者本人）・被扶養者（患者家族）など患者を診療するにあたり，「保険医療機関及び保険医療養担当規則」に則り診療しなければならないことになる。

　この規則の第2章には保険医の診療方針などが記載されており，その第12条に診療の一般的方針として，保険医の診療は，一般に医師として診療の必要があると認められる疾病または負傷に対し，適確な診断をもとにして，患者の健康の保持増進上妥当適切に行わなければならないと，保険運用上は疾病または

45

負傷に対して，その適用があることが明記されている。

　また，第20条には診療の具体的方針が記載されており(p.25，**表2**参照)，そのなかに，1.診察のハに「健康診断は，療養の給付の対象として行ってはならない」7.入院のロに，「単なる疲労回復，正常分べんまたは通院が不便等のための入院の指示は行わない」と規定されている。

自費診療の範囲

　これらの規定を考えて，保険診療とならない産婦人科関連のもの(自費診療)をあげる。

(1)健康診断

　妊婦健康診査(妊婦健診)や乳がん，子宮がんなどのがん検診は健康診断に含まれており，原則自費診療となる。しかし，妊婦や健診者などに何らかの疾病が生じたり，負傷した場合には特掲診療料部分の保険診療を行うことができる。

(2)予防医療

　予防医療と考えられている産婦人科関連のものには，ワクチン注射，ホルモン補充療法などがある。また，正常分娩における各種処置・手術などがより安全な娩出方法として予防的医療に含まれるものがある。これらの医療行為に関しては原則保険での算定はしない。

(3)正常妊娠・正常分娩

　これらに関しては，原則自費診療となる。

(4)給付の対象とならない人工妊娠中絶

　本人または家族等の希望による人工妊娠中絶は，保険診療外の医療行為とされる。

　なお，保険診療となる人工妊娠中絶とは，すでに保険診療の対象となっている疾患を有しており，妊娠を継続することによってその疾病が悪化する可能性がある場合である。

(5)特殊療法または新療法

　特殊療法または新療法については，厚生労働大臣の定めるもの以外は，たとえ学術雑誌などに記載されていても，保険診療は認められない(p.27「保険医

療機関及び保険医療養担当規則」,第18条特殊療法等の禁止を参照)。

(6)その他
①スクリーニングや研究が目的とされる検査・治療など
②美容医療
③歯列矯正(ただし,唇裂・口蓋裂に伴うもの,下顎前突症で手術を伴うものは保険診療が可能である)

> **一口メモ ▶妊娠・出産は本当に自費診療のみか?**
>
> ここで,再度確認しておきたいこととして,妊娠・出産は本当に自費診療のみなのか?ということである。
>
> **1. 妊婦健康診査料(妊婦健診料)**
>
> 妊婦健康診査に関しては,母子保健法によって国からの予算と市町村の予算とで健診に必要な料金(診療料,検査料等)の設定を行っている。
>
> **2. 健康保険制度の出産手当金・出産育児一時金**
>
> 健康保険制度のなかの保険医療においては,正常妊娠・正常分娩が保険の対象とならない。しかし,健康保険制度のなかには別に出産手当金・出産育児一時金という制度がある。
>
> 出産手当金(労働基準法第65条)は,被保険者が分娩のために会社を休み,その報酬の全部または一部が支払われないときには,生活の安定と母体の保護のために,出産手当金が支給される制度で,支給期間は産前42日間(多胎妊娠は98日間),産後は56日間とされている。
>
> 出産育児一時金は妊娠85日(妊娠12週1日)以降の分娩を対象としており,正常分娩・帝王切開等による分娩をはじめ,この週数以降の妊娠中絶や流産に対しても出産一時金が支給される。
>
> 手当金・一時金の両者は,婚姻関係にない場合にも認められている。
>
> すなわち,広義に解釈すると,健康保険制度内では,妊娠・出産に関しても保険制度が導入されていることになる。

産科診療などにおける自費診療と保険診療

われわれ産婦人科医師がその診療にあたって最も苦慮することは,妊娠にかかわるものである。一部の不妊,妊婦,分娩時,新生児といった各種の医療行為が自費診療に属するのか,保険診療に属するのかということは,医療従事者

側も患者側もその明確な区分を熟知していないために誤解を生じる場合がある。自費診療においては，施設が設定した料金を院内に掲示することが必要であり，2024年の改定では，特掲診察料など院内掲示が求められているものについては，さらにウエブサイトでの記載も求められている。

（1）正常分娩と異常分娩

　医療保険の立場からは，医師が疾病と認めて診療（手術・検査・投薬など）を行った場合を異常分娩，それ以外を正常分娩としている。**表1**は分娩各因子の正常，異常の区別を検討したものであり，異常の項は保険の対象となる。

　分娩時の保険については，分娩促進または出産を安全に導くために予防の目

表 1 正常分娩と異常分娩との境界（分娩各因子の正常・異常の区別）

因子	正常	異常	
		境界部分	
母体の全身状態	良好	不良	
分娩の時期	正期産	過期産	流産・早産
児の数	単胎	多胎	
児の発育	成熟	子宮内発育遅延	低出生体重
分娩児の胎位	頭位	骨盤位	横位
児頭の回旋	前方後頭位	いわゆる回旋異常	分娩停止を伴う回旋異常
CPDの有無	無	有	
胎盤付着部位	子宮体部	低置胎盤	前置胎盤
分娩開始	自然	陣痛誘発*	
陣痛	順調	微弱・過強・痙攣陣痛	
破水	適時	早期破水	前期破水
臍帯の下垂・脱出	無	有	
分娩 状態 様式	自然 経腟	人工（吸引娩出術・鉗子娩出術・骨盤位牽出術など） 非経腟	
胎盤剥離	自然	嵌頓・癒着・早期剥離	
軟産道	開大順調	強靱	
分娩所要時間	初産30時間未満 経産15時間未満	急産	遷延
分娩時出血量	500 mL未満	500 mL以上	
母体の損傷	会陰切開	頸管裂傷・子宮内反症	
	会陰裂傷 第2度まで	子宮破裂・会陰裂傷 第3度以上	
児の障害	無	胎児機能不全の状態による障害ないし死亡	

＊社会的適応を除く

的で行った結果，異常がなかった場合の手術・処置など（会陰切開および縫合術，会陰（腔壁）裂創縫合術など）は保険の対象とならない。保険か自費かの決定はあくまで主治医の判断によるが，その対象をよく理解して運用する必要がある。

（2）分娩費の請求

分娩の費用に対する請求（**表2**）は，自費分，保険分が明確でなければならない。特に一部が保険の給付になった場合の自費分は，その明細がはっきりと理解できるものでなくてはならず，ルールに従った運用が必要である。

一口メモ　分娩料と分娩介助料

分娩料とは正常分娩（分娩が全く保険の対象にならない）の場合の用語であり，「医師の技術料＋分娩時の看護料」を総称したものである。

分娩介助料とは，分娩時に異常が発生し，鉗子娩出術，吸引娩出術，帝王切開術などの産科手術およびこれに伴う処置などが行われ，入院，産科手術などの保険の対象になった場合の分娩を介助した料金（自費・患者負担）である。

（3）不妊治療

不妊症治療に関しては，人工授精，体外受精等が2022年4月より保険運用が開始され，精子凍結保存が選定療養（2024年6月より），評価療養のうち，先進医療（A，B）の項目が掲げられているが現在進行形である。また，年齢制

表2　分娩費請求の基本原則

Ⅰ．分娩料（自費）
　＝医師の技術料（自費）＋分娩時の看護料（自費）

Ⅱ．保険を含む分娩料
　1）産科手術料，処置料，入院料など（保険）
　2）分娩介助料（自費）
　＊分娩介助料はⅠ.の分娩料を上回らないこと

Ⅲ．帝王切開術の場合
　帝王切開術（保険）＋帝王切開分娩介助料（自費）

Ⅳ．休日・時間外加算など
（初診・再診に引き続き，処置・手術が行われた場合）
　1）分娩料（自費）加算あり
　2）分娩介助料（自費）加算あり
　3）帝王切開の分娩介助料（自費）加算なし
　4）手術料など（保険）加算あり

限や回数制限が設けられていること，夫婦あるいは事実婚以外の関係での治療に関しては保険適用外であることなど，不妊治療全般にわたる保険運用は今後の検討課題である。不妊に悩む方への特定治療支援事業については，不妊治療の保険化で都道府県，市区町村単位で独自の対応を行っているので，各地区の状況を把握したうえで診療に当たることが必要である。

（4）妊婦・新生児の診察料

妊婦・新生児の診察料の原則について，以下のような基準が設けられている。

● **定期的に妊婦健康診査（妊婦健診）を受けている妊婦が疾病に罹った場合の考え方（図1，2）**

①妊婦健診日以外の日であるときは，妊娠・分娩との関係の有無にかかわらず，再診料で算定する。

②妊婦健診と同時であるときは，

1）自費診察料（妊婦健診料）を患者が支払っている場合は，妊娠との関係の有無にかかわらず，疾病に対して保険の診察料は算定できない。その際行った治療・処置料などは算定可能で，レセプトに「診察料は自費で徴収済み」と明記する。

2）自費診察料が支払われていない場合は，疾病に対する再診料および検査・処置・治療などを算定する。

● **出生児の考え方**

①出生時，新生児が疾病を発生していたときは初診料を算定する。

②新生児管理保育料がすでに支払われている新生児に疾病が発生した場合，入院の要，不要にかかわらず，診察料（初診・再診料）は算定しない。

③治療・処置などは入院レセプトにその旨明記し請求する。

これらは，自費診療と保険診療，初診料と再診料の考え方を産婦人科として明確に区別し，医療従事者側・患者側双方の誤解を生じないために作成された，現状最も理にかなった解釈である。

④入院レセプトを用いる根拠は，平成7年にB型肝炎母子感染防止にかかわる保険診療上の取り扱いにより，この場合は入院外（外来）のレセプトを用いるとなっていて，それ以外は入院のレセプトを用いるものと解釈できる。

図1 妊娠・分娩における保険診療上の取り扱い

－妊娠・出産・産褥の保険診療と自費診療のあり方

妊娠経過

初診料・再診料と妊婦健診料を同時に徴収することはできない。

〈理由〉
両者ともに診療にかかわる費用であるが，初診料・再診料は異常妊娠や合併症がある場合に保険請求するものであり，妊婦健診料は特に異常がない場合に各施設で妥当とする額を自費請求するものである。したがって，両者を同時に徴収することは二重徴収となり，不正行為とみなされる。

（診療にかかわる費用：妊婦健診における診察料と妊婦健診料との関係）
・次頁参照（**図2**）

（検査・投薬・注射・処置などにかかわる費用）
・合併症をすでに有している場合および合併症を新たに発症した場合→合併症に対する検査・治療などは保険診療となる。

注：保険診療のカルテと自費診療のカルテは明確に区別する。
保険医療機関は，第22条（診療録の記載）の規定による診療録に療養の給付の担当に関し必要な事項を記載し，これを他の診療録と区別して整備しなければならない（療養担当規則第8条より）。

分娩経過

経腟分娩（正常）→自費診療

会陰切開および縫合術または会陰裂創縫合術（筋層に及ぶもの）
→分娩料（自費）に含まれる

吸引娩出術または鉗子娩出術→保険診療
医学的適応による手術の場合のみ。

安全出産に導くために予防の目的で行った場合は自費診療として分娩料（自費）に含める。

帝王切開術→保険診療

医学的適応による手術

産褥経過

正常分娩後の褥婦の入院は，原則自費診療である。
出産時，産褥時の母体の異常に関しては別表の通りとする。

（日本産婦人科医会：医療保険必携，令和6年度版より引用）

図2 妊婦健診における診察料と妊婦健診料

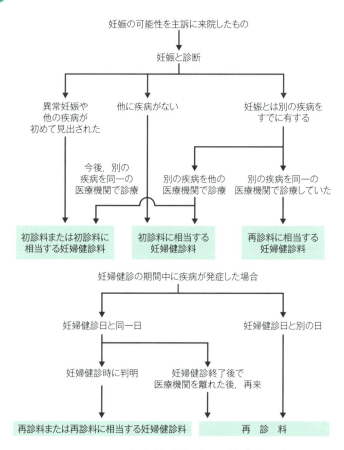

(日本産婦人科医会:医療保険必携,令和6年度版より引用)

> **一口メモ ▶ 新生児管理保育料**
>
> 新生児管理保育料とは,自費で出生後の健康な新生児を収容し保育するときの用語である.自費で新生児の保育料として,この用語を用いて患者側に誤解を生じないように料金を徴収するように日本産婦人科医会では会員へ指導している.

（5）分娩時の保険診療の基準（表3，図3）

- 分娩前に母体が何らかの疾患を有し入院治療が必要である場合は，保険の対象になる。
- しかし，胎児に異常が認められ入院治療が必要な場合であっても，特殊な場合を除いて，保険の対象にはならない。
- 分娩・産褥に関しては，異常があって入院治療の必要な場合は，保険の対象として扱われる。
- 正常分娩に対する医師の管理および助産などは，保険の対象とならないので，その費用はすべて自費になる（図4）。
- 医療保険の立場から分娩の正常，異常を検討すると，健康保険法の施行規則には正常分娩・異常分娩の用語は見当たらない。通達・疑義解釈のなかに昭和30年ごろから正常，異常の用語が見られるようになった。これらの通達などから総合すると，医師が疾病と認めて診療（手術・検査・投薬など）を行った場合を異常分娩，それ以外を正常分娩としている。
- 従って，異常分娩の際，保険医（医師）の行った処置・手術などは保険扱いである。
- また，分娩の目的で自費入院したところ，分娩が異常となり処置・手術などを行った場合の治療および分娩後の治療などは保険の対象となるものと考える。
- しかし，異常分娩後の入院については，正常分娩後に比べ著しく衰弱しているなどの異常状態があって，そのため入院治療を要する場合は，その入院治療は保険の対象として認められるが，正常分娩後と異ならない状態の入院は，保険の対象とならないものと考える。

> **一口メモ　妊娠・出産に対する主治医の判断**
>
> 　ここにあげる基準は，あくまでも基準であり，その決定はあくまでも主治医の判断によるもので，この基準をよく理解し正しく運用することも，保険医（医師）として行わなければならない。

（6）人工妊娠中絶の考え方

- 保険扱いとなる人工妊娠中絶は，母体に保険扱いとなる疾病がすでにあるか，または診断時に疾病を有しており，妊娠を継続することによって疾病が悪化するおそれのある場合に限られている。
- 母体保護法における人工妊娠中絶の適応は妊娠22週未満とされており，これ

表3 保険の対象に「ならないもの」と「なるもの」

1）保険の対象にならないもの
　分娩促進または安全出産に導くために予防の目的で行った結果，異常がなかった場合の下記の手術・処置などは保険の対象にならない[分娩料(自費)に含まれる]。
　　　①会陰(陰門)切開および縫合術
　　　②会陰(腟壁)裂創縫合術(筋層に及ぶもの)
　　　③鈍性頸管拡張法
　　　④簡単な出口鉗子および吸引娩出術に類するもの

2）保険の対象になるもの
　　　①会陰(腟壁)裂創縫合術
　　　　・肛門に及ぶもの
　　　　・腟円蓋に及ぶもの
　　　　・直腸裂創を伴うもの
　　　　・頸管裂創縫合術
　　　②各種娩出術・処置など
　　　　・鉗子・吸引娩出術
　　　　・骨盤位娩出術
　　　　・胎児内(双合)回転術
　　　　・胎児縮小術
　　　　・胎盤用手剥離術
　　　　・分娩時子宮出血止血法

入院給付：原則として1～3日とするが，その後は主治医の判断による。
①術後まったく異常のないとき→分娩当日のみ保険の入院
②経過観察の必要があるとき→1～3日保険の入院
③術後著しい変化，異常のあるとき→保険の入院，日数は主治医の判断による。

＊会陰(陰門)切開および縫合術，鈍性頸管拡張法，出口鉗子・吸引娩出術などを行ってもなんら異常がなかった場合の処置・手術などは，分娩を安全に遂行するための予防的医療として自費(分娩料・介助料のうち)と考える。

に対し保険でこの期間に人工妊娠中絶を行う場合は，術式を問わず，手術名は流産手術となる。

- 妊娠22週未満の妊娠中絶で子宮全摘術，帝王切開術などを行った場合は，流産手術の所定点数によらず，それぞれの手術名の所定点数によって請求する。
- 妊娠22週0日以降の場合は，(流産手術として取り扱わないから)実際に行った分娩誘導，帝王切開術などの所定点数によって算定する(**図5**)。
- なお，死産となって死産届けを行った場合は，死産児は被扶養者ではないため，新生児蘇生術を行っていてもその行為に対する保険算定はしない。

図3 分娩費の考え方

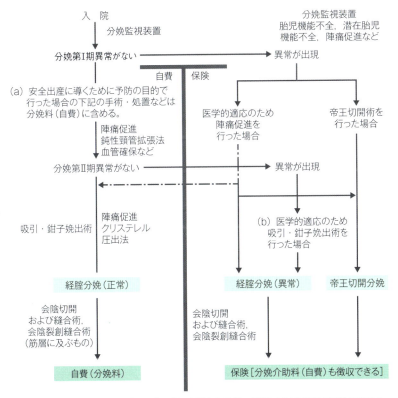

(a) 安全出産に導くために予防の目的で行った場合の手術・処置などは分娩料（自費）に含める。
　　例：無痛分娩，母体疲労，遷延分娩が予想されるなど。
(b) 医学的適応のある吸引・鉗子娩出術などに伴って，会陰切開および縫合術，会陰裂創縫合術を行った場合には，保険として取り扱う。

(日本産婦人科医会：医療保険必携，令和6年度版より引用)

図4 分娩にかかわる入院料の考え方

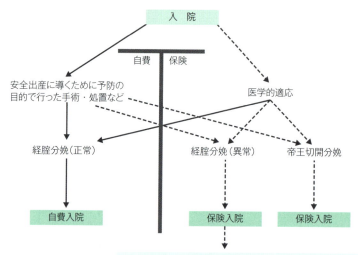

1) 以下の手術が行われた場合
 会陰(腟壁)裂創縫合術
  肛門に及ぶもの
  腟円蓋に及ぶもの
  直腸裂創を伴うもの
 頸管裂創縫合術
原則として1〜3日を保険入院とするが,その後は主治医の判断による(要詳記)。

2) 以下の手術・処置が行われた場合
 鉗子・吸引娩出術,骨盤位娩出術,胎児内(双合)回転術,胎盤用手剥離術,分娩時子宮出血止血法,子宮双手圧迫術,子宮内反症整復手術(腟式)
  術後まったく異常がないとき→分娩当日のみ保険入院
  経過観察の必要があるとき→原則1〜3日を保険入院
  術後著しい変化,異常のあるとき→日数は主治医の判断による。
 (要詳記)

(日本産婦人科医会:医療保険必携,令和6年度版より引用)

図5 人工妊娠中絶における保険の位置付け

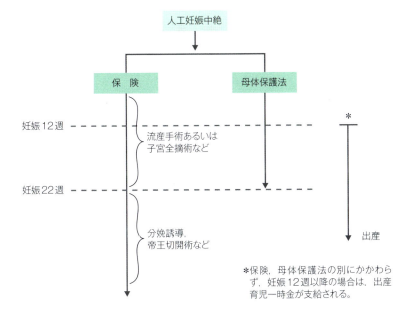

*保険，母体保護法の別にかかわらず，妊娠12週以降の場合は，出産育児一時金が支給される。

2 保険診療の原則

保険診療は，「保険医療機関及び保険医療養担当規則」に則り行われるのが大原則である。

保険診療上の留意点

保険診療は契約診療であり，健康保険法により保険医は「保険医療機関及び保険医療養担当規則」に従って診療を行うこととされている。このように保険診療は各種法令と医科点数表の解釈および厚生労働省の各種通知によって定められている。

その要点は医学的社会経済学的観点から，適切かつ合理的な診療を進めることにあるので，保険診療においては実際に行った検査や投薬などが，すべて無条件に認められるわけではないことに留意すべきである。

正常の分娩・産褥・新生児の保険給付

　保険診療上，婦人科疾患に関しては他科と同じ規定と考えてよいが，産科では正常の妊娠は疾病ではなく生理的な身体条件であると考えられているため，正常の分娩・産褥・新生児ともに保険診療の対象とはならず，診療の結果，異常所見を認めて初めて保険の対象となる(その詳細は，p.47「産科診療などにおける自費診療と保険診療」を参照)。

3　保険医療機関及び保険医療養担当規則
（最終改正令和6年）

　健康保険法(大正11年法律第70号)第43条ノ4第1項及び第43条ノ6第1項(これらの規定を同法第59条ノ2第7項において準用する場合を含む。)の規定に基づき，並びに日雇労働者健康保険法(昭和28年法律第207号)及び船員保険法(昭和14年法律第73号)を実施するため，保険医療機関及び保険医療養担当規則を次のように定められたものである。

　第1章第1条に，療養の給付の担当の範囲として，「保険医療機関が担当する療養の給付並びに被保険者(患者)及び被保険者であった者(継続医療申請者)並びにこれらの者の被扶養者(患者の家族)の療養の範囲は，次のとおりとする」と規定されており，以下の項目が記載されている。

　①診察
　②薬剤または治療材料の支給
　③処置，手術その他の治療
　④居宅における療養上の管理およびその療養に伴う世話その他の看護
　⑤病院または診療所への入院およびその療養に伴う世話その他の看護

　これら5項目に関する診療に関しては，保険医療機関が各都道府県に設置されている社会保険診療報酬支払基金(社保)，国民健康保険団体連合会(国保)へレセプトを用いて請求することができる(詳細は1，2章参照)。

保険医療機関

　(p.19「保険医療機関」を参照)

保険医療養担当規則(p.27を参照)

　保険医療機関において，われわれ医師が保険医療を行うにも，医師自身が保険医でなければならない。保険医がその診療を行うには，「保険医療機関及び

保険医療養担当規則」に則り，診療を行うように規定されている。

平成22年の改正で，第5条の2（領収書の交付），第20条の二（診療の具体的な方針）の変更がなされた。

● **第5条の2（領収書の交付）**

保険医療機関は，前条の規程により患者から費用の支払を受けるときは，正当な理由がない限り，個別の費用ごとに区分して記載した領収書を無償で交付しなければならない。

2 厚生労働大臣の定める保険医療機関は，前項の場合において患者から求められたときは，当該費用の計算の基礎となった項目ごとに記載した明細書を交付しなければならない。

● **第20条（診療の具体的な方針）**

第20条二

投薬を行うに当っては（中文略），後発医薬品の使用を考慮しなければならない。

4 各診療にかかわる事項

傷病名など

● カルテには常に保険診療上の適正な傷病名，診療開始日・終了日（診療中止日）等を記載する。

● 保険診療上は「疑い」病名での治療はできない。また，検査は原則1回である。

● 妊娠関連病名の場合は，妊娠時期により保険診療内容に差異があるので，妊娠週数を付記する。

● 傷病名と診療行為の内容に不一致があると，しばしば請求漏れや誤請求などとされ，過剰診療と判断された場合は，使用した医薬品や検査などが査定される。また，傷病名と診療行為の不一致を是正するために診療実態のない傷病名を記載することは，不正診療ととられ，指導・監査の対象となる可能性がある。従って，カルテには常に保険診療上の適正傷病名を，できれば特殊な症例におけるレセプト注記の必要性までも視野に入れて記載するようにする。

● 画一的な疑い病名の羅列（特に同一日における）も，あまりに傷病名が多いと審査は厳格となるので，「疑う」にたる症状，所見の記載がカルテ上明らかでなければならない。

総論

3章

保険診療上のルール

- 不妊症や不育症などでは特に注意が必要である。真に疑わしい病名をそのつど付記していくようにする。

　実地臨床上，「疑い」病名が続く場合もあると思われるが，検査結果が判明し診断が確定した時点で"疑い"を確定病名とし，診療が完結した1カ月以上前の病名は治癒など転機を行い，カルテの傷病名は，いつも速やかに整理する。
- 「疑い」病名の持続期間は，通常3カ月程度とみなすのが一般的である。
- 悪性の場合は，例えば卵巣腫瘍ではなく，卵巣悪性腫瘍あるいは卵巣癌と明記する。単に腫瘍の病名では保険の慣習上，良性疾患と解釈される。
- 「子宮癌」については，保険診療内容に相違があるので，「子宮頸癌」なのか子「宮体癌」なのかを明記する。
- 悪性腫瘍手術後も，継続して診療する場合には，保険診療内容の明確化のために"術後，化学療法後，放射線療法後"などと付記する。
- 心身医学療法を算定する場合には，"胃潰瘍（心身症）"のように身体的病名の次に心身症と記載する。

基本診療料（初診料，再診料など）

　基本診療料は，診療料，再診料（再診料，外来診療料）および入院料（入院基本料等，入院基本料等加算，特定入院料，短期滞在手術等基本料）の2種類に大別される。ここでは，初診料と再診料について基本的な注意点を列挙する（入院料に関しては，p.98を参照）。

（1）初診料の算定
- 保険医療機関において初診を行った場合に算定する。

　特に初診料が算定できない旨の規程がある場合を除き，患者の傷病について医学的に初診といわれる診療行為があった場合に，初診料を算定する。

　なお，同一の患者について診療を行った場合は，最初に診療を行った医療機関において初診料を算定する。

　患者が違和を訴え診療を求めた場合において，診断の結果，疾病と認めるべき徴候のない場合にあっても初診料を算定できる。

1）保険で初診料が算定できる場合
　①患者が違和を訴えて診療を求めた場合
　②同一保険医療機関において，同一日に他の傷病について，新たに別の診療科を初診して受診した場合は，2つ目の診療科に限り定められた点数を算定できる。ただし，加算点数は算定しない。

③健康診断で疾病が発見された患者が，疾病を発見した保険医以外の保険医（当該疾患を発見した保険医の所属する保険医療機関の保険医を除く）において治療を開始した場合。

④患者が任意に診療を中止し，1カ月以上経過した後，再び同一の保険医療機関において診療を受ける場合（その診療が同一病名または同一症状によるものであっても，その際の診療は初診として取り扱う）。ただし，慢性的な疾患の場合には再診料となる。

⑤A保険医療機関とB保険医療機関の関係で，B保険医療機関が検査または画像診断の判読も含めて依頼を受けた場合。

2）保険で初診料が算定できない場合

①自覚症状がなく健康診断を目的とする受診時に，疾患が発見された患者について，保険医が治療の必要性を認め，治療を開始した場合には，初診料は健康診断の診察料に含まれているため算定しない。ただし，検査・治療（診察料を除く）については対応する保険点数を算定する。

②労災保険，健康診断，自費など（保険扱いの対象外）の傷病の治療を入院外で受けている期間中，または医療法に規定する病床に収容されている期間中にあってはその保険医療機関において，保険の対象となる診療を受けた場合。

③現に診療継続中の患者につき，新たに発生した他の傷病で，同一保険医が初診を行った場合。

④慢性疾患など明らかに同一の疾患または負傷であると推定される場合。

⑤A保険医療機関とB保険医療機関の関係で，B保険医療機関が単に検査または画像診断の設備の提供のみの場合。

3）他の初診料

情報通信機器を用いた初診料
紹介率の低い病院での初診料
特定妥結率初診料

4）初診料に関連した各種加算

乳幼児加算
時間外加算，休日加算，深夜加算
小児科を標榜する医療機関
夜間・早朝等加算
機能強化加算
外来感染対策向上加算

発熱患者対応加算
連携強化加算
サーベイランス強化加算
抗菌薬適正使用体制加算
医療情報取得加算1，2
医療DX推進体制整備加算

一口メモ ▶ **妊娠か否か**

妊娠か否かの診断を求められた場合には，保険で初診料を算定しない。各々の医療機関で設定している診察料，検査料を受診者等に請求する。保険扱いにはしない。

ただし，一般不妊治療または生殖補助医療を実施している患者に対して，不妊治療にかかわる妊娠判定のため，妊娠反応検査（尿中・血中HCG検査）を実施した場合，医師の医学的判断により，通常の妊娠経過を確認するために，当該検査を実施した場合，医師の医学的判断により，通常の妊娠経過を確認するために，当該検査を実施した場合，一連の診療過程につき，1回に限り算定可能（令和4年8月疑義解釈）となった。

（2）再診料の算定

1）再診料の算定に関して

● 保険医療機関において再診を行った場合に算定する。

①再診料は，診療所または一般病床数が200床未満の病院において，再診のつど（同一日において異なる時間の再診があってもそのつど）算定できる（レセプトの適応欄に「同時でない」ことを注記する必要がある）。

　　ただし，2つ以上の傷病について同時に再診を行った場合の再診料は，当該1回につき1回に限り算定する（科別に支払われるものでないということである。例えば，糖尿病の患者で，内科で血液検査・治療を行い，眼科で糖尿病性網膜症または白内障について検査しても，検査・治療に関しては各々算定するが，再診料は1回で算定する）。

②A傷病について診療継続中の患者がB傷病に罹り，B傷病（A傷病名とは全く異なる疾患）について初診があった場合においても，当該初診について初診料は算定しないが，再診料を算定する（同日2科までの診察料は算定可能である）。

③入院中の患者に対する再診の費用は入院基本料に含まれ，再診料は算定しない。

④入院中の患者が当該入院の原因となった傷病につき診療を受けた診療科以外の診療科で，入院の原因となった傷病以外の傷病につき再診を受けた場合においても，再診料は算定しない。

⑤保険医療機関において，入院事由が傷病の治療であるか人間ドックなどの保険サービスであるかにかかわらず，医療法に規定する病床に入院している期間中にあっては，その保険医療機関において保険扱いの対象となる診療を受けた場合であっても，再診料は算定しない。この場合において，再診料以外の検査および治療の費用の請求については，入院用のレセプトを用いる。

● 電話などによる再診：その医療機関で初診を受けた患者につき第2診以後，患者またはその看護にあたっている者から直接または間接に（電話による場合も含む）治療上の意見を求められて指示をした場合においては再診として算定する（一般病床数200床未満の医療機関）。

● 外来の患者に対して，慢性疼痛疾患管理ならびに厚生労働大臣が定める検査ならびに，リハビリテーション，精神科専門療法，処置，手術，麻酔，放射線療法を行わないものとして別に厚生労働大臣が定める計画的な医学管理を行った場合は，外来管理料として，所定点数に特定の点数を加算する。

初診または再診が行われた同一日であるか否かにかかわらず，当該初診またはその再診に付随する一連の行為とみなされる場合は，当該初診料または再診料に含まれるものであり，別に再診料を算定することはしない。

例として，

①初診または再診に行った検査，画像診断の結果のみを聞きに来た場合。

②往診の後に薬剤のみをとりに来た場合。

③初診または再診の際，検査，画像診断，手術などの必要を認めたが，いったん帰宅し，後刻または後日，検査，画像診断，手術などを受けに来た場合。

などがある。

2）他の再診料

特定交結率再診料

3）再診料に関連した各種加算

乳幼児加算

時間外加算，休日加算，深夜加算

小児科を標榜する医療機関

夜間・早朝等加算
外来管理加算
時間外対応加算1，2，3，4
明細書発行体制加算
地域包括診療加算1，2
認知症地域包括診療加算1，2
薬剤適正使用連携加算
連携強化加算
サーベイランス強化加算
抗菌薬適正使用体制加算
医療情報取得加算3，4
看護師等遠隔診療補助加算

(3) 妊婦が疾病に罹った場合の診察料（図6）

1) 定期的に妊婦健診を受けている妊婦が疾病に罹った場合は，妊娠・分娩との関係の有無にかかわらず，保険診療を行う場合には再診料で算定する。
2) 妊婦健診と同時に疾病が発見され，保険診療を行った場合において，健診料を徴収する際は，妊娠との関係の有無にかかわらず，疾病に対する初診料または再診料は算定しない。

図6 定期健診を受けている妊産婦が疾病に罹った場合の基本診療料

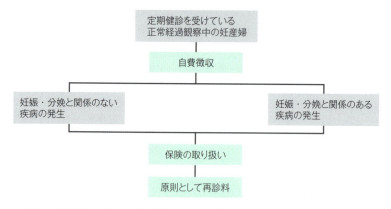

＊ただし，定期健診の基本診療料（自費）と同時には算定しない。

3)妊婦健診と同時であっても，健診料を徴収しない場合は，疾病に対する再診料を算定する。

4)外来において定期健診(健康診査)を受けている妊産婦が疾患に罹った場合については，p.52，**図2**を参照。

5)出生時において新生児に疾病が発生した場合は，初診料を算定できる。

　ただし，新生児管理保育料をすでに徴収している新生児に疾病が発生した場合は，入院の要，不要にかかわらず，初診料・再診料は算定できない。

　なお，いずれの場合においても入院レセプトで請求する。

> **一口メモ** ▶ **別に厚生労働大臣が定める時間**
>
> 診療時間；おおむね午前8時から午後1時
> 時間外；午後1時から翌日午前8時まで
> 夜間；午後6時から翌日午前8時まで
> 深夜；午後10時から翌日午前6時まで

> **一口メモ** ▶ **時間外の取り扱い**
>
> 　診療には時間外加算が配慮されている。これは，各都道府県の医療機関における診療時間の実態，患者の受診上の便宜などを考慮して一定の時間以外の時間をもって取り扱われている。
>
> 　ただし，排卵誘発のための注射，手術などは，時間外加算を算定できない(急患とみなされない)。

外来診療料

1)外来診療料の運用

- 一般病床にかかわるものの数が200床以上である保険医療機関において再診を行った場合に算定する。
- 一部の検査と処置に関しては外来診察料に含まれる。
  産婦人科関係では，腟洗浄，創傷処置，皮膚科軟膏処置などである。

2)その他の外来診療料

情報通信機器を用いた再診料
紹介率の低い医療機関の場合の再診料

特定妥結率外来診療料

3）外来診療料に関連した各種加算

乳幼児加算

時間外加算，休日加算，深夜加算

小児科を標榜する医療機関

医療情報取得加算3

医療情報取得管理加算4

看護師等遠隔診療補助加算

オンライン診療料

オンライン診療を行う医師向けの研修

・緊急避妊薬の処方に関する研修

・へき地における患者が看護師といる場合のオンライン診療に関する研修
（厚生労働省HPより）

・「オンライン診療の適切な実施に関する指針」において，オンライン診療を
実施する医師は，厚生労働省が定める研修を受講すること。

・緊急避妊にかかわる診療については，一定の要件に加え，産婦人科医また
は厚生労働省が指定する研修を受講した医師が，初診からオンライン診療
を行うことは許容されうること。

・令和6年度診療報酬改定において新設された看護師等遠隔診療補助加算の
施設基準において，「へき地における患者が看護師等といる場合の情報通
信機器を用いた診療に係る研修を修了した医師を配置していること」とさ
れているが，「へき地における患者が看護師等といる場合の情報通信機器
を用いた診療に係る研修」には，「へき地における患者が看護師といる場合
のオンライン診療に関する研修」が該当する（参考：「疑義解釈資料の送付
について（その1）」（保険局医療課令和6年3月28日発出事務連絡）別添1問
22）。

医学管理等

医学管理等とは，処置や投薬等の物理的な技術料と異なり，医師による患者
指導や医学的管理そのものを評価する診療報酬項目である。項目ごとの算定要
件や算定回数制限など，請求上留意すべき事項についても知っておく必要が
ある。

・対象患者に対し，単に指導を行ったのみでは算定できない。指導内容，治療

計画等診療録に記載すべき事項が，算定要件としてそれぞれの項目ごとに定められている。
- 医学管理料の算定が可能か否かについて，算定要件（対象疾患，記載要件等）を満たしていることを主治医が自ら確認し算定する必要がある。

　　表4に掲げた各種管理料のうち，産婦人科関連のものに関して概説する。

表 4 　各種指導管理料

0. **特定疾患療養管理料（B000）**

1. **特定疾患治療管理料（B001）**
   (1)
   　　1) ウイルス疾患指導料（B001_1）
   　　2) 特定薬剤治療管理料（B001_2）
   　　3) 悪性腫瘍特異物質治療管理料（B001_3）
   　　4) 小児特定疾患カウンセリング料（B001_4）
   　　5) 小児科療養指導料（B001_5）
   　　6) てんかん指導料（B001_6）
   　　7) 難病外来指導管理料（B001_7）
   　　8) 皮膚科特定疾患指導管理料（B001_8）
   　　9) 外来栄養食事指導料（B001_9）
   　　10) 入院栄養食事指導料（週1回）（B001_10）
   　　11) 集団栄養食事指導料（B001_11）
   　　12) 心臓ペースメーカー指導管理料（B001_12）
   　　13) 在宅療養指導料（B001_13）
   　　14) 高度難聴指導管理料（B001_14）
   　　15) 慢性維持透析患者外来医学管理料（B001_15）
   　　16) 喘息治療管理料（B001_16）
   　　17) 慢性疼痛疾患管理料（B001_17）
   　　18) 小児悪性腫瘍患者指導管理料（B001_18）
   　　19) 削除（B001_19）
   　　20) 糖尿病合併症管理料（B001_20）
   　　21) 耳鼻咽喉科特定疾患指導管理料（B001_21）
   　　22) がん性疼痛緩和指導管理料（B001_22）
   　　23) がん患者指導管理料（B001_23）
   　　24) 外来緩和ケア管理料（B001_24）
   　　25) 移植後患者指導管理料（B001_25）
   　　26) 植込型輸液ポンプ持続注入療法指導管理料（B001_26）
   　　27) 糖尿病透析予防指導管理料（B001_27）
   　　28) 小児運動器疾患指導管理料（B001_28）
   　　29) 乳腺炎重症化予防ケア・指導料（B001_29）
   　　30) 婦人科特定疾患治療管理料（B001_30）
   　　31) 腎代替療法指導管理料（B001_31）
   　　32) 一般不妊治療管理料（B001_32）
   　　33) 生殖補助医療管理料（B001_33）
   　　34) 二次性骨折予防継続管理料（B001_34）
   　　35) アレルギー性鼻炎免疫療法治療管理料（B001_35）
   　　36) 下肢創傷処置管理料（B001_36）
   　　37) 慢性腎臓病透析予防指導管理料（B001_37）

(2) （B001-2)
　　　1)小児科外来診療料(1日につき)(B001-2)
　　　2)地域連携小児夜間・休日診療料(B001-2-2)
　　　3)乳幼児育児栄養指導料(B001-2-3)
　　　4)地域連携夜間・休日診療料(B001-2-4)
　　　5)院内トリアージ実施料(B001-2-5)
　　　6)夜間休日救急搬送医学管理料(B001-2-6)
　　　7)外来リハビリテーション診療料(B001-2-7)
　　　8)外来放射線照射診療料(B001-2-8)
　　　9)地域包括診療料(月1回)(B001-2-9)
　　　10)認知症地域包括診療料(月1回)(B001-2-10)
　　　11)小児かかりつけ診療料(1日につき)(B001-2-11)
　　　12)外来腫瘍化学療法診療料(B001-2-12)
(3) （B001-3)
　　　1)生活習慣病管理料(Ⅰ)(B001-3)
　　　2)ニコチン依存症管理料(B001-3-2)
　　　3)生活習慣病管理料(Ⅱ)(B001-3-3)
(4)手術前医学管理料(B001-4)
(5)手術後医学管理料(1日につき)(B001-5)
(6)肺血栓塞栓症予防管理料(B001-6)
(7)リンパ浮腫指導管理料(B001-7)
(8)臍ヘルニア圧迫指導管理料(B001-8)
(9)療養・就労両立支援指導料(B001-9)

2. 開放型病院共同指導料(Ⅰ)(B002)

3. 開放型病院共同指導料(Ⅱ)(B003)

4. 退院時共同指導料1(B004)

5.
(1)
　　　1)退院時共同指導料2(B005)
　　　2)介護支援等連携指導料(B005-1-2)
　　　3)介護保険リハビリテーション移行支援料(B005-1-3)
(2)削除(B005-2)
(3)削除(B005-3)
　　　1)削除(B005-3-2)
(4)ハイリスク妊産婦共同管理料(Ⅰ)(B005-4)
(5)ハイリスク妊産婦共同管理料(Ⅱ)(B005-5)
(6)
　　　1)がん治療連携計画策定料(B005-6)
　　　2)がん治療連携指導料(B005-6-2)
　　　3)がん治療連携管理料(B005-6-3)
　　　4)外来がん患者在宅連携指導料(B005-6-4)
(7)
　　　1)認知症専門診断管理料(B005-7)
　　　2)認知症療養指導料(B005-7-2)
　　　3)認知症サポート指導料(B005-7-3)
(8)肝炎インターフェロン治療計画料(B005-8)
(9)外来排尿自立指導料(B005-9)
(10)
　　　1)ハイリスク妊産婦連携指導料1(B005-10)
　　　2)ハイリスク妊産婦連携指導料2(B005-10-2)
(11)遠隔連携診療料(B005-11)
(12)こころの連携指導料(Ⅰ)
(13)こころの連携指導料(Ⅱ)
(14)プログラム医療機器等指導管理料

6.
(1)救急救命管理料(B006)
(2)削除(B006-2)
(3)退院時リハビリテーション指導料(B006-3)

7.
(1)退院前訪問指導料(B007)
(2)退院後訪問指導料(B007-2)

8.
(1)薬剤管理指導料(B008)
(2)薬剤総合評価調整管理料(B008-2)

9.
(1)診療情報提供料(Ⅰ)(B009)
(2)電子的診療情報評価料(B009-2)

10.
(1)診療情報提供料(Ⅱ)(B010)
(2)診療情報連携共有料(B010-2)

11.
(1)連携強化診療情報提供料(B011)
(2)削除(B011-2)
(3)薬剤情報提供料(B011-3)
(4)医療機器安全管理料(B011-4)
(5)がんゲノムプロファイリング評価提供料(B011-5)
(6)栄養情報連携料(B011-6)

12.傷病手当金意見書交付料(B012)

13.療養費同意書交付料(B013)

14.退院時薬剤情報管理指導料(B014)

15.精神科退院時共同指導料(B015)

(令和6年6月)

(1)特定疾患療養管理料(B000)

施設基準により点数が定められている。

1)診療所の場合

2)許可病床数が100床未満の病院の場合

3)許可病床数が100床以上200床未満の場合

算定

厚生労働大臣が定める疾患に対して,治療計画に基づき療養上必要な管理を行った場合に,月2回算定。

算定要件

①入院患者は算定しない(入院基本料に含まれる)。

②在宅療養指導管理料，皮膚科特定疾患指導管理料の算定を行っている場合には算定しない。

③情報通信機器を用いた場合の点数は設定されている。

　従って，200床以上の病院では算定できない。厚生労働大臣が定める疾患を主病とする疾患のうち，悪性新生物，思春期早発症，性染色体異常，慢性ウイルス性肝炎などがあげられる。

（2）特定疾患治療管理料（B001）

● ウイルス疾患指導料（B001_1）

1)ウイルス疾患指導料1：患者1人につき1回

　　　　　　　　　　　　肝炎ウイルス疾患，成人T細胞白血病（ATLA）

2)ウイルス疾患指導料2：患者1人につき月1回

　　　　　　　　　　　　後天性免疫不全症候群（HIV）

算定要件

①特定疾患療養管理料算定を行っている場合には算定しない。

②ウイルス疾患指導料2には加算あり。

③情報通信機器を用いた場合の点数は設定されている。

● 特定薬剤治療管理料（B001_2）

　投与薬剤の血中濃度測定し，その結果に基づき薬剤の投与量を精密に仮した場合，月1回に限り算定する。

1)特定薬剤治療管理料1：産婦人科関連として，

　　　　　　　　　　　　悪性腫瘍の化学療法メトトレキサート使用

　　　　　　　　　　　　バンコマイシン使用

　　　　　　　　　　　　ポリコナゾール使用

　　　　　　　　　　　　抗菌剤は入院患者に数日間以上投与，など

2)特定薬剤治療管理料2：サリドマイド及びその誘導体

● 悪性腫瘍特異物質治療管理料（B001_3）

　悪性腫瘍であると既に確定診断がなされている患者について，腫瘍マーカー検査を行い，この結果に基づいて計画的治療を行なった場合に，月1回に限り算定する。検査にかかわる費用は管理料に含まれる。

注意：保険運用上，境界悪性卵巣腫瘍は癌としているが，上皮内癌は浸潤がないので癌としては取り扱わないとの見解に沿って運用されている。

1)尿中BTAに関わるもの

2)その他のもの

①1項目の場合
②2項目以上の場合

● **食事指導料等（B001_9，B001_10，B001_11）**

　外来栄養食事指導料，入院栄養食事指導料，集団栄養食事指導料がある。このほかに，在宅医療のなかに在宅患者訪問食事指導料に規定する特別食の中に腎臓食，糖尿病食，新生児代謝異常対応食などがある。妊娠高血圧症症候群の患者に対する減塩食は，日本高血圧学会，日本妊娠高血圧学会などの基準に準じていることとされている。

● **外来栄養食事指導料（B001_9）**

　保険医療機関の医師が特別食を必要と認めた者または次のいずれかに該当する者に対し，管理栄養士が医師の指示に基づき，患者ごとにその生活条件，し好を勘案した食事計画案等を必要に応じて交付し，初回にあってはおおむね30分以上，2回目以降にあってはおおむね20分以上，療養のため必要な栄養の指導を行った場合に算定する。

　ア　がん患者
　イ　摂食機能または嚥下機能が低下した患者
　ウ　低栄養状態にある患者

● **がん性疼痛緩和指導管理料（B001_22）**

　保険医療機関において，がん性疼痛の症状緩和を目的として麻薬を投与している患者に対して，WHO方式のがん性疼痛の治療法（World Guidelines for pharmacological and radiotherapeutic management of cancer pain in adults and adolescents 2018）に基づき，保険医療機関の緩和ケアにかかわる研修を受けた保険医が計画的な治療管理及び療養上必要な指導を行い，麻薬を処方した場合に，月1回に限り算定する。患者またはその家族等の同意を得て，保険医療機関の保険医が，その必要性及び診療方針等について文書により説明を行った場合に，難治性がん性疼痛緩和指導管理加算，小児加算，情報通有心機器の点数が存在する。

● **がん患者指導管理料（B001_23）**

　イ　医師が看護師と共同して診療方針等について話し合い，その内容を文書等により提供した場合；患者1人につき1回（患者について，がん治療連携計画策定料を算定した保険医療機関及びがん治療連携指導料を算定した保険医療機関が，それぞれ指導管理を実施した場合には，それぞれの保険医療機関において，患者1人につき1回）に限り算定する。

　ロ　医師，看護師または公認心理師が心理的不安を軽減するための面接を行っ

た場合：患者1人につき6回に限り算定する。

ハ 医師または薬剤師が抗悪性腫瘍剤の投薬または注射の必要性等について文書により説明を行った場合；患者1人につき6回に限り算定する。小児悪性腫瘍患者指導管理料，外来腫瘍化学療法診療料，薬剤管理指導料，抗悪性腫瘍剤処方管理加算または一般名処方加算は，別に算定できない。

ニ 保険医が，BRCA1/2遺伝子検査の血液を検体とするものを実施する前にその必要性及び診療方針等について文書により説明を行った場合に，患者1人につき1回に限り算定する。

それぞれの項目で情報通信機器を用いて行った場合の点数設定がある。

● **乳腺炎重症化予防ケア・指導料（B001_29）**

1）乳腺炎重症化予防ケア・指導料1

外来患者で，乳腺炎が原因となり母乳育児に困難を来しているものに対して，医師または助産師が乳腺炎にかかわる包括的なケア及び指導を行った場合

①初回

②2回目から4回目まで

2）乳腺炎重症化予防ケア・指導料2

外来患者で，乳腺炎が悪化し乳腺膿瘍切開術を行ったことに伴い母乳育児に困難を来しているものに対し，医師または助産師が乳腺膿瘍切開創の管理を含む乳腺炎にかかわる包括的なケア及び指導を行った場合

①初回

②2回目から8回目まで

● **婦人科特定疾患治療管理料（B001_30）（詳細はp.201参照）**

1）器質性月経困難症の外来患者であって，ホルモン剤（器質性月経困難症に対して投与されたものに限る）を投与している患者に対して，婦人科または産婦人科を担当する医師が，患者の同意を得て，計画的な医学管理を継続して行い，療養上必要な指導を行った場合に，3月に1回に限り算定する。

2）初診料を算定する初診の日に行った指導または初診の日の同月内に行った指導の費用は，初診料に含まれ算定しない。

・治療計画を作成し，患者に説明して同意を得るとともに，毎回の指導内容の要点を診療録に記載すること。

・治療計画の策定に当たっては，患者の病態，社会的要因，薬物療法の副作用や合併症のリスク等を考慮すること。

・関連学会等から示されているガイドラインを踏まえ，薬物療法等の治療方針について適切に検討すること。

・器質性月経困難症であるので，子宮筋腫や子宮内膜症など原因疾患の記載も必要となる。

● **一般不妊治療管理料（B001_32）（詳細はp.140参照）**

1) 外来の不妊症の患者であって，一般不妊治療を実施しているものに対して，患者の同意を得て，計画的な医学管理を継続して行い，かつ，療養上必要な指導を行った場合に，3月に1回に限り算定する。ただし，生殖補助医療管理料を算定している患者については算定しない。

2) 初診料を算定する初診の日に行った指導または初診の日の同月内に行った指導の費用は，初診料に含まれるものとする。

・国が示す不妊症にかかわる医療機関の情報提供に関する事業に協力すること。

・毎年7月において，前年度における治療件数等を把握するため，所定の様式により届け出ること。

通知

1) 治療計画を作成し，患者及びそのパートナー（患者と共に不妊症と診断された者をいう）に文書を用いて説明の上交付し，文書による同意を得ること。また，交付した文書の写し及び同意を得た文書を診療録に添付すること。なお，治療計画の作成に当たっては，患者及びそのパートナーの病態，就労の状況を含む社会的要因，薬物療法の副作用や合併症のリスク等を考慮すること。

2) 少なくとも6月に1回以上，患者及びそのパートナーに対して治療内容等にかかわる同意について確認するとともに，必要に応じて治療計画の見直しを行うこと。なお，治療計画の見直しを行った場合には，患者及びそのパートナーに文書を用いて説明のうえ交付し，文書による同意を得ること。また，交付した文書の写し及び同意を得た文書を診療録に添付すること。

3) 治療計画の作成に当たっては，関係学会から示されているガイドライン等を踏まえ，薬物療法等の治療方針について適切に検討すること。また，治療が奏効しない場合には，治療計画の見直しを行うこと。なお，必要に応じて，連携する生殖補助医療を実施できる他の保険医療機関への紹介を行うこと。

4) 患者に対する毎回の指導内容の要点を診療録に記載すること。

5)管理料の初回算定時に，患者及びそのパートナーを不妊症と診断した理由について，診療録に記載すること。

6)管理料の初回算定時に，以下のいずれかに該当することを確認すること。
①患者及びそのパートナーが，婚姻関係にあること。
②患者及びそのパートナーが，治療の結果，出生した子について認知を行う意向があること。

7)6)の確認に当たっては，確認した方法について，診療録に記載するとともに，提出された文書等がある場合には，文書等を診療録に添付すること。

●生殖補助医療管理料（B001_33）（詳細はp.143参照）

イ　生殖補助医療管理料1
ロ　生殖補助医療管理料2

・外来の不妊症患者であって，生殖補助医療を実施しているものに対して，患者の同意を得て，計画的な医学管理を継続して行い，かつ，療養上必要な指導を行った場合に，基準にかかわる区分に従い，月1回に限り算定する。

・初診料を算定する初診の日に行った指導または初診の日の同月内に行った指導の費用は，初診料に含まれるものとする。

なお，生殖補助医療管理料1を算定する施設については，

・看護師，公認心理師等の患者からの相談に対応する専任の担当者を配置していること。

・社会福祉士等の保健医療サービス及び福祉サービスとの連携調整を担当する者を配置していること。

・他の保健医療サービス及び福祉サービスとの連携調整及びこれらのサービスに関する情報提供に努めること。

とされ，生殖補助医療管理料2は体制が整備されていない場合としている。

また，通知には，

・国が示す不妊症にかかわる医療機関の情報提供に関する事業に協力すること。

・毎年7月において，前年度における治療件数等を把握するため，所定の様式により届け出ること。

とされている。

通知

1) 治療計画を作成し，患者及びそのパートナーに文書を用いて説明の上交付し，文書による同意を得ること。また，交付した文書の写し及び同意を得た文書を診療録に添付すること。なお，治療計画の作成に当たっては，患者及びそのパートナーの病態，就労の状況を含む社会的要因，薬物療法の副作用や合併症のリスク等を考慮すること。

2) 治療計画は，胚移植術の実施に向けた一連の診療過程ごとに作成すること。また，計画は，採卵術（実施するための準備を含む）から胚移植術（その結果の確認を含む）までの診療過程を含めて作成すること。ただし，既に凍結保存されている胚を用いて凍結・融解胚移植術を実施する場合には，胚移植術の準備から結果の確認までを含めて作成すればよい。

3) 治療計画の作成に当たっては，患者及びそのパートナーのこれまでの治療経過を把握すること。特に，治療計画の作成時点における胚移植術の実施回数の合計について確認した上で，診療録に記載するとともに，現時点における実施回数の合計及び確認した年月日を診療報酬明細書の摘要欄に記載すること。なお，確認に当たっては，患者及びそのパートナーからの申告に基づき確認するとともに，必要に応じて，過去に治療を実施した他の保険医療機関に照会すること。

4) 少なくとも6月に1回以上，患者及びそのパートナーに対して治療内容等にかかわる同意について確認するとともに，必要に応じて治療計画の見直しを行うこと。なお，治療計画の見直しを行った場合には，患者及びそのパートナーに文書を用いて説明の上交付し，文書による同意を得ること。また，交付した文書の写し及び同意を得た文書を診療録に添付すること。

5) 治療計画の作成に当たっては，関係学会から示されているガイドライン等を踏まえ，薬物療法等の治療方針について適切に検討すること。また，治療が奏効しない場合には，治療計画の見直しを行うこと。

6) 治療計画を作成し，または見直した場合における患者及びそのパートナーに説明して同意を得た年月日を診療報酬明細書の摘要欄に記載すること。また，2回目以降の胚移植術に向けた治療計画を作成した場合には，その内容について患者及びそのパートナーに説明して同意を得た年月日を診療報酬明細書の摘要欄に記載すること。

7)患者に対する毎回の指導内容の要点を診療録に記載すること。

8)治療に当たっては，患者の状態に応じて，必要な心理的ケアや社会的支援について検討し，適切なケア・支援の提供または当該支援等を提供可能な他の施設への紹介等を行うこと。

9)管理料の初回算定時に，患者及びそのパートナーを不妊症と診断した理由について，診療録に記載すること。

10)管理料の初回算定時に，以下のいずれかに該当することを確認すること。ただし，同一保険医療機関において，患者またはそのパートナーに対して一般不妊治療管理料にかかわる医学管理を行っていた場合にあっては，この限りではない。
①患者及びそのパートナーが，婚姻関係にあること。
②患者及びそのパートナーが，治療の結果，出生した子について認知を行う意向があること。

11)10)の確認に当たっては，確認した方法について，診療録に記載するとともに，提出された文書等がある場合には，文書等を診療録に添付すること。

施設基準
(1)保険医療機関が産科，婦人科，産婦人科または泌尿器科を標榜している保険医療機関であること。
(2)産科，婦人科若しくは産婦人科について合わせて5年以上または泌尿器科について5年以上の経験を有し，かつ，生殖補助医療にかかわる2年以上の経験を有する常勤の医師が1名以上配置されていること。
(3)日本産科婦人科学会の体外受精・胚移植に関する登録施設における生殖補助医療にかかわる1年以上の経験を有する常勤の医師が1名以上配置されていること。
(4)配偶子・胚の管理にかかわる責任者が1名以上配置されていること。
(5)関係学会による配偶子・胚の管理にかかわる研修を受講した者が1名以上配置されていることが望ましい。

(6)生殖補助医療管理料1を算定する施設については，以下の体制を有していること。

1)看護師，公認心理師等の患者からの相談に対応する専任の担当者を配置していること。

2)社会福祉士等の保健医療サービス及び福祉サービスとの連携調整を担当する者を配置していること。

3)他の保健医療サービス及び福祉サービスとの連携調整及びこれらのサービスに関する情報提供に努めること。

(7)採卵を行う専用の室を備えているとともに，患者の緊急事態に対応するため緊急手術が可能な手術室を有していること。

(8)培養を行う専用の室を備えていること。

(9)凍結保存を行う専用の室を備えていること。また，凍結保存にかかわる記録について，診療録と合わせて保存すること。

(10)保険医療機関において，医療にかかわる安全管理を行う体制が整備されていること。

(11)安全管理のための指針が整備されていること。また，安全管理に関する基本的な考え方，医療事故発生時の対応方法等が文書化されていること。

(12)安全管理のための医療事故等の院内報告制度が整備されていること。また，報告された医療事故，インシデント等について分析を行い，改善策を講ずる体制が整備されていること。

(13)安全管理の責任者等で構成される委員会が月1回程度開催されていること。なお，安全管理の責任者の判断により，委員会を対面によらない方法で開催しても差し支えない。

(14)安全管理の体制確保のための職員研修が定期的に開催されていること。

(15)配偶子・胚の管理を専ら担当する複数の常勤の医師または配偶子・胚の管理にかかわる責任者が確認を行い，配偶子・胚の取り違えを防ぐ体制が整備されていること。

(16)日本産科婦人科学会の体外受精・胚移植に関する登録施設であること。また，日本産科婦人科学会のＡＲＴ症例登録システムへの症例データの入力を適切に実施すること。

(17)緊急時の対応のため，時間外・夜間救急体制が整備されているまたは時間外・夜間救急体制が整備されている他の保険医療機関との連携体制を構築していること。

(18)胚移植を実施した患者の出産にかかわる経過について把握する体制を有していること。

(19)精巣内精子採取術にかかわる届出を行っているまたは精巣内精子採取術にかかわる届出を行っている他の保険医療機関と連携していることが望ましい。

(20)国が示す不妊症にかかわる医療機関の情報提供に関する事業に協力すること。

(21)毎年7月において，前年度における治療件数等を把握するため，所定の様式により届け出ること。

（3）地域連携夜間・休日診療料（B001-2-4）

保険医療機関において，夜間，休日または深夜において，外来患者（地域連携小児夜間・休日診療料を算定する患者を除く）に対して診療を行った場合に算定する。

（4）院内トリアージ実施料（B001-2-5）

保険医療機関において，夜間，休日または深夜において，外来患者（救急用の自動車等により緊急に搬送された者を除く）であって，初診料を算定する患者に対し，患者の来院後速やかに院内トリアージが実施された場合に算定する。

1)保険医療機関の院内トリアージ基準に基づいて専任の医師または救急医療に関する3年以上の経験を有する専任の看護師により患者の来院後速やかに患者の状態を評価し，患者の緊急度区分に応じて診療の優先順位付けを行う院内トリアージが行われ，診療録等にその旨を記載した場合に算定できる。ただし，夜間休日救急搬送医学管理料を算定した患者については算定できない。

2)院内トリアージを行う際には患者またはその家族等に対して，十分にその趣旨を説明すること。

（5）夜間休日緊急搬送医学管理料（B001-2-6）

イ 救急搬送看護体制加算1

□ 救急搬送看護体制加算2

1）夜間休日救急搬送医学管理料については，第二次救急医療機関（第三次救急医療機関以外のもの）または都道府県知事若しくは指定都市市長の指定する精神科救急医療施設において，深夜，休日に，救急用の自動車及び救急医療用ヘリコプターにより搬送された患者であって初診のものについて，必要な医学管理が行われた場合に算定する。なお，夜間及び深夜の取扱いは，往診料の場合と同様である。

2）精神科疾患患者等受入加算の対象患者は，深夜，時間外または休日に救急用の自動車及び救急医療用ヘリコプターで搬送された患者のうち，以下のいずれかのものとする。

イ 過去6月以内に精神科受診の既往がある患者

ロ アルコール中毒を除く急性薬毒物中毒が診断された患者

3）「院内トリアージ実施料」を算定した患者には夜間休日救急搬送医学管理料は算定できない。

（6）外来腫瘍化学療法診療料（B001-2-12）

1）外来腫瘍化学療法診療料1

イ 抗悪性腫瘍剤を投与した場合

　①初回から3回目まで

　②4回目以降

ロ イ以外の必要な治療管理を行った場合

2）外来腫瘍化学療法診療料2

イ 抗悪性腫瘍剤を投与した場合

　①初回から3回目まで

　②4回目以降

ロ イ以外の必要な治療管理を行った場合

3）外来腫瘍化学療法診療料3

イ 抗悪性腫瘍剤を投与した場合

　①初回から3回目まで

　②4回目以降

ロ イ以外の必要な治療管理を行った場合

● 悪性腫瘍を主病とする患者であって外来患者に対して，外来化学療法の実施その他の必要な治療管理を行った場合に，この基準にかかわる区分に従い算定する。初診料（乳幼児加算，時間外加算，小児時間外加算，医療情報取得

加算，医療DX体制整備加算を除く），再診料・外来診療料（乳幼児加算，時間外加算，小児時間外加算，医療情報取得加算を除く），がん患者指導管理料のハまたは在宅自己注射指導管理料は，別に算定できない。

- 1)のイの①，2)のイの①及び3)のイの①については，その患者に対して，抗悪性腫瘍剤を投与した場合に，月3回に限り算定する。
- 1)のイの②，2)のイの②及び3)のイの②については，1)のイの①，2)のイの①または3)のイの①を算定する日以外の日において，その患者に対して，抗悪性腫瘍剤を投与した場合に，週1回に限り算定する。
- 1)のロについては，次に掲げるいずれかの治療管理を行った場合に，週1回に限り算定する。

  イ 1のイの①または②を算定する日以外の日において，その患者に対して，抗悪性腫瘍剤の投与以外の必要な治療管理を行った場合

  ロ 連携する他の保険医療機関が外来化学療法を実施している患者に対し，緊急に抗悪性腫瘍剤の投与以外の必要な治療管理を行った場合
- 2)のロ及び3)のロについては，2)のイの①もしくは②または3)のイの①もしくは②を算定する日以外の日において，患者に対して，抗悪性腫瘍剤の投与以外の必要な治療管理を行った場合に，週1回に限り算定する。
- 退院した患者に対して退院の日から起算して7日以内に行った治療管理の費用は，入院基本料に含まれるものとする。
- この患者が15歳未満の小児である場合には，小児加算を算定する。
- 保険医療機関において，1)のイの①を算定した患者に対して，この保険医療機関の医師または医師の指示に基づき薬剤師が，副作用の発現状況，治療計画等を文書により提供した上で，患者の状態を踏まえて必要な指導を行った場合は，連携充実加算として，月1回に限り所定点数に加算する。
- 保険医療機関において，1)のイの①を算定する患者に対して，保険医療機関の医師の指示に基づき薬剤師が，服薬状況，副作用の有無等の情報の収集及び評価を行い，医師の診察前に情報提供や処方の提案等を行った場合は，がん薬物療法体制充実加算として，月1回に限り所定点数に加算する。

（7）生活習慣病管理料（Ⅰ）（B001-3）

1)脂質異常症を主病とする場合

2)高血圧症を主病とする場合

3)糖尿病を主病とする場合

許可病床数が200床未満の病院または診療所において，

- 脂質異常症，高血圧症または糖尿病を主病とする外来患者に対して，その患者の同意を得て治療計画を策定し，治療計画に基づき，生活習慣に関する総合的な治療管理を行った場合に，月1回に限り算定する。

  ただし，糖尿病を主病とする場合にあっては，在宅自己注射指導管理料を算定しているときは算定できない。

- 生活習慣病管理を受けている患者に対して行った外来管理加算，医学管理料等（糖尿病合併症管理料，がん性疼痛緩和指導管理料，外来緩和ケア管理料，糖尿病透析予防指導管理料及び慢性腎臓病透析予防指導管理料を除く），検査，注射及び病理診断の費用は，生活習慣病管理料（Ⅰ）に含まれるものとする。

- 糖尿病を主病とする患者（2型糖尿病の患者であってインスリン製剤を使用していないものに限る）に対して，血糖自己測定値に基づく指導を行った場合は，血糖自己測定指導加算として，年1回に限り所定点数にこの点数を加算する。

- 保険医療機関における診療報酬の請求状況，生活習慣病の治療管理の状況等の診療の内容に関するデータを継続して厚生労働省に提出している場合は，外来データ提出加算として，所定点数にこの点数を加算する。

(8) 生活習慣病管理料（Ⅱ）（B 001-3-3）

許可病床数が200床未満の病院または診療所において，

- 脂質異常症，高血圧症または糖尿病を主病とする外来患者に対して，その患者の同意を得て治療計画を策定し，治療計画に基づき，生活習慣に関する総合的な治療管理を行った場合に，月1回に限り算定する。ただし，糖尿病を主病とする場合，在宅自己注射指導管理料を算定しているときは算定できない。

- 生活習慣病管理を受けている患者に対して行った医学管理，医学管理等（外来栄養食事指導料，集団栄養食事指導料，糖尿病合併症管理料，がん性疼痛緩和指導管理料，外来緩和ケア管理料，糖尿病透析予防指導管理料，慢性腎臓病透析予防指導管理料，ニコチン依存症管理料，療養・就労両立支援指導料，プログラム医療機器等指導管理料，診療情報提供料（Ⅰ），電子的診療情報評価料，診療情報提供料（Ⅱ），診療情報連携共有料，連携強化診療情報提供料及び薬剤情報提供料を除く）の費用は，生活習慣病管理料（Ⅱ）に含まれるものとする。

- 糖尿病を主病とする患者（2型糖尿病の患者であってインスリン製剤を使用していないものに限る）に対して，血糖自己測定値に基づく指導を行った場合は，血糖自己測定指導加算を年1回に限り所定点数に加算する。

- 保険医療機関における診療報酬の請求状況，生活習慣病の治療管理の状況等

の診療の内容に関するデータを継続して厚生労働省に提出している場合は，外来データ提出加算を所定点数に加算する。

- 生活習慣病管理料（Ⅰ）を算定した日の属する月から起算して6月以内の期間においては，生活習慣病管理料（Ⅱ）は算定できない。
- 生活習慣病管理料（Ⅱ）を算定すべき医学管理を，情報通信機器を用いて行った場合は，所定点数に代えて情報通信機器の点数を算定する。

(9) 手術前医学管理料（B001-4）

- 手術前に行われる検査の結果に基づき計画的な医学管理を行う保険医療機関において，手術の実施に際して硬膜外麻酔，脊椎麻酔またはマスクまたは気管内挿管による閉鎖循環式全身麻酔を行った場合に，その手術にかかわる手術料を算定した日に算定する。
- 同一の患者につき1月以内に手術前医学管理料を算定すべき医学管理を2回以上行った場合は，第1回目の手術前医学管理にかかわる手術料を算定した日1回に限り，手術前医学管理料を算定する。
- 手術前医学管理料を算定した同一月に心電図検査を算定した場合には，算定の期日にかかわらず，所定点数の100分の90に相当する点数を算定する。
- 同一の部位につき管理料に含まれる写真診断及び撮影と同時に2枚以上のフィルムを使用して同一の方法により撮影を行った場合における第2枚目から第5枚目までの写真診断及び撮影の費用は，それぞれの所定点数の100分の50に相当する点数で別に算定できる。この場合において，第6枚目以後の写真診断及び撮影の費用については算定できない。
- 検査及び画像診断のうち次に掲げるもの（手術を行う前1週間以内に行ったものに限る）は，所定点数に含まれるものとする。ただし，この期間において同一の検査または画像診断を2回以上行った場合の第2回目以降のものについては，別に算定することができる。
- 血液学的検査判断料，生化学的検査（Ⅰ）判断料または免疫学的検査判断料を算定している患者については算定しない。
- 特定入院料または基本的検体検査判断料を算定している患者については算定しない。

表5 手術前医学管理料に包括されている検査

イ 尿中一般物質定性半定量検査

ロ 血液形態・機能検査末梢血液像(自動機械法)，末梢血液像(鏡検法)及び末梢血液一般検査

ハ 出血・凝固検査出血時間，プロトロンビン時間(PT)及び活性化部分トロンボプラスチン時間
　(APTT)

ニ 血液化学検査総ビリルビン，直接ビリルビンまたは抱合型ビリルビン，総蛋白，アルブミン
　(BCP改良法・BCG法)，尿素窒素，クレアチニン，尿酸，アルカリホスファターゼ(ALP)，
　コリンエステラーゼ(ChE)，γ-グルタミルトランスフェラーゼ(γ-GT)，中性脂肪，ナトリウ
　ム及びクロール，カリウム，カルシウム，マグネシウム，クレアチン，グルコース，乳酸デヒ
　ドロゲナーゼ(LD)，アミラーゼ，ロイシンアミノペプチダーゼ(LAP)，クレアチンキナーゼ
　(CK)，アルドラーゼ，遊離コレステロール，鉄(Fe)，血中ケトン体・糖・クロール検査(試験
　紙法・アンプル法・固定化酵素電極によるもの)，不飽和鉄結合能(UIBC)(比色法)，総鉄結合
　能(TIBC)(比色法)，リン脂質，HDL－コレステロール，LDL－コレステロール，無機リン及
　びリン酸，総コレステロール，アスパラギン酸アミノトランスフェラーゼ(AST)，アラニンア
　ミノトランスフェラーゼ(ALT)並びにイオン化カルシウム

ホ 感染症免疫学的検査梅毒血清反応(STS)定性，抗ストレプトリジンO(ASO)定性，抗ストレプ
　トリジンO(ASO)半定量，抗ストレプトリジンO(ASO)定量，抗ストレプトキナーゼ(ASK)定
　性，抗ストレプトキナーゼ(ASK)半定量，梅毒トレポネーマ抗体定性，HIV-1抗体，肺炎球菌
　抗原定性(尿・髄液)，ヘモフィルス・インフルエンザb型(Hib)抗原定性(尿・髄液)，単純ヘ
　ルペスウイルス抗原定性，RSウイルス抗原定性及び淋菌抗原定性

ヘ 肝炎ウイルス関連検査HBs抗原定性・半定量及びHCV抗体定性・定量

ト 血漿蛋白免疫学的検査C反応性蛋白(CRP)定性及びC反応性蛋白(CRP)

チ 心電図検査；四肢単極誘導及び胸部誘導を含む最低12誘導

リ 写真診断；頭部，胸部，腹部または脊椎

ヌ 撮影；単純撮影(アナログ撮影，デジタル撮影)

(令和6年6月)

(10) 手術後医学管理料(1日につき)(B001-5)

1) 病院の場合

2) 診療所の場合

- 病院(療養病棟，結核病棟及び精神病棟を除く)または診療所(療養病床にかか
  わるものを除く)に入院している患者について，入院の日から起算して10日
  以内に行われた気管内挿管による閉鎖循環式全身麻酔を伴う手術後に必要な
  医学管理を行った場合に，手術にかかわる手術料を算定した日の翌日から起
  算して3日に限り算定する。

- 同一の手術について，同一月に手術前医学管理料を算定する場合は，本管理
  料を算定する3日間については，所定点数の100分の95に相当する点数を算
  定する。

- 次に掲げるもの(その手術にかかわる手術料を算定した日の翌日から起算して
  3日以内に行ったものに限る)は，所定点数に含まれるものとする。

表 6	手術後医学管理料に包括されている検査

イ	尿中一般物質定性半定量検査
ロ	尿中特殊物質定性定量検査尿蛋白及び尿グルコース
ハ	血液形態・機能検査赤血球沈降速度（ESR），末梢血液像（自動機械法），末梢血液像（鏡検法）及び末梢血液一般検査
ニ	血液化学検査総ビリルビン，直接ビリルビンまたは抱合型ビリルビン，総蛋白，アルブミン（BCP改良法・BCG法），尿素窒素，クレアチニン，尿酸，アルカリホスファターゼ（ALP），コリンエステラーゼ（ChE），γ-グルタミルトランスフェラーゼ（γ-GT），中性脂肪，ナトリウム及びクロール，カリウム，カルシウム，マグネシウム，クレアチン，グルコース，乳酸デヒドロゲナーゼ（LD），アミラーゼ，ロイシンアミノペプチダーゼ（LAP），クレアチンキナーゼ（CK），アルドラーゼ，遊離コレステロール，鉄（Fe），血中ケトン体・糖・クロール検査（試験紙法・アンプル法・固定化酵素電極によるもの），不飽和鉄結合能（UIBC）（比色法），総鉄結合能（TIBC）（比色法），リン脂質，HDL-コレステロール，LDL-コレステロール，無機リン及びリン酸，総コレステロール，アスパラギン酸アミノトランスフェラーゼ（AST），アラニンアミノトランスフェラーゼ（ALT），イオン化カルシウム並びに血液ガス分析
ホ	心電図検査
ヘ	呼吸心拍監視
ト	経皮的動脈血酸素飽和度測定
チ	終末呼気炭酸ガス濃度測定
リ	中心静脈圧測定
ヌ	動脈血採取

(令和6年6月)

- 尿・糞便等検査判断料，血液学的検査判断料または生化学的検査（Ⅰ）判断料を算定している患者については算定しない。
- 特定入院料または基本的検体検査判断料を算定している患者については算定しない。
- マスクまたは気管内挿管による閉鎖循環式全身麻酔を伴う手術後に必要な医学的管理を評価するとともに，手術後に行われる定型的な検査について，請求の簡素化等の観点から包括して評価したものであり，救命救急入院料または特定集中治療室管理料にかかわる届出を行っていない保険医療機関の一般病棟に入院する患者について算定する。

（11）肺血栓塞栓症予防管理料（B001-6）

病院（療養病棟を除く）または診療所（療養病床にかかわるものを除く）に入院中の患者であって肺血栓塞栓症を発症する危険性が高いもの（結核病棟に入院中の患者においては手術を伴うもの，精神病棟に入院中の患者においては治療上必要があって身体拘束が行われているものに限る）に対して，肺血栓塞栓症の予防を目的として，必要な機器または材料を用いて計画的な医学管理を行った場合に，入院中1回に限り算定する。ただし，肺血栓塞栓症の予防を目的と

して行った処置に用いた機器及び材料の費用は，所定点数に含まれるものとする。

（12）リンパ浮腫指導管理料（B001-7）

保険医療機関に入院中の患者で，鼠径部，骨盤部もしくは腋窩部のリンパ節郭清を伴う悪性腫瘍に対する手術を行ったものまたは原発性リンパ浮腫と診断されたものに対して，手術を行った日の属する月またはその前月若しくは翌月のいずれか（原発性リンパ浮腫と診断されたものにあっては，診断がされた日の属する月またはその翌月のいずれか）に，医師または医師の指示に基づき看護師，理学療法士若しくは作業療法士が，リンパ浮腫の重症化等を抑制するための指導を実施した場合に，入院中1回に限り算定する。

この点数を算定した患者であってこの保険医療機関を退院したものに対して，保険医療機関または患者の退院後において地域連携診療計画に基づいた治療を担う他の保険医療機関（患者についてがん治療連携指導料を算定した場合に限る）において，退院した日の属する月またはその翌月に前項に規定する指導を再度実施した場合に，この指導を実施した，いずれかの保険医療機関において，1回に限り算定する。

（13）臍ヘルニア圧迫指導管理料（B001-8）

保険医療機関において，医師が1歳未満の乳児に対する臍ヘルニアについて療養上の必要な指導を行った場合に，患者1人につき1回に限り算定する。

（14）療養・就労両立支援指導料（B001-9）

1）初回

2）2回目以降

1）については，別に厚生労働大臣が定める疾患に罹患している患者に対して，患者と患者を使用する事業者が共同して作成した勤務情報を記載した文書の内容を踏まえ，就労の状況を考慮して療養上の指導を行うとともに，患者の同意を得て，患者が勤務する事業場において選任されている労働安全衛生法に規定する産業医，総括安全衛生管理者，衛生管理者若しくは安全衛生推進者若しくは衛生推進者または保健師（以下「産業医等」という）に対し，病状，治療計画，就労上の措置に関する意見等その患者の就労と療養の両立に必要な情報を提供した場合に，月1回に限り算定する。

2）については，保険医療機関において1）を算定した患者について，就労の

状況を考慮して療養上の指導を行った場合に，1）を算定した日の属する月またはその翌月から起算して3月を限度として，月1回に限り算定する。

（15）ハイリスク妊産婦共同管理料（Ⅰ）（B005-4）

診療に基づき，別の保険医療機関（ハイリスク妊娠管理加算の届け出た保険医療機関に限る）に入院中である場合，その病院に赴いて，病院の保険医と共同してハイリスク妊娠またはハイリスク分娩に関する医学管理を共同して行った場合に，この患者を紹介した保険医療機関において患者1人につき1回算定する。

（16）ハイリスク妊産婦共同管理料（Ⅱ）（B005-5）

病院に入院中である場合において，患者を紹介した別の保険医療機関の保険医と共同してハイリスク妊娠またはハイリスク分娩に関する医学管理を行った場合に，病院において，患者1人につき1回算定する。

（17）がん治療連携計画策定料（B005-6）
1）がん治療連携計画策定料1

入院中のがん患者の退院後の治療を総合的に管理するため，保険医療機関（計画策定病院）が，あらかじめがんの種類やステージを考慮した地域連携診療計画を作成し，がん治療を担う別の保険医療機関と共有し，かつ，患者の同意を得た上で，入院中または保険医療機関を退院した日から起算して30日以内に，計画に基づき患者の治療計画を作成し，患者に説明し，文書により提供するとともに，退院時または退院した日から起算して30日以内に別の保険医療機関に患者にかかわる診療情報を文書により提供した場合（がんと診断されてから最初の入院にかかわるものに限る）に，退院時または退院した日から起算して30日以内に1回に限り所定点数を算定する。

2）がん治療連携計画策定料2

保険医療機関においてがん治療連携計画策定料1を算定した患者であって，他の保険医療機関においてがん治療連携指導料を算定しているものについて，状態の変化等に伴う他の保険医療機関からの紹介により，患者を診療し，患者の治療計画を変更した場合に，患者1人につき月1回に限り所定点数を算定する。

診療情報提供料（Ⅰ）の費用は算定しない。開放型病院共同指導料（Ⅱ）または退院時共同指導料2は別に算定しない。

がん治療連携計画策定料2は、がん治療連携計画策定料2を算定すべき医学管理を情報通信機器を用いて行った場合は、情報通信機器の所定点数で算定する。

（18）がん治療連携指導料（B005-6-2）
保険医療機関（計画策定病院を除く）が、がん治療連携計画策定料1またはがん治療連携計画策定料2を算定した患者であって外来患者に対して、地域連携診療計画に基づいた治療を行うとともに、患者の同意を得たうえで、計画策定病院に患者にかかわる診療情報を文書により提供した場合に、月1回に限り算定する。診療情報提供料（Ⅰ）及び連携強化診療情報提供料は算定しない。

（19）がん治療連携管理料（B005-6-3）
1）がん診療連携拠点病院の場合
2）地域がん診療病院の場合
3）小児がん拠点病院の場合

他の保険医療機関等から紹介された患者であって、がんと診断された外来患者に対して、化学療法または放射線治療を行った場合に、基準にかかわる区分に従い1人につき1回に限り所定点数を算定する。

（20）外来がん患者在宅連携指導料（B005-6-4）
外来で化学療法または緩和ケアを実施している進行がんの患者であって、在宅での緩和ケアに移行が見込まれるものについて、患者と診療の方針等について十分に話し合い、患者の同意を得た上で、在宅で緩和ケアを実施する他の保険医療機関に対して文書で紹介を行った場合に、1人につき1回に限り所定点数を算定する。診療情報提供料（Ⅰ）の費用は算定しない。情報通信機器を用いて行った場合は、情報通信機器の所定点数を算定する。

（21）外来排尿自立指導（B005-9）
外来患者に、包括的な排尿ケアを行った場合、患者1人につき、週1回に限り、排尿自立支援加算を算定した期間と通算して12週を限度として算定する。ただし、在宅自己導尿指導管理料を算定する場合は算定しない。

（22）ハイリスク妊産婦連携指導料1（B005-10）
産科または産婦人科を標榜する保険医療機関において、外来患者で、精神疾

患を有するまたは精神疾患が疑われるものとして精神科若しくは心療内科を担当する医師への紹介が必要であると判断された妊婦または出産後2月以内であるものに対して，患者の同意を得て，産科または産婦人科を担当する医師及び保健師，助産師または看護師が共同して精神科または心療内科と連携し，診療及び療養上必要な指導を行った場合に，患者1人につき月1回に限り算定する。同一の保険医療機関において，ハイリスク妊産婦連携指導料2を同一の患者について別に算定できない。

（23）遠隔連携診療料（B005-11）

1）診断を目的とする場合
2）その他の場合

● 対面診療を行っている外来の患者であって，診断を目的として，患者の同意を得て，施設基準を満たす難病またはてんかんに関する専門的な診療を行っている他の保険医療機関の医師に事前に診療情報提供を行ったうえで，患者の来院時に，情報通信機器を用いて，他の保険医療機関の医師と連携して診療を行った場合に，診断の確定までの間に3月に1回に限り算定する。

● 対面診療を行っている外来患者であって，治療を行うことを目的として，患者の同意を得て，この施設基準を満たす難病またはてんかんに関する専門的な診療を行っている他の保険医療機関の医師に事前に診療情報提供を行ったうえで，患者の来院時に，情報通信機器を用いて，他の保険医療機関の医師と連携して診療を行った場合に，3月に1回に限り算定する。

（24）診療情報提供料（Ⅰ）（B009）

　保険医療機関が，診療に基づき，別の保険医療機関での診療の必要を認め，これに対して，患者の同意を得て，診療状況を示す文書を添えて患者の紹介を行った場合に，紹介先保険医療機関ごとに患者1人につき月1回に限り算定する。

・ハイリスク妊産婦共同管理料（Ⅰ）の施設基準に適合しているものとして届け出た保険医療機関が，ハイリスク妊産婦共同管理料（Ⅰ）に規定する別に厚生労働大臣が定める状態等の患者の同意を得て，検査結果，画像診断にかかわる画像情報その他の必要な情報を添付してハイリスク妊産婦共同管理料（Ⅰ）に規定する別の保険医療機関に対して紹介を行った場合は，ハイリスク妊婦紹介加算として，患者の妊娠中1回に限り所定点数に加算する。

・精神科以外の診療科を標榜する保険医療機関が，外来患者について，うつ病等の精神障害の疑いによりその診断治療等の必要性を認め，患者の同意を得

て，精神科を標榜する別の保険医療機関に患者が受診する日の予約を行ったうえで患者の紹介を行った場合は，精神科医連携加算として，所定点数に加算する。

・口腔機能の管理の必要を認め，歯科診療を行う他の保険医療機関に対して，患者またはその家族等の同意を得て，診療情報を示す文書を添えて，患者の紹介を行った場合は，歯科医療機関連携加算1として，所定点数に加算する。

・保険医療機関が，周術期等における口腔機能管理の必要を認め，患者またはその家族等の同意を得て，歯科を標榜する他の保険医療機関に患者が受診する日の予約を行ったうえで当該患者の紹介を行った場合は，歯科医療機関連携加算2として所定点数に加算する。

(25) 電子的診療情報評価料（B009-2）

保険医療機関が，別の保険医療機関から診療情報提供書の提供を受けた患者にかかわる検査結果，画像情報，画像診断の所見，投薬内容，注射内容，退院時要約等の診療記録のうち主要なものについて，電子的方法により閲覧または受信し，患者の診療に活用した場合に算定する。

(26) 診療情報提供料（II）（B010）

保険医療機関が，治療法の選択等に関して保険医療機関以外の医師の意見（セカンド・オピニオン）を求める患者からの要望を受けて，治療計画，検査結果，画像診断にかかわる画像情報その他の別の医療機関において必要な情報を添付し，診療状況を示す文書を患者に提供することを通じて，患者が保険医療機関以外の医師の助言を得るための支援を行った場合に，患者1人につき月1回に限り算定する。

(27) 診療情報連携共有料（B010-2）

歯科診療を担う別の保険医療機関からの求めに応じ，患者の同意を得て，検査結果，投薬内容等を文書により提供した場合に，提供する保険医療機関ごとに患者1人につき3月に1回に限り算定する。診療情報提供料（I）（同一の保険医療機関に対して紹介を行った場合に限る）を算定した同一月においては，別に算定できない。

(28) 連携強化診療情報提供料（B011）

保険医療機関において，他の保険医療機関から紹介された妊娠中の患者につ

いて，患者を紹介した他の保険医療機関からの求めに応じ，患者の同意を得て，診療状況を示す文書を提供した場合(初診料を算定する日を除く。ただし，当該保険医療機関に次回受診する日の予約を行った場合はこの限りでない)に，提供する保険医療機関ごとに患者1人につき3月に1回(別に厚生労働大臣が定める施設基準を満たす保険医療機関において，産科もしくは産婦人科を標榜する保険医療機関から紹介された妊娠中の患者または産科若しくは産婦人科を標榜する別に厚生労働大臣が定める施設基準を満たす保険医療機関において，他の保険医療機関から紹介された妊娠中の患者について，診療に基づき，頻回の情報提供の必要を認め，患者を紹介した他の保険医療機関に情報提供を行った場合にあっては，月1回)に限り算定する。診療情報提供料(Ⅰ)(同一の保険医療機関に対して紹介を行った場合に限る)を算定した月は，別に算定できない。

(29)がんゲノムプロファイリング評価提供料(B011-5)

固形がん患者について，がんゲノムプロファイリング検査を行った場合であって，得られた包括的なゲノムプロファイルの結果を医学的に解釈するための多職種による検討会で検討を行ったうえで，治療方針等について文書を用いて患者に説明した場合に患者1人につき1回に限り算定する。

(30)栄養情報連携料(B011-6)

入院栄養食事指導料を算定する患者に対して，退院後の栄養食事管理について指導を行った内容及び入院中の栄養管理に関する情報を示す文書を用いて説明し，これを他の保険医療機関等の医師または管理栄養士に情報提供し，共有した場合に，入院中1回に限り算定する。退院時共同指導料2は算定しない。

(31)傷病手当金意見書交付料(B012)

・傷病手当金意見書交付料は，医師・歯科医師が労務不能と認め証明した期間ごとにそれぞれ算定できる。
・医師・歯科医師が傷病手当金意見書を被保険者に交付した後に，被保険者が意見書を紛失し，再度医師・歯科医師が意見書を交付した場合は，最初の傷病手当金意見書交付料のみを算定する。この場合，2度目の意見書の交付に要する費用は，被保険者の負担とする。
・健康保険法もしくは国民健康保険法に基づく出産育児一時金もしくは出産手当金にかかわる証明書または意見書については算定しない(=被保険者等の負担)。

(32)各種指導管理料に関しての留意点

● 治療計画に基づき療養上必要な指導を行った場合に算定するものである。

● 原則的に指導管理内容の要点をカルテに記載した場合に算定する（悪性腫瘍特異物質治療管理料，婦人科特定疾患治療管理料などは，検査結果や治療計画の要点などについてのカルテへの記載が算定要件となっている）。

検査

(1)検査をするにあたっての原則と留意点

診療上必要のあるものに限られる。

① 例えば，一般的に貧血のない患者に対する網赤血球数，白血球数に異常のない患者に対する末梢血液像などは認められない。

② 結果が治療に反映されない恐れのあるスクリーニングや研究が目的の検査は，保険診療の対象とはならない。

③ 不妊症や不育症などでは特に注意が必要である。不妊症病名のみでの多項目検査は認められず，真に疑わしい病名下の適正検査をそのつど実施していくようにする。

④ 検査は簡単な（低点数の）ものから選択するのが原則であるが，必要によっては医師の裁量権によりこの限りではない。

> **一口メモ ▶ HIV 検査，HTLV-1 検査等**
>
> 保険では感染症検査を行う場合でも，必ずその必要性，検査結果に対する対応などのインフォームドコンセントとプライバシー保護に留意しなければならない。

(2)産婦人科関係の留意点

1)不妊，不育症関係

① 不妊症などにおける頸管粘液検査の回数は1周期につき5回程度までである。

② 排卵時期決定のための尿中LH測定（尿中LH定性検査）は，1周期について6回程度までである。

③ 習慣流産の検査は，抗DNA抗体，抗核抗体，抗CLβ2GPI複合体抗体などの抗カルジオリピン抗体，ループス抗凝固因子（ループス・アンチコアグラント；LAC）については施行が認められる。ただし，同一系統の抗体検査は，同日に測定することはできない（p.158「習慣流産/不育症の検査における留意

総論

3章

保険診療上のルール

91

事項」を参照）。審査員は産婦人科だけではないので，LAC検査の場合には，抗リン脂質抗体症候群の疑いを併記しておく。

2）産科関係

①ノンストレステストは，以下に掲げる患者に対し行われた場合に算定する。

- 40歳以上の初産婦である患者
- BMIが35以上の初産婦である患者
- 多胎妊娠の患者
- 胎児発育不全の認められる患者
- 子宮収縮抑制薬を使用中の患者
- 重症妊娠高血圧症候群の患者
- 常位胎盤早期剥離の患者
- 前置胎盤（妊娠22週以降で出血等の症状を伴う場合に限る）の患者
- 胎盤機能不全の患者
- 羊水異常症の患者
- 妊娠30週未満の切迫早産の患者で，子宮収縮，子宮出血，頸管の開大，短縮または軟化のいずれかの切迫早産の兆候を示し，かつ，以下のいずれかを満たすもの
  - ・前期破水を合併したもの
  - ・経腟超音波検査で子宮頸管長が20mm未満のもの
  - ・切迫早産の診断で他の医療機関から搬送されたもの
  - ・早産指数（tocolysisindex）が3点以上のもの
- 心疾患（治療中のものに限る）の患者
- 糖尿病（治療中のものに限る）または妊娠糖尿病（治療中のものに限る）の患者
- 甲状腺疾患（治療中のものに限る）の患者
- 腎疾患（治療中のものに限る）の患者
- 膠原病（治療中のものに限る）の患者
- 特発性血小板減少性紫斑病（治療中のものに限る）の患者
- 白血病（治療中のものに限る）の患者
- 血友病（治療中のものに限る）の患者
- 出血傾向（治療中のものに限る）のある患者
- HIV陽性の患者
- Rh不適合の患者
- 当該妊娠中に帝王切開術以外の開腹手術を行った患者または行う予定のある患者ただし，治療中のものとは，対象疾患について専門的治療が行われてい

るものを指し，単なる経過観察のために年に数回程度通院しているのみでは算定しない。

・ノンストレステストは入院中の患者に対して行った場合には1週間につき3回，入院中の患者以外の患者に対して行った場合には1週間につき1回に限り算定する。なお，1週間の計算は暦週による。

②分娩監視装置による諸検査は，胎児仮死，潜在胎児仮死および異常分娩の経過改善の目的で陣痛促進を行う場合にのみ算定するものであり，陣痛曲線，胎児心電図および胎児心音図を記録した場合も，所定点数に含まれる。

　non-reassuringfetalstatus（胎児機能不全）の場合，異常分娩の経過改善の目的で陣痛促進を行う場合にのみ算定できるものであり，陣痛曲線，胎児心電図および胎児心音図を記録した場合も所定点数に含まれる。

　胎児機能不全のときの算定は，分娩時に限られ，その際急速遂娩が行われているのが原則であるが，non-reassuringfetalstatusに対する処置（酸素，アルカリ製剤投与など）が行われているのが一般的である。

　所定点数は，監視時間により3区分（1時間以内の場合，1時間を超え1時間30分以内の場合，1時間30分を超えた場合）されており，長時間の区分ほど点数は高い。

3）細胞診関係

①子宮腟部，子宮頸管細胞診を同時に検査した場合は，一部位1回として算定するので，子宮頸管細胞診で算定する。

　同一または近接した部位より同時に数検体を採取して標本作製を行った場合であっても，1回として算定する。

②子宮頸癌または子宮体癌を疑って子宮内膜細胞診と子宮頸管胞診とを同時に行う場合は，原則としては認められていない。ただし，遠方からの紹介患者などやむをえない理由がある場合は算定する（レセプトに注記が必要）。傾向的請求（スクリーニング検査と思われるようなほぼ全例に対する請求）は認められない。

③婦人科悪性腫瘍の開腹時に，腹腔内の数カ所から細胞診を行った場合は，原則として1回の検査料（細胞診検査の体腔洗浄の所定点数）で算定する。DPC病院では，細胞診の検査料の算定はなく，細胞診断料等を算定する。

4）婦人科の他の主な検査

①腹腔鏡検査，腹腔ファイバースコピー：腹腔鏡検査に伴って行われる人工気腹術は，別に算定できない。腹腔鏡検査と腹腔ファイバースコピーを同時に行った場合は主たるものの所定点数を算定する。

②手術と同時に行った内視鏡検査は別に算定できない。

③コルポスコピー：コルポスコピー下の子宮腟部組織採取料の他に内視鏡下生検法も適用可となった。しかし，子宮腟部組織採取料と内視鏡下生検法を同時に算定することはできず，一方のみとなる。

④ヒステロスコピー：保険上ヒステロスコピーの実施には，器質的子宮内病変が強く疑われるような病名の記載が必要である。子宮鏡検査が困難なため，子宮鏡検査時の腟内灌流液を使用した場合における薬材料は別に定められている。ただし，注入手技料は算定しない。

5) 病理検査（p.203「病理組織標本作製」，p.213「組織検査」を参照）

- 検査にあたって，3臓器以上の検査を行った場合は，3臓器を限度として算定する。
- リンパ節については，所属リンパ節ごとに1臓器として数える。
  - ①検査にあたっては，電子顕微鏡による検査または免疫抗体法を用いた検査を行った場合は，所定点数にそれぞれの点数を加算する。
  - ②子宮は体部および頸部を1臓器とする。また卵管・卵巣の場合は手術術式の両側との関係から両側であっても片側であっても1臓器として算定する。
- 術中迅速病理組織標本作製：手術の途中において迅速凍結切片などによる検査を完了した場合において，1手術につき1回算定する。
- 術中迅速細胞診：手術の途中において腹水および胸水などの体腔液を検体として検査を完了した場合において，1手術につき1回算定する。また，悪性を強く疑う場合にのみ算定する。
  病理・細胞診共にテレパソロジーは可能であるが，あらかじめ届出た保険医療機関で行うときに限る。
- 摘出した臓器について，術後に再確認のための精密な病理検査を行った場合は，病理組織顕微鏡検査の所定点数を別に算定する。
- 病理組織顕微鏡検査：1臓器から多数のブロック，標本などを作製，検鏡した場合であっても1臓器の検査として算定する。
- エストロゲンレセプター・プロゲステロンレセプター検査は，それぞれ別に算定できるが，同一月に両検査を併せて行った場合には，主たる病理組織標本作製の所定点数に特定の点数を加算する。保険診療で実施できる免疫染色には制限がある。
- 病理診断料は，組織診断料と細胞診断料が存在し，施設基準によって加算が存在する。
- 子宮悪性腫瘍手術，腹腔鏡下子宮悪性腫瘍手術，子宮付属器悪性腫瘍（両側）

の病理検査には，悪性腫瘍病理組織標本加算も算定する。

6）細菌培養同定検査など

①抗酸菌を除く一般細菌，真菌，原虫などを対象とするが，同定を目的とすることが原則で，あらかじめ培養により菌の有無のみを検査する場合には，簡易培養を用いることを原則とする。

②症状などから同一起炎菌によると判断される場合であって，異なった部位から，または同一部位の数カ所から検体を採取した場合は，主たる部位または一部位からのみの所定点数で算定する。

③所定点数には定量培養を含む。

④同一検体での一般培養検査と簡易培養検査を併施した場合，簡易培養検査は認められない。

⑤診療実日数1日で同定と薬剤感受性検査は認められない。

⑥治療薬として抗菌腟剤がクロマイ腟錠のみではなくなったため，薬剤感受性検査を算定することも考える。

⑦腟炎の傷病名のみで，嫌気性培養検査は認められていない。

ただし，解剖学的に頸管以上の部位に炎症性の疾患があり，その病名の記載がなされている場合には認められる。また，バルトリン腺膿腫の様な，密閉状態の場合にも認められている。

⑧経過判定のため7〜10日経って薬剤の影響がない状態で再度起炎菌の有無のチェックは認められる。

クラミジア検査についてはp.190「性器クラミジア感染症，淋菌感染症」を参照。

7）腫瘍マーカー関係（p.216「腫瘍マーカー検査」を参照）

● 悪性腫瘍の診断が確定し，計画的な治療管理を開始した場合は，腫瘍マーカー検査費用は悪性腫瘍特異物質治療管理料（月1回）に包含される。

● CA 125およびCA 602を併せて測定した場合は，主たるもの1つに限り算定する。

● これらの測定を「子宮内膜症」の検査のために行った場合は，治療前後についていずれか一つを各1回とする。治療前は「子宮内膜症の疑い」病名でも，認められるようになった（平成18年度より）。

8）その他（p.233「更年期障害」を参照）

臨床心理・神経心理検査（操作が容易なもの）は，「更年期症候群（更年期障害）」の病名で認められる。

投薬，注射

- 薬剤および注射の使用は，必要があると認められる場合に行うのが原則であるが，保険薬という場合は，薬価収載された薬剤を指す。従って，薬剤の使用には薬事法承認事項(効能，効果，用法，用量，禁忌など)を遵守する。
- 適応症は，薬理作用に基づきある程度の裁量権が認められており，臨床上同一疾患と考えられれば認められる。しかし，保険診療上は傷病名の適応のない薬剤の使用は原則的に認められない(治験にかかわる診療においてはこの限りではない)。
- 最近の医事紛争の動向からも，自ら処方する薬剤について添付文書の内容を熟知しておくことは，医師の責任上不可欠である。
- PL(製造物責任)法制定のからみもあって，添付文書中の必要検査項目が増加しているが，保険上これをどこまで認めるかについては，今後の検討課題とされている。
- 医薬品安全情報や医薬品再評価に関する通知にたえず注意を払う。
- 薬剤情報提供料は処方した薬剤に関する効能，副作用，相互作用などの主な情報を，文書(薬袋などに記載されている場合も含む)により提供した場合は，薬剤情報提供料を月1回算定する。
- 薬剤情報を提供した旨をカルテに記載する。
- 院外処方箋を発行する場合は薬剤情報提供料を算定しない。
- 後発医薬品についても熟知している必要がある。
- 保険外事項：患者の不注意などによる紛失薬品を再交付する場合は，その薬品の費用は自費となる。

(1)処方上の留意点

- 投薬量は予知することができる必要期間に従ったものでなければならない。
- 内服薬，外用薬の処方の制限は一部の薬品を除きなくなったが，患者の状態を十分に把握して処方することが望ましい。

一口メモ 無診察治療の禁止

　原則として患者を診察することなく投薬，注射，処方箋の交付はできない。従って，外来に薬のみを取りに来たと患者からの要請があっても，患者の状態を確認せずに投薬などをすることはできない。

●腟坐薬の処方は原則として認められるが，1錠使用で約1週間持続するような腟錠の使用は，医師が直接処置すべきである。直接処置が困難な事情にある場合はやむをえないとし，毎日腟錠の挿入を本人に委ねる場合は，おおむね6〜7日分を限度とする。

（2）産婦人科関係の留意点

1）腟錠使用に関して

①腟洗浄の腟錠投与は1回1錠が原則である。

②「カンジダ腟炎」には，1回2錠投与可能な腟錠がある。また，添付文章上制限があるので注意が必要である。

③「萎縮性腟炎」では，抗菌薬含有腟錠と女性ホルモン含有腟錠の使用は認められている。

④抗トリコモナス剤あるいは抗真菌薬と抗菌薬含有腟錠の同時使用は認められていない。

2）排卵誘発に関して

①排卵誘発は，本人がなんらかの疾病を有し排卵できない状態にある場合，保険の対象となる。

　経口排卵誘発薬として，セキソビッド®には，第1度無月経，無排卵性月経，希発月経の排卵誘発，クロミッド®には，排卵障害にもとづく不妊症の排卵誘発，生殖補助医療における調節卵巣刺激，乏精子症における精子形成の誘導である。レトロゾールには，閉経後乳癌，生殖補助医療における調節卵巣刺激，多嚢胞性卵巣症候群における排卵誘発，原因不明不妊における排卵誘発などとされている。詳細に関してはp.136参照。

　hMG製剤やhCG製剤は，在宅自己注射管理料算定薬剤となったため，原則注射手技料の算定は不可であるが，特殊な事情の場合，薬剤料の算定は認められるものと考えられる。

②排卵誘発時のhCG製剤1回投与については，5,000単位が望ましい。

3）産婦人科の悪性腫瘍に関して（p.209「婦人科悪性腫瘍」を参照）

　産婦人科の悪性腫瘍に対しては適応のある抗がん剤が比較的少ないことに留意しておかなければならない。

　適応病名のない抗がん剤の単独使用は保険上認められないので，多剤併用により適応薬剤が1種でもあれば，作用増強の目的とみなして認める方向にある。

　最近は，子宮体癌や卵巣癌において，悪性腫瘍遺伝子検査NTRK融合遺伝子検査やBRCA1/2遺伝子検査の，腫瘍細胞を検体とするものなど，各種検査

の算定も盛り込まれている。

4）その他

外用殺菌消毒剤プリビーシー液（0.02%，0.05%）は腟洗浄使用が認められるが，1回使用量は20 〜 30 mL程度とする。

入院料

健康保険法の規定による療養に要する入院費用は，入院基本診療料等に含まれており，**表7**のように細分化されている。

表7 入院料等

1. 入院基本料
　一般病棟入院基本料（1日につき）（A100）
　療養病棟入院基本料（1日につき）（A101）
　結核病棟入院基本料（1日につき）（A102）
　精神病棟入院基本料（1日につき）（A103）
　特定機能病院入院基本料（1日につき）（A104）
　専門病院入院基本料（1日につき）（A105）
　障害者施設等入院基本料（1日につき）（A106）
　有床診療所入院基本料（1日につき）（A108）
　有床診療所療養病床入院基本料（1日につき）（A109）

2. 入院基本料等加算
　総合入院体制加算（1日につき）（A200）
　急性期充実体制加算（1日につき）（A200-2）
　地域医療支援病院入院診療加算（入院初日）（A204）
　臨床研修病院入院診療加算（A204-2）
　紹介受診重点医療機関入院診療加算（入院初日）（A204-3）
　救急医療管理加算（1日につき）（A205）
　超急性期脳卒中加算（入院初日）（A205-2）
　妊産婦緊急搬送入院加算（入院初日）（A205-3）
　在宅患者緊急入院診療加算（入院初日）（A206）
　診療録管理体制加算（入院初日）（A207）
　医師事務作業補助体制加算（入院初日）（A207-2）
　急性期看護補助体制加算（A207-3）
　看護職員夜間配置加算（1日につき）（A207-4）
　乳幼児加算・幼児加算（1日につき）（A208）
　特定感染症入院医療管理加算（1日につき）（A209）
　難病等特別入院診療加算（1日につき）（A210）
　特殊疾患入院施設管理加算（1日につき）（A211）
　超重症児（者）入院診療加算・準超重症児（者）入院診療加算（1日につき）（A212）
　看護配置加算（1日につき）（A213）
　看護補助加算（1日につき）（A214）
　地域加算（1日につき）（A218）
　離島加算（1日につき）（A218-2）
　療養環境加算（1日につき）（A219）
　HIV感染者療養環境特別加算（1日につき）（A220）
　特定感染症患者療養環境特別加算（1日につき）（A220-2）
　重症者等療養環境特別加算（1日につき）（A221）
　小児療養環境特別加算（1日につき）（A221-2）

療養病棟療養環境加算（1日につき）（A222）
療養病棟療養環境改善加算（1日につき）（A222-2）
診療所療養病床療養環境加算（1日につき）（A223）
診療所療養病床療養環境改善加算（1日につき）（A223-2）
無菌治療室管理加算（1日につき）（A224）
放射線治療病室管理加算（1日につき）（A225）
重症皮膚潰瘍管理加算（1日につき）（A226）
緩和ケア診療加算（1日につき）（A226-2）
有床診療所緩和ケア診療加算（1日につき）（A226-3）
小児緩和ケア診療加算（1日につき）（A226-4）
精神科措置入院診療加算（入院初日）（A227）
精神科応急入院施設管理加算（入院初日）（A228）
精神科隔離室管理加算（1日につき）（A229）
精神病棟入院時医学管理加算（1日につき）（A230）
精神科地域移行実施加算（1日につき）（A230-2）
精神科身体合併症管理加算（1日につき）（A230-3）
精神科リエゾンチーム加算（週1回）（A230-4）
強度行動障害入院医療管理加算（1日につき）（A231-2）
依存症入院医療管理加算（1日につき）（A231-3）
摂食障害入院医療管理加算（1日につき）（A231-4）
がん拠点病院加算（入院初日）（A232）
リハビリテーション・栄養・口腔連携体制加算（1日につき）（A233）
栄養サポートチーム加算（週1回）（A233-2）
医療安全対策加算（入院初日）（A234）
感染対策向上加算（入院初日）（A234-2）
患者サポート体制充実加算（入院初日）（A234-3）
重症患者初期支援充実加算（1日につき）（A234-4）
報告書管理体制加算（退院時1回）（A234-5）
褥瘡ハイリスク患者ケア加算（入院中1回）（A236）
ハイリスク妊娠管理加算（1日につき）（A236-2）
ハイリスク分娩等管理加算（1日につき）（A237）
精神科救急搬送患者地域連携紹介加算（退院時1回）（A238-6）
精神科救急搬送患者地域連携受入加算（入院初日）（A238-7）
呼吸ケアチーム加算（週1回）（A242）
術後疼痛管理チーム加算（1日につき）（A242-2）
後発医薬品使用体制加算（入院初日）（A243）
バイオ後続品使用体制加算（入院初日）（A243-2）
病棟薬剤業務実施加算（A244）
データ提出加算（A245）
入退院支援加算（退院時1回）（A246）
精神科入退院支援加算（退院時1回）（A246-2）
医療的ケア児（者）入院前支援加算（A246-3）
認知症ケア加算（1日につき）（A247）
精神疾患診療体制加算（A248）
精神科急性期医師配置加算（A249）
薬剤総合評価調整加算（退院時1回）（A250）
排尿自立支援加算（週1回）（A251）
地域医療体制確保加算（入院初日）（A252）
協力対象施設入所者入院加算（入院初日）（A253）

3. 特定入院料
救命救急入院料（1日につき）（A300）
特定集中治療室管理料（1日につき）（A301）
ハイケアユニット入院医療管理料（1日につき）（A301-2）
脳卒中ケアユニット入院医療管理料（1日につき）（A301-3）
小児特定集中治療室管理料（1日につき）（A301-4）
新生児特定集中治療室管理料（1日につき）（A302）
新生児特定集中治療室重症児対応体制強化管理料（1日につき）（A302-2）
総合周産期特定集中治療室管理料（1日につき）（A303）
　1）母体・胎児集中治療室管理料
　2）新生児集中治療室管理料
新生児治療回復室入院医療管理料（1日につき）（A303-2）
地域包括医療病棟入院料（1日につき）（A304）
一類感染症患者入院医療管理料（1日につき）（A305）
特殊疾患入院医療管理料（1日につき）（A306）
小児入院医療管理料（1日につき）（A307）
回復期リハビリテーション病棟入院料（1日につき）（A308）
地域包括ケア病棟入院料（1日につき）（A308-3）
特殊疾患病棟入院料（1日につき）（A309）
緩和ケア病棟入院料（1日につき）（A310）
精神科救急急性期医療入院料（1日につき）（A311）
精神科急性期治療病棟入院料（1日につき）（A311-2）
精神科救急・合併症入院料（1日につき）（A311-3）
児童・思春期精神科入院医療管理料（1日につき）（A311-4）
精神療養病棟入院料（1日につき）（A312）
認知症治療病棟入院料（1日につき）（A314）
精神科地域包括ケア病棟入院料（1日につき）（A315）
特定一般病棟入院料（1日につき）（A317）
地域移行機能強化病棟入院料（1日につき）（A318）
特定機能病院リハビリテーション病棟入院料（A319）

4. 短期滞在手術等基本料（A400）
　1）短期滞在手術等基本料1（日帰りの場合）
　2）短期滞在手術等基本料3（4泊5日までの場合）
　・子宮頸部（腟部）切除術（生活療養を受ける場合）
　・子宮鏡下有茎粘膜下筋腫切出術，子宮内膜ポリープ切除術1電解質溶液利用のもの（生活療養を受ける場合）
　・子宮鏡下有茎粘膜下筋腫切出術，子宮内膜ポリープ切除術3その他のもの（生活療養を受ける場合）
　・子宮鏡下子宮筋腫摘出術1電解質溶液利用のもの（生活療養を受ける場合）
　・子宮鏡下子宮筋腫摘出術2その他のもの（生活療養を受ける場合）
　・腹腔鏡下卵管形成術（生活療養を受ける場合）

令和6年6月

（1）一般的な留意点

入院期間の確認について（入院料の支払要件）は，以下のとおりである。

1）保険医療機関の確認など

①保険医療機関は，患者の入院に際し，患者またはその家族などに対して当該患者の過去3カ月以内の入院の有無を確認すること。過去3カ月以内に入院がある場合は，入院の理由を確認する。同一傷病による入院である場合には前保険医療機関における入院期間，算定入院基本料などおよび入院にかかわ

る傷病名を当該患者の前保険医療機関または保険者に照合し，当該保険医療機関の入院初日に追加される選定療養にかかわる入院期間および当該患者の入院が選定療養に該当するか否かを確認する。

②保険医療機関は，当該患者の退院に際しては，他保険医療機関からの当該患者の入院履歴にかかわる問い合わせに対し速やかに対応できるよう必要な体制を整えておく。円滑な運用のために様式に沿った退院証明書として患者に渡すことが望ましい。

③①②に定める確認などを怠っている場合は，入院料は算定できないものである。

2）1日入院

眼科，耳鼻科等において手術を行い，同一の日に入院及び退院した場合，医師が入院の必要を認めて病室に入院させて入院医療が行われた場合にあっては，入院基本料または特定入院料を算定できるが，単なる覚醒，休養等の目的で入院させた場合は，入院基本料または特定入院料は算定しない。

3）入院患者の申告など

患者は，入院に際しては，保険医療機関からの求めに応じ，自己の入院履歴を申告する。なお，虚偽の申告などを行った場合は，それにより発生する損失について，後日費用徴収が行われる可能性がある。

①外泊期間中の入院料は，入院基本料の15％とする。

②入院診療計画，院内感染防止対策，医療安全管理体制，褥瘡対策の基準（**表7**）
入院診療計画，院内感染防止対策，医療安全管理体制および褥瘡対策について，別に厚生労働大臣が定める基準に適合している場合に限り入院基本料または特定入院料の算定を行うものであり，基準に適合していることを示す資料などを整備しておく必要がある。

入院診療計画については，保険診療で入院する場合は，入院中に自費診療から保険診療に変更となる場合も含めて，文書により病名，症状，治療計画，検査内容および日程，手術内容および日程，推定される入院期間などについて，医師が入院後7日以内に説明を行うことが必要である。

③入院基本料等の換算の中には，妊産婦緊急搬送入院加算があり，これまでの産科疾患と制限されていたものから，搬送対象疾患が入院医療を必要とする異常と変更された（平成22年）。

平成18年度から導入されている，ハイリスク妊娠管理加算・ハイリスク分娩管理加算は適応項目に，平成28年から精神疾患の患者（当該保険医療機関において精神療法を実施している者または他の保険医療機関において精神

療法を実施している者であって当該保険医療機関に対して診療情報が文書により提供されている者に限る)と追加された(**表8，9**)。

④特定入院料には，救命救急入院料をはじめ，ほかにも数種類があるが，平成8年から総合周産期特定集中治療室管理料が加えられた。この管理料は，出生前後の母体および胎児ならびに新生児の一貫した管理を行うため，都道府県知事が適当であると認めた病院であって，別に厚生労働大臣が定める施設基準に適合していると，地方社会保険事務局長に届け出を行った病院である保険医療機関に限って算定できる(p.100，**表7**を参照)。

⑤短期滞在手術基本料が平成12年から新設された。これには短期滞在手術基本料1，2，3が設けられたが，令和6年から従来の2がなくなり，従来の3が2となり，1，2の2項目になった。また，DPC対象病院においては，短期滞在手術等基本料を算定できない。

表8 入院診療計画，院内感染防止対策，医療安全管理体制，褥瘡対策および栄養管理体制の基準

1. 入院診療計画の基準
(1)医師，看護師等の共同により策定された入院診療計画であること。
(2)病名，症状，推定される入院期間，予定される検査および手術の内容ならびにその日程，その他入院に関し必要な事項が記載された総合的な入院診療計画であること。
(3)患者が入院した日から起算して7日以内に，患者に対し，入院診療計画が文書により交付され，説明がなされるものであること。

2. 院内感染防止対策の基準
(1)メチシリン耐性黄色ブドウ球菌等の感染を防止するにつき十分な設備を有していること。
(2)メチシリン耐性黄色ブドウ球菌等の感染を防止するにつき十分な体制が整備されていること。

3. 医療安全管理体制の基準
医療安全管理体制が整備されていること。

4. 褥瘡対策の基準
(1)適切な褥瘡対策の診療計画の作成，実施および評価の体制がとられていること。
(2)褥瘡対策を行うにつき適切な設備を有していること。

5. 栄養管理体制の基準
(1)病院である保険医療機関内に，常勤の管理栄養士が1名以上配置されていること(特別入院基本料，月平均夜勤時間超過減算および夜勤時間特別入院基本料を算定する病棟を除く)。
(2)入院患者の栄養管理につき必要な体制が整備されていること。

表9 ハイリスク妊娠管理加算（1日につき）の対象患者と運用

1. 妊娠22週から32週未満の早産の患者(早産するまでの患者に限る)

2. 妊娠高血圧症候群重症の患者

3. 前置胎盤(妊娠28週以降で出血等の症状を伴う場合に限る)の患者

4. 妊娠30週未満の切迫早産の患者であって，子宮収縮，子宮出血，頸管の開大，短縮又は軟化のいずれかの兆候を示しかつ以下のいずれかを満たすものに限る。
   (1)前期破水を合併したもの
   (2)羊水過多症又は羊水過少症のもの
   (3)経腟超音波検査で子宮頸管長が20mm未満のもの
   (4)切迫早産の診断で他の医療機関より搬送されたもの
   (5)早産指数(tocolysis index)が3点以上のもの

5. 多胎妊娠の患者

6. 子宮内胎児発育遅延の患者

7. 心疾患(治療中のものに限る)の患者

8. 糖尿病(治療中のものに限る)の患者

9. 甲状腺疾患(治療中のものに限る)の患者

10. 腎疾患(治療中のものに限る)の患者

11. 膠原病(治療中のものに限る)の患者

12. 特発性血小板減少性紫斑病(治療中のものに限る)の患者

13. 白血病(治療中のものに限る)の患者

14. 血友病(治療中のものに限る)の患者

15. 出血傾向のある状態(治療中のものに限る)の患者

16. HIV陽性の患者

17. Rh不適合の患者

18. 当該妊娠中に帝王切開術以外の開腹手術(腹腔鏡による手術を含む)を行った患者又は行う予定のある患者

☆19. 精神疾患の患者(当該保険医療機関において精神療法を実施している者又は他の保険医療機関において精神療法を実施している者であって当該保険医療機関に対して診療情報が文書により提供されているものに限る)

ただし，治療中のものとは，対象疾患について専門的治療が行われているものを指し，単なる経過観察のために年に数回程度通院しているのみの患者は算定できない。

(1)ハイリスク妊娠管理加算の算定対象となる患者は，保険診療の対象となる合併症を有している妊婦であって，医師がハイリスク妊娠管理を必要と認めた者である。
(2)この加算は，1入院に20日を限度として所定点数に加算する。ただし，入院期間が通算される入院については，1入院として取り扱うものである。
(3)1入院の期間中に，ハイリスク分娩管理加算を算定するハイリスク分娩管理とハイリスク妊娠管理を併せて行うことは可能であり，ハイリスク妊娠管理加算とハイリスク分娩管理加算を併せ，1人院当たり28日を限度として算定できるが，ハイリスク分娩管理加算を算定する日と同一日に行うハイリスク妊娠管理に係る費用は，ハイリスク分娩管理加算に含まれ，別に算定できない。
(4)妊婦とは産褥婦を含まない。

☆ 平成28年新設

手術料

（1）一般的な留意点

手術は必要があると認められる場合に行う。

- 手術に関連して行った処置，診断穿刺，検体採取，手術にあたって通常使用される保険医療材料，内視鏡検査料などの費用は，手術料に含まれ別途算定しない。

① 開腹手術などを含む手術実施例は，手術施行日とともに，手術料請求などの正当性をきすため手術診断病名および術式名を記入する。

　　注意：「疑い」病名で手術は原則としてしない。これまでの経緯から唯一認められてきたのは，「子宮体癌の疑い」での子宮内膜掻爬術のみである。

② 算定する手術で，該当手術名がない場合は，当局（各審査会）などに問い合わせて実際に行われた手術内容に近いものとすべきである。

③ 最終的な治療手段として手術を施行しても，その手術が点数表に未記載で，他手術の準用も認められていない場合は，手術を含む診療の全体が保険診療の対象とならず，その診療が保険請求されている場合は返還を要求されるので注意が必要である。

- 対称器官にかかわる手術の所定点数は，特に規定する場合を除き，片側の器官の手術料にかかわる点数とする。特に規定する場合とは，術名の末尾に両側（両）と記入したものを指す。この場合，実施した手術が片側であろうと両側であろうと，所定点数は同じであることに注意する。

- 同一病巣または同一手術野について2つ以上の手術を同時に行った場合の手術料は，特に規定する場合（複数手術にかかわる費用の特例）を除き，主たる手術の所定点数のみにより算定する。

- 同一手術野とは，同一皮切により手術し得る範囲のものと解するのが原則である。

- 主たる手術とは，所定点数および点数表の注による加算点数を合算した点数の高い方の手術をいう。

- 腹腔鏡下手術で婦人科悪性腫瘍領域の適応は，腹腔鏡下子宮悪性腫瘍手術（子宮体癌，子宮頸癌）で，各々の適応に関しての詳細は，学会の出す指針を遵守する。

- 平成12年から複数手術にかかわる費用の特例が設けられた。2つ以上同時に行った場合は，主たる手術（点数の高いもの）に従たる手術（1つに限る）料の100分の50に相当する分を加算する（p.184を参照）。

（2）手術前医学管理料（届け出た医療機関）（p83，表5）

　手術の前に行われる定型的な検査・画像診断（**表5**）を診療報酬請求簡素化のために設定された。

●手術前の検査で，計画的な医学管理を行うことを地方社会保険事務局長に届け出た保険医療機関は算定する。

●脊髄くも膜下麻酔，硬膜外麻酔または閉鎖循環式全身麻酔下に行われる手術に，疾患名を問わず算定する。

●手術前1週間以内に，本管理料に包括されている検査項目および画像診断項目のいずれも行わなかった場合は算定しない。1ないし2種類の項目の検査だけであった場合でも管理料は算定する。

●術前1週間以内に，同一の検査または画像診断を2回以上行った場合の2回目以降は，この管理料とは別に算定する。

●手術前医学管理料には，包括されている検査項目などにかかわる判断料が含まれており，別に算定でしない。

（3）手術後医学管理料（1日につき）（p84，　表6）

●病院（療養病棟，結核病棟および精神病棟を除く）または診療所（療養病床にかかわるものを除く）に入院している患者について，入院の日から起算して10日以内に行われたマスクまたは気管内挿管による閉鎖循環式全身麻酔を伴う手術後に必要な医学管理を行った場合に，手術にかかわる手術料を算定した日の翌日から起算して3日に限り算定する。

●同一の手術について，同一月に手術前医学管理料を算定する場合は，本管理料を算定する3日間については，所定点数の100分の95に相当する点数を算定する。

●尿・糞便等検査，血液学的検査，生化学的検査（Ⅰ）の各判断料，ならびに基本的検体検査判断料，特定入院料，救命救急入院料，特定集中治療室管理料に入院している患者については算定しない。

> **一口メモ ▶ B型肝炎，C型肝炎，HIV検査について**
>
> 　手術前医学管理料の検査項目を見てみると，血液・生化学・凝固・CRP・心電図・X線検査の他に，感染症血清反応検査として，STS・TPHA定性，HBs抗原，HCV抗体検査精密，単純ヘルペスウイルス特異抗原，淋菌同定精密検査などの検査が含まれている。
>
> 　また，輸血料を算定した患者または血漿成分製剤の輸注を行った患者について，輸血または輸注の最終日から起算しておおむね2～3カ月後に，HBV核酸定量，HCVコア抗原検査，HIV抗体価の測定を行う必要性があるとして，「輸血後」，「生物製剤使用後」として保険上も算定する。

処置料

（1）一般的な留意点

　処置は必要の程度において行う。

- 手術に伴う処置は，同時に算定しない。
- 処置の費用は，処置料，薬剤料および特定保険医療材料料の所定点数を合算した点数によって算定する。なお，処置にあたって通常使用される衛生材料や保険医療材料などの費用は，処置料に含まれており別に算定しない。
- 処置に用いる衛生材料を患者に持参させ，または処方箋により投与するなど患者の自己負担とすることは認められない。
- 浣腸，注腸，吸入など処置料にあげられていない簡単な処置（簡単な物理療法を含む）の費用は，基本診療料に含まれるので別に算定しない。
- 処置に対する費用を別に算定しない場合であっても，処置に際して薬剤を使用した場合には薬剤料を算定する。
- 外来患者に対する処置（時間外等加算1，時間外等加算2）
  処置の時間外加算等1（休日加算1，時間外加算1または深夜加算1）は，所定点数が1,000点以上の緊急処置の場合についてのみ算定する。
  処置の時間外等加算2（休日加算2，時間外加算2または深夜加算2）は，初診または再診に引き続き行われた所定点数が150点以上の緊急処置の場合についてのみ算定する。
- 入院中の患者に対する処置の休日加算1または深夜加算1は，病状の急変により，休日に緊急処置を行った場合または開始時間が深夜である緊急処置を行った場合であって，所定点数が1,000点以上の緊急処置を行った場合に算

定する。

- 血腫，膿腫その他における穿刺は，新生児頭血腫またはこれに準ずる程度のものに対して行う場合は，血腫，膿腫穿刺により算定するが，小範囲のものや試験穿刺については算定しない。
- 術後創傷処置は，外来の患者および手術後の患者（入院中の患者に限る）についてのみ算定する。ただし，手術後の患者（入院中の患者に限る）については手術日から起算して14日を限度として算定する。手術後の患者に対する創傷処置は，その回数にかかわらず，1日につき所定の点数のみにより算定する。
- 皮膚科軟膏処置は，100cm²未満の皮膚科軟膏処置は，基本診療料に含まれるものであり，皮膚科軟膏処置を算定することはしない。
- 静脈内注射，点滴注射，中心静脈注射（圧測定を含む）にかかわる穿刺部位のガーゼ交換などの処置料および材料料は別に算定できない。
- ドレーン法（ドレナージ）は，持続的吸引とその他にわかれるが，部位数，交換の有無にかかわらず，1日につき所定点数のみにより算定する。

（2）産婦人科関係の留意点

- 腟洗浄（熱性洗浄を含む）は，入院中の患者に算定しない。初診時医療機関の規模によらず算定するが，再診以降は診療所のみ算定する。
- 子宮腟部薬物焼灼法は，初診から1カ月は週1回，それ以降は2週間に1回くらいが妥当である。
- 子宮出血止血法（1分娩時のもの，2分娩外のもの）は，子宮用止血バルーンカテーテルを用いた止血を行う前に他の止血法を実施した場合は，主たるもののみ算定する。
- 子宮腟部薬物焼灼法は，ゲメプロスト製剤の投与により子宮内容物の排出が認められた場合は，子宮腟部薬物焼灼法に準じて算定する。
- 外陰コンジローマ切除法を電気焼灼法または冷凍凝固法により施行した場合は，その数に応じた請求となり，いぼ焼灼法の3カ所以下あるいは4カ所以上のいずれかで算定する。
- 新生児高ビリルビン血症に対する光線療法は，疾病，部位または部位数にかかわらず1日につき所定点数により算定する。
- 人工羊水注入法は，羊水過少症等の患者に対して，超音波断層法検査および子宮内圧測定を施行し，適正な注入量の羊水を子宮内に注入した場合に算定する。なお，手技に伴って実施される超音波検査等の費用は所定点数に含まれ，別に算定しない。

- ダグラス窩穿刺は，検査のダグラス窩穿刺と同一日に算定することはしない。
- 経会陰的放射線治療用材料局所注入法は，密封小線源治療（一連につき）を行うに当たりハイドロゲル型の放射線治療用合成吸収性材料を用いた場合に限り算定する。

画像診断（CT，MRI，超音波）

（1）単純X線撮影

1）一般的留意事項

　画像診断の費用は，X線診断料，核医学診断料，コンピューター断層撮影診断料，薬材料，特定保険医療材料料（フィルム，フィルムを除く特定保険医療材料）に分かれている。

- X線診断料

　X線診断の費用は，下記のように分類され，その組み合わせによって算定する。

①診断（透視，写真）

②撮影（アナログ，デジタル）

③特定保険医療材料（フィルム）

④薬材料（造影剤）

⑤造影剤注入手技料

　例：胸部，腹部の単純X線撮影→診断料＋撮影料＋フィルム代

　点滴静脈性腎盂造影（DIP）など→診断料＋撮影料＋フィルム代＋造影剤料＋注入手技料

⑥基本的X線診断料

2）産婦人科関係の留意点

①児頭骨盤不均衡（CPD）の診断料

　児頭骨盤不均衡などのX線診断料は，側面撮影ならびに骨盤入口撮影後，側面，骨盤入口撮影のフィルムに対し，特殊ルーラー（計測板）の重複撮影を行う特殊撮影である。

　この場合，写真診断（2特殊撮影（一連につき））＋撮影（2特殊撮影（一連につき）イ アナログ撮影，ロ デジタル撮影）＋フィルム（デジタル撮影は不可）で算定する。

②子宮卵管造影（HSG）の診断料

　HSGの検査は，2日間におよぶ。

- 初日

　写真診断（3造影剤使用撮影）＋撮影（3造影剤使用撮影イ アナログ撮影，

ロ デジタル撮影)＋造影剤注入手技(6腔内注入および穿刺注入ロその他のもの)＋薬剤＋フィルム(デジタル撮影は不可)

注)子宮卵管造影法施行時の透視診断は算定可能である。

● 2日目

24時間後撮影(診療報酬明細書には終末撮影または24時間後撮影と注記)

写真診断(単純撮イ頭部，胸部，腹部または脊椎)＋単純撮影(イ アナログ撮影，ロ デジタル撮影)＋フィルム(デジタル撮影は不可)

(2)コンピュータ断層撮影(CT)診断料

● CT撮影診断の費用は，CT料＋CT診断料＋フィルム代によって算定する。

● 造影剤を使用した場合は，その使用した部位にかかわらず，所定点数に加算点数を合算する。この場合，造影剤注入手技料および麻酔料(閉鎖循環式麻酔を除く)は，加算点数に含まれるものとする。

● また，同一月に2回以上の断層撮影の費用については，該当月の2回目以降の費用は，撮影部位に応じて点数が定められている。

● 撮影部位は，頭部，躯幹，四肢の3つに分類されている。

(3)磁気共鳴コンピュータ断層撮影(MRI)診断料

● MRI撮影診断の費用は，一連につき，頭部，頭部以外，四肢と定められている。

● 造影剤を使用した場合は，その使用した部位にかかわらず，所定点数に加算点数を合算する。

● 造影剤注入手技料および麻酔料(閉鎖循環式麻酔を除く)は，加算点数に含まれるものとする。

● 新生児または3歳未満の乳幼児に対して断層撮影を行った場合は，当該撮影の所定点数にそれぞれ定められた点数を加算する。

● CTやMRI検査を行うにあたって，日本産科婦人科学会社会保険学術委員会見解が平成9年に出されており，**表10**を参考にしていただきたい。

なお，両者の比較は**表11**のとおりである。

表 10　CT ならびに MRI の使用基準

1)女性性器(悪性)腫瘍やその他の骨盤内腫瘍(瘤)の質的,部位的診断。
2)女性性器(悪性)腫瘍(瘤)の治療効果の判定。
3)新生児の器質的異常あるいは重篤な胎児の形態異常の診断。

付記
(1)MRIあるいはCTの検査にあたっては比較表を参考にし,それらの有効性を考慮すること。
(2)MRIの生体への安全性は確立されていないので,臨床上の有益性が危険性を上回ると判断される場合にのみ使用する。

(平成28年11月28日　日本産科婦人科学会社会保険委員会見解)

表 11　MRI と CT の比較

		MRI	CT	
1.	希望の部位の描出および評価のしやすさ	◎	△	・MRIに比べ,CTは水平面しか撮影できない。
2.	侵襲性の少なさ	◎	△	・CTはX線であるため。
3.	リンパ節転移の検査(全身の精査)	○	◎	・CTはMRIに比べ,画像の解像力に優れ,短時間に比較的広い範囲の撮影が可能であるため,骨盤,傍大動脈リンパ節への転移の確認に有用。
4.	臓器・組織特異性の診断			
(1)	子宮筋腫 子宮腺筋症	◎	○	・MRIは筋腫核の存在部位とその個数の確認に優れている。 ・MRIは筋腫と腺筋症との鑑別診断に優れている。 ・MRIは筋腫と肉腫の鑑別に優れている。
(2)	子宮癌			
	①頸癌	◎	○	・MRIは頸癌の進行度の評価に有用である。
	②体癌	◎	○	・MRIはCTに比べ,体癌における筋層浸潤の有無,頸部内浸潤の有無の診断に優れている。
(3)	卵巣腫瘍			
	①dermoid cyst	○	◎	・CTでは脂肪組織や骨の描出に優れている。
	②endometrial cyst	◎	○	・MRIに特異的なshading像を認める。
	③卵巣悪性腫瘍	◎	◎	・CT,MRIでは,悪性腫瘍の診断基準が確立されており,診断能は向上している。
5.	新生児・胎児の器質的,形態的異常の診断			
(1)	新生児の器質的異常の診断	○	△	・異常の診断能力においてはMRIが優れているが,患者の動きや患者の装着している装置の問題など,実際の運用上はCTスキャンが優れている場合も少なくない。
(2)	胎児の重篤な形態異常	○	△	・CTは骨系統疾患などの胎児形態異常の診断に用いられることがある。

(平成28年11月28日　日本産科婦人科学会社会保険委員会見解)

注)MRI,CTの検査方法は日進月歩であり,撮影時間の短縮,撮影方法の開発による若干違和感のある表現もある。

> ### 一口メモ CT と MRI
>
> 　注意すべきは，CTはX線であるため妊娠に合併する腫瘍の診断には用いにくく，MRIについても生体への安全性は確立していないので，特に妊婦の場合，臨床上の有益性が危険性を上回ると判断される場合にのみ使用することとされている(いずれも挙児希望の場合)。CT，MRIなどの画像診断検査にあたっては，その有用性を考慮し，原則としていずれかを選択する。

（4）ポジトロン診断撮影

1）ポジトロン診断撮影・コンピューター診断複合撮影（一連の検査につき）

　^{18}FDGを用いたポジトロン断層撮影については，てんかん，心疾患にしくは血管炎の診断または悪性腫瘍（早期胃癌を除き，悪性リンパ腫を含む）の病期診断もしくは転移・再発の診断を目的とし，次の要件を満たす場合に限り算定する。

① てんかん：難治性部分てんかんで外科切除が必要とされる患者に使用する。

② 心疾患：虚血性心疾患による心不全患者における心筋組織のバイアビリティ診断（他の検査で判断のつかない場合に限る。），心サルコイドーシスの診断（心臓以外で類上皮細胞肉芽腫が陽性でサルコイドーシスと診断され，かつ心臓病変を疑う心電図または心エコー所見を認める場合に限る。）または心サルコイドーシスにおける炎症部位の診断が必要とされる患者に使用する。

③ 悪性腫瘍（早期胃癌を除き，悪性リンパ腫を含む）：他の検査または画像診断により病期診断または転移若しくは再発の診断が確定できない患者に使用する。

④ 血管炎：高安動脈炎等の大型血脈炎において，他の検査で病変の局在または活動性の判断のつかない患者に使用する。

2）ポジトロン断層・磁気共鳴コンピューター断層複合撮影（一連の検査につき）

　^{18}FDGを用いて，悪性腫瘍（脳　頭頸部，縦隔，胸膜，乳腺，直腸，泌尿器，卵巣，子宮，骨軟部組織，造血器，悪性黒色腫）の病期診断および転移・再発の診断を目的とし，他の検査，画像診断により病期診断および転移・再発の診断が確定できない患者に使用した場合に限り算定する。ただし，この画像診断からは磁気共鳴コンピューター断層撮影を除く。

3）乳房用ポジトロン断層撮影

　^{18}FDGを用いて，乳がんの病期診断および転移または再発の診断を目的とし，

他の検査または画像診断により病期診断または転移もしくは再発の診断が確定できない患者に使用した場合に限り算定する。

（5）超音波検査

超音波検査には，**表12**に示すような検査法があり，それぞれの種類によって点数が定められている。

この検査法のうち，経腟超音波法は，その他の場合（1）胸腹部「2.超音波断層撮影法，イ.胸腹部」の点数で算定する。

超音波検査は，産婦人科領域で最も頻繁に使用される検査方法の一つであるが，その使用にあたっては，以下に示す一般的な留意点と産科・婦人科における留意点を参考にする。

> **一口メモ　画像診断の組み立て**
>
> 超音波検査において，卵巣腫瘍など悪性腫瘍を強く疑うケースでは，2回目以降はCT，MRIなどの施行が妥当とされる。

1）超音波検査を行うにあたっての一般的な留意点

- 断層超音波法または心臓超音波法について，造影剤を使用した場合は，造影剤使用加算を算定する。この場合において，造影剤注入手技料および麻酔料（マスクまたは気管内挿管による閉鎖循環式全身麻酔にかかわるものを除く）は，加算点数に含まれるものとする。
- 断層超音波法について，パルスドプラ法を行った場合は，パルスドプラ法加算を算定する。
- 超音波検査などについて，同一患者につき同一月において，同一検査を2回以上実施した場合における2回目以降の当該検査の費用は，所定点数に一定の割合に相当する点数により算定する。
- 超音波検査のうち「2.超音波断層撮影法」以上のものを同一月内に同一の部位について行った場合は，同一月内に2回以上行った場合の算定方法の適用においては，同一の検査として扱う。
- 超音波検査は，Aモード法，断層撮影法，UCG，ドプラ法，血管内超音波法のいずれかにより算定するものであり，同一の部位に同時に2つ以上の方法を併用しても主たる検査方法により1回として算定する。また，同一の方法では部位数にかかわらず1回のみで算定する。

表12 超音波検査（記録に要する費用を含む）

1. Aモード法

2. 断層撮影法（心臓超音波検査を除く）
   イ 訪問診療時に行った場合
   注：訪問診療時に行った場合は，月1回に限り算定する。
   ロ その他の場合
   (1) 胸腹部
   (2) 下肢血管
   (3) その他（頭頸部，四肢，体表，末梢血管等）

3. 心臓超音波検査
   イ 経胸壁心エコー法
   ロ Mモード法
   ハ 経食道心エコー法
   ニ 胎児心エコー法
   注1：別に厚生労働大臣が定める施設基準に適合しているものとして地方厚生局長等に届け
       出た保険医療機関において行われる場合に，月1回に限り算定する。
   注2：検査に伴って診断を行った場合は，胎児心エコー法診断加算として，所定点数に加算
       する。
   ホ 負荷心エコー法

4. ドプラ法（1日につき）
   イ 胎児心音観察，末梢血管血行動態検査
   ロ 脳動脈血流速度連続測定
   ハ 脳動脈血流速度マッピング法

5. 血管内超音波法
   胸腹部を算定する場合は，検査を行った領域について診療報酬明細書の摘要欄に該当項目を
   記載すること。複数領域の検査を行った場合は，そのすべてを記載すること。また，カに該当
   する場合は，具体的な臓器または領域を診療報酬明細書の摘要欄に記載すること。
   ア 消化器領域
   イ 腎・泌尿器領域
   ウ 女性生殖器領域
   エ 血管領域（大動脈・大静脈等）
   オ 腹腔内・胸腔内の貯留物等
   カ その他

令和6年6月

- 超音波検査（胎児心エコー法を除く）を算定するに当たっては，検査で得られ
  た主な所見を診療録に記載することまたは検査実施者が測定値や性状等につ
  いて文書に記載すること。なお，医師以外が検査を実施した場合は，その文
  書について医師が確認した旨を診療録に記載すること。
- 検査で得られた画像を診療録に添付すること。また，測定値や性状等につい

て文書に記載した場合は，その文書を診療録に添付すること。

- 超音波の記録に要した費用（フィルム代，印画紙代，記録紙代，テープなど）は，所定点数に含まれる。
- 体表には肛門，甲状腺，乳腺，表在リンパ節などを含む。
- 超音波断層法およびUCGにおいて血管の血流診断を目的として，パルスドップラ法を併せて行った場合には，加算点数が設定されている。
- 平成22年から胎児心エコーの項目が新設された。
- 在宅患者訪問診療料（Ⅰ）または在宅患者訪問診療料（Ⅱ）を算定した日と同一日に，患家等で断層撮影法（心臓超音波検査を除く）を行った場合は，部位にかかわらず，訪問診療時に行った場合を月1回に限り算定する（令和2年より）。
- 胎児心エコー法は，胎児の心疾患が強く疑われた症例に対して，循環器内科，小児科または産婦人科の経験を5年以上有する医師（胎児心エコー法を20症例以上経験している者に限る）が診断または経過観察を行う場合に算定し，胎児心エコー法診断加算は，検査に伴って診断を行った場合に限り算定する。その際，検査で得られた主な所見を診療録に記載すること。また，胎児心音観察にかかわる費用は所定点数に含まれており，別に算定しない。

2）産科超音波検査の留意点

①胎児の生死判定は，妊娠5週以降から適応とする。

　胎児の生死判定の使用の場合，例えば，「子宮内胎児死亡の疑い」，「他法で胎児心音聴取不能」などの傷病名，理由を記載する。

②異所性妊娠の超音波検査回数は，妊娠5週以降，1～2回程度とする。

③多胎妊娠の診断には，胎児数・膜性診断のために，妊娠5週以降，1～2回とする。妊娠経過に伴い子宮内胎児発育不全などの異常が発生した場合は，当該傷病名を用いる。

④子宮頸管無力症の診断は，妊娠12週以降，診断のために1回，頸管縫縮術の場合は手術前後各1回とする。

⑤胎児発育不全の場合は，妊娠22週以降，原則として外来は1週間に1回，入院加療中は，週に2回を限度とする。

⑥前置胎盤の場合は，妊娠22週以降，2週間に1～2回を原則とする。

⑦骨盤位などの胎位異常の診断には，胎位の定まる時期や母体外生存の必然性を考慮し妊娠28週以降とし，1カ月に1回を原則とする。また妊娠36週以降では，1週に1回とする。

⑧胎児骨盤不均衡の診断は，超音波検査だけでは不十分であり，一般にエック

ス線診断が優先する。

⑨超音波パルスドプラ法の適応（医療保険必携，令和6年，（社）日本産婦人科
医会より）

　適応症は，子宮内胎児発育遅延，妊娠高血圧症候群，多胎妊娠，Rh不適合
妊娠，羊水異常症の5疾患となった。なお，運用の条件としては，妊娠22週
以降の入院患者に限る。週1回の検査，「疑い」病名では不可となる。

　パルスドプラ法は加算点数であり，超音波検査の適応であることが必要で
ある。

　妊娠高血圧症候群やRh不適合妊娠単独病名では超音波検査の適応とならず，
請求できない。ただし，パルスドプラ法を併設した場合は適応となり，超音波
検査＋パルスドプラ加算を請求できる。運用の条件については遵守すること。

　なお，産科領域の超音波検査では，**表13**に述べるようなものが考えられて
いるが，健康保険法上，保険の対象外になるものもある。ここでは保険扱いの
対象外と対象疾患を列挙し，その運用に関して示した。超音波検査などは，胎
児や胎児付属物の異常によって起こる母体への二次的影響を勘案して作成し，
認められるようにしたものであるということを理解していただきたい。

一口メモ ▶ 胎児が保険診療の対象とならない理由

　産科診療にあたって，特に超音波断層法や各種監視装置の診断方法が進
歩し，胎児情報はかなり正確にとらえられるようになってきた。しかし，
胎児の診断・処置などに保険の適応は，心疾患や総合周産期特定集中治療
室管理料算定可能な医療機関で特定の疾患に限られている。

　これは民法の第1編第2章第1節第3条に「私権の享有は，出生に始まる」
と定められているからである。

　憲法を基に作成された民法などとその下にくる省令という関係上，健康
保険法にも民法の権利の享有が出生することで初めて対象となるという考
え方に帰結され，出生して初めてその権利が得られる。さらにこれには戸
籍法（第49から第59条）が関与しくくる。

　母親の胎内にいる胎児は，原則的に保険の対象とならず，母親のみがそ
の対象となる。従って，胎児疾患等により母体に問題が生じる場合に対象
という考え方が現行法律上の取り扱い方になる。

　一般的に「胎児の疾患にかかわる病名では保険の対象にならない」という
ことを知っておいていただきたい。

総論

3章

保険診療上のルール

115

表13 産科超音波検査で保険の対象疾患と考えられているもの（目安）

適応疾患	保険適用基準	検査回数
子宮内胎児(芽)死亡	妊娠5週以降	
異所性妊娠 （頸管妊娠を含む）	妊娠5週以降	1回／週，1～2回
胞状奇胎	妊娠5週以降	
多胎妊娠	妊娠5週以降	1～2回
切迫流産	妊娠5週～妊娠22週未満	外来　1回／週 入院　2回／週
切迫早産	妊娠22週～妊娠35週未満	外来　1回／週 入院　2回／週
子宮頸管無力症	妊娠12週以降	診断時1回 子宮頸管縫縮術前後各1回
胎児発育不全	妊娠22週以降	外来　1回／2週 入院　1回／週
前(低)置胎盤	妊娠22週以降	1～2回／2週
常位胎盤早期剥離	妊娠22週以降	1～2回
羊水過多(少)症	妊娠22週以降	1回／2週
胎位異常 （骨盤位，横位，斜位）	妊娠28週以降	28週以降　1回／月 36週以降　1回／週
児頭骨盤不均衡　※	妊娠37週以降	1～2回

※児頭骨盤不均衡に関しては，X線検査が優先する。
ここに示したものは一応の基準であり，症状・病状によっては異なる。
診療報酬明細書（レセプト）の摘要欄に症状・病状を詳記する。

3）婦人科超音波の留意点

①「卵巣機能不全」では，子宮・卵巣の性状を検査するため，初診時（病名が始めて診療報酬明細書に記載された年月日）に限り1回認められる。

　注）本来は，月経周期等の異常に対する若年者への経腹超音波検査で，子宮・卵巣の性状を確認するために用いられていた。

　注）「卵巣機能不全」は閉経期以降の年齢の女子に使用するのは不自然である。閉経は生理的な卵巣機能不全であり，病的な意味合いではないからである。

②「子宮内膜症」（「子宮腺筋症」，「内膜症性嚢胞」，「チョコレート嚢(膿)腫」等）は，診断のために1回，治療中は治療効果の確認のため4週間に1回とする。

診断のため1回は「子宮内膜症疑い」病名でも算定できる。

注)治療効果の確認とは，薬理学的に同種の薬剤であっても薬効が子宮内膜症治療薬となっている薬剤を使用していてもののみである。

③「子宮体癌」の診断は，細胞診，組織診が主体であるが，閉経後婦人など子宮頸管が閉鎖し，病理学的検査ができない場合や子宮体癌の進行度の診断のため，１回認められる。従って，この病名のみで同日の細胞診と超音波検査は原則不可である。

注)子宮内膜の肥厚が3〜5mm以上肥厚している場合には，子宮体癌を疑い積極的に内膜検査を必要とする。

④悪性腫瘍診断には，パルスドプラ法の有用性が認められているので，診断時に限り1回認められる。

注)病名は，「子宮体癌」，「卵巣癌」など確定病名が望ましい。

⑤腹水のみの病名で超音波検査は原則的に不可であり，原因病名を付記する必要がある。

⑥各種の骨盤内腫瘤などにおける超音波検査での経過観察は，治療中は月1回程度，無治療では3カ月に1回程度は認められる。

⑦卵管性不妊症の検査で超音波造影剤レボビスト®を使用した場合，診断時に1回認められる。

注)レボビスト®の流入を見るための検査であり，超音波でないと確認できない。

⑧子宮内膜黄体ホルモン放出システムミレーナ®に関しては，装着時位置確認，装着後3カ月以内，１年後，以降5年以内に抜去するまで年に1度，超音波で装着位置の確認は認められる。

注)子宮・附属器に超音波を行うに足る病名がない場合には，診療報酬明細書の摘要欄へ子宮内膜黄体ホルモン放出システム ミレーナ®と記載する。

麻酔料

産婦人科医にとって麻酔はかかせない手技である。

（1）一般的な留意点

● 麻酔の費用は，麻酔料と神経ブロック料の各区分の所定点数，および薬剤料または特定保険医療材料料(別に厚生労働大臣が定める保険医療材料)の所定点数を合算した点数により算定する。

● 未熟児，新生児，乳児または1歳以上3歳未満の幼児に対して麻酔を行った場

合は，当該麻酔の所定点数にそれぞれ所定点数の割合に相当する点数を加算する。

- 入院中の患者以外の患者に対し，緊急のために休日に手術を行った場合，またはその開始時間が保険医療機関の表示する診療時間以外の時間もしくは深夜である手術を行った場合の麻酔料および神経ブロック料は，それぞれ所定点数の割合に相当する点数を加算した点数により算定する。
- 入院中の患者に対し，緊急のために休日に手術を行った場合は，またはその開始が深夜である手術を行った場合の麻酔料および神経ブロック料は，それぞれ所定点数の割合に相当する点数を加算した点数により算定する。
- 同一の目的のために2つ以上の麻酔を行った場合の麻酔および神経ブロック料は，主たる麻酔の所定点数のみにより算定する。
- 麻酔料にあげられていない麻酔にあって特殊な麻酔料は，麻酔料にあげられている麻酔のうちで最も近似する麻酔の各区分の所定点数により算定する。
- 麻酔料にあげられていない表面麻酔，浸潤麻酔，または簡単な伝達麻酔の費用は，薬剤料の所定点数のみにより算定する。
- 血圧降下など当然予測される副作用などを防止するための注射，麻酔の前処置として行われる麻酔，鎮痛剤などの注射および投薬についての薬剤の費用は，薬価基準の定めるところにより算定する。
- 麻酔が前処置と局所麻酔のみによって行われる場合は，麻酔の手技料は認められないが，使用した薬剤料は薬剤の項により算定する。

> **一口メモ ▶麻酔薬剤料**
>
> 　薬価は薬価基準によるが，算定の単位は，1回に使用した総量の価格であって，注射液の1筒ごとなどの特定単位にはこだわらない。

- 麻酔の術中に起こる偶発事故に対する処置（酸素吸入，人工呼吸）および注射（強心剤など）などの費用は，別に算定する。ただし，マスクまたは気管内挿管による閉鎖循環式全身麻酔の場合は，酸素吸入，人工呼吸の算定はしない。
- 検査の部の経皮的動脈血酸素飽和度測定は，静脈麻酔，硬膜外麻酔または脊椎麻酔を実施中の患者に行った場合に算定する。呼吸不全，循環不全または術後の患者であって酸素吸入を現に行っているもの，または，酸素吸入を行う必要のあるものも算定する（ただし，その必要性を摘要欄へ詳記する）。

118

(2)麻酔料

麻酔には，以下に示す麻酔方法があり，これらの区分により算定する（**表14**）。

1)静脈麻酔

静脈麻酔とは，静脈注射用麻酔剤を用いた全身麻酔であり，意識消失を伴うものをいう。

①短時間のもの：麻酔の実施時間が10分未満の場合

②十分な体制で行われる長時間のもの(単純な場合)：10分以上行った場合

③十分な体制で行われる長時間のもの(複雑な場合)：常勤の麻酔科医が専従で当該麻酔を実施した場合

静脈麻酔の実施時間は，静脈注射用麻酔剤を最初に投与した時間を開始時間とし，検査，画像診断，処置または手術が終了した時間を終了時間とする。

ケタラール®(ケタミン)には筋注用と静注用があり，筋注用は筋肉注射による全身麻酔，静注用は静脈麻酔に準じる。

ケタミンの濫用状況は国際的に悪化しており，国連麻薬委員会は各国に規制することを呼びかけている。

医師であって，疾病の治療の目的でケタミンを施用する者は，都道府県知事から「麻薬施用者」の免許を取得する必要がある。

保管については，麻薬以外の医薬品(覚せい剤を除く)と区別して，麻薬業務所内のかぎをかけた麻薬専用の堅固な設備で保管が必要である。

また，本薬剤使用時には原則入院を必要とする。

2)硬膜外麻酔

● 頸・胸部，腰部，仙骨部の部位によって点数が異なる。この場合，第12胸椎と第1腰椎の間から硬膜外針を刺入した場合には，頸・胸部に相当する点数，第5腰椎と第1仙椎の間では，腰椎に相当する点数で算定する。

● 硬膜外麻酔は，実施時間が2時間を超えた場合は，30分またはその端数を増

表14 各種麻酔方法による分類

1. 迷もう麻酔
2. 筋肉注射による全身麻酔，注腸による麻酔
3. 静脈麻酔
4. 硬膜外麻酔
5. 脊椎麻酔
6. 開放点滴式全身麻酔
7. 閉鎖循環式全身麻酔

すごとに，所定点数の割合に相当する点数を加算する。この場合の実施時間は硬膜外麻酔用の局所麻酔薬を注入した時点を開始時間とし，当該手術の終了した時点を終了時間として算定する。

- 閉鎖循環式麻酔を併せて行った硬膜外麻酔の加算を算定した場合は，硬膜外麻酔の時間外加算は算定しない。
- 硬膜外麻酔後における局所麻酔剤の持続注入（1日につき，麻酔当日を除く）を行った場合は，所定点数に1日につき特定の点数を加算する。

　精密持続注入とは，自動注入ポンプを用いて1時間に10mL以下の速度で局所麻酔剤を注入するものをいう。

3）脊髄くも膜下麻酔

- 脊髄くも膜下麻酔は実施時間が2時間を超えた場合は，30分またはその端数を増すごとに，所定点数の割合に相当する点数を加算する。この場合，実施時間は脊髄くも膜下麻酔用の局所麻酔薬を注入した時点を開始時間とし，当該手術の終了した時点を終了時間として算定する。

4）開放点滴全身麻酔

- ガス麻酔器を使用する10分以上20分未満の麻酔は，本区分により算定する。なお，ガス麻酔器を使用する麻酔の実施時間は，麻酔器に接続した時間を開始時間とし，麻酔器から離脱した時間を終了時間とする。

5）閉鎖循環式全身麻酔

- マスクまたは気管内挿管による閉鎖循環式全身麻酔は2時間までの所定点数以外に，実施時間が2時間を超える場合は，30分またはその端数を増すごとに，特定点数を加算する。
- 腹腔鏡下手術の場合，婦人科では腹腔鏡下手術の麻酔料＋その他の麻酔料で算定する。
- 酸素を使用した場合，その材料価格を10円で除して得た点数（酸素を併せて窒素を使用した場合は，それぞれの材料価格を10円で除して得た点数を合算した点数）を加算する。酸素および窒素の材料価格は，別に厚生労働大臣が定める。
- 硬膜外麻酔を併せて行った場合は，硬膜外麻酔の所定点数の割合に相当する点数を加算する。
- 経皮的動脈血酸素飽和度監視を行った場合は，別に算定しない。
- 終末呼気炭酸ガス濃度監視を行った場合は，別に算定しない。
- マスクまたは気管内挿管による閉鎖循環式全身麻酔を同一日に行った呼吸心拍監視の費用は，所定点数に含まれるものとする。

> **一口メモ ▶ 呼吸心拍監視**
>
> 　通知文によれば「重篤な心機能障害もしくは呼吸機能障害を有する患者またはそのおそれのある患者に対して，常時監視を行っている場合に算定されるものである」となっている。脊椎麻酔，硬膜外麻酔のみならず静脈麻酔においても麻酔深度などにより，呼吸機能障害のおそれが想定される。そのためすべての麻酔において呼吸心拍監視が算定すると考える審査委員が多い。しかし，これに対する査定の可否は各都道府県の審査委員会にあり，個々の審査委員の裁量にはない。

（3）麻酔管理料

　麻酔科標榜医により，質の高い麻酔が提供されることを評価するものである。

　麻酔管理料は（Ⅰ）と（Ⅱ）に分かれている。

　対象は，

①硬膜外麻酔または脊椎麻酔を行なった場合

②マスクまたは気管内挿管による閉鎖循環式全身麻酔を行った場合

である。

　未熟児・新生児・乳児・幼児加算，時間外加算などの加算は適用としない。

　麻酔前後の診察および麻酔の内容を診療録に記載する。なお，麻酔前後の診察について記載された麻酔記録，麻酔中の麻酔記録の診療録への添付により診療録への記載に代えることができる。

　同一の患者について，麻酔管理料（Ⅰ）と麻酔管理料（Ⅱ）を併算定することはできないが，同一保険医療機関において麻酔管理料（Ⅰ）と麻酔管理料（Ⅱ）の双方を異なる患者に算定することは可能である。

1）麻酔管理料（Ⅰ）

- 硬膜外麻酔または脊椎麻酔を行なって帝王切開術を行った場合には，加算点数がある。
- 緊急の場合を除き，麻酔前後の診察は，麻酔を実施した日以外に行われなければならない。
- 麻酔科標榜医が，麻酔科標榜医以外の医師と共同して麻酔を実施する場合においては，麻酔科標榜医が，当該麻酔を通じ，麻酔中の患者と同室内で麻酔管理に当たり，主要な麻酔手技を自ら実施した場合に算定する。
- 周術期薬剤管理加算は算定可能である。

2）麻酔管理料（Ⅱ）

- 保険医療機関において，常態として週3日以上かつ週22時間以上の勤務を行っている医師（担当医）であって，麻酔科標榜医の指導の下に麻酔を担当するもの，または常勤の麻酔科標榜医が，麻酔前後の診察を行い，担当医師が，硬膜外麻酔，脊椎麻酔，マスクまたは気管内挿管による閉鎖循環式全身麻酔を行った場合に算定する。
- 緊急の場合を除き，麻酔前後の診察は，麻酔を実施した日以外に行われなければならない。また，麻酔前後の診察を麻酔科標榜医が行った場合，麻酔科標榜医は，診察の内容を担当医師に共有する。
- 主要な麻酔手技を実施する際には，麻酔科標榜医の管理下で行わなければならない。麻酔科標榜医は，麻酔中の患者と同室内にいる必要がある。
- 担当医師が実施する一部の行為を，麻酔中の患者の看護にかかわる適切な研修を修了した常勤看護師が実施しても差し支えないものとする。また，この場合において，麻酔前後の診察を行った担当医師または麻酔科標榜医は，診察の内容を看護師に共有すること。
- 周術期薬剤管理加算は算定可能である。

（4）神経ブロック料

　癌性疼痛のために各対応神経ブロックが用いられる場合がある。

　ブロック料には局所麻酔薬を使用する場合と，神経破壊剤を使用する場合によって点数が異なる。

　傍子宮頸管ブロックに相当するブロック料は，神経幹内注射を算定するが，手術に伴うブロックとしては算定が難しい。

- 神経ブロックとは，疼痛管理に専門的知識を持った医師が行うべき手技であり，疾病の治療または診断を目的とし，主として末梢の脳脊髄神経節，脳脊髄神経，交感神経節等に局所麻酔剤，ボツリヌス毒素もしくはエチルアルコール（50%以上）およびフェノール（2%以上）等の神経破壊剤の注入または高周波凝固法により，神経内の刺激伝達を遮断することをいう。
- 神経ブロックは，疼痛管理を専門としている医師またはその経験のある医師が，原則として局所麻酔薬，ボツリヌス毒素もしくは神経破壊剤または高周波凝固法を使用した場合に算定する。ただし，医学的必要性があり，局所麻酔薬または神経破壊剤とそれ以外の薬剤を混合使用した場合は神経ブロックとして算定できる。この場合，医学的必要性を深慮報酬明細書に記入する。

5 在宅医療

在宅医療は，患者の家宅へ医師，看護師等，薬剤師，または各種専門士等が訪問し，必要な医療を提供した場合に算定する制度である（**表15 ～ 17**）。

産婦人科医にとって馴染みの少ない領域であるが，自宅自己注射（不妊治療領域）や在宅糖尿病患者指導管理料などがあり，これに関して解説する。

在宅自己注射指導管理料

- 厚生労働大臣が定める注射薬の自己注射を行っている外来の患者に対して，自己注射に関する指導管理を行った場合に算定する。ただし，外来化学療法加算を算定している患者については，この管理料を算定しない。
- 初回の指導を行った日の属する月から起算して3月以内の期間に指導管理を行った場合には，導入初期加算として，3月を限度として，加算点数を所定点数に加算する。
- 処方の内容に変更があった場合には，前文の規定にかかわらず，指導を行った日の属する月から起算して1月を限度として，1回に限り導入初期加算を算

表15 在宅患者診療・指導料

往診料
在宅患者訪問診療料（Ⅰ）（1日につき）
在宅患者訪問診療料（Ⅱ）（1日につき）
在宅時医学総合管理料（月1回）
在宅時医学総合管理料（月1回）
施設入居時等医学総合管理料（月1回）
在宅がん医療総合診療料（1日につき）
救急搬送診療料
救急患者連携搬送料
在宅患者訪問看護・指導料（1日につき）
同一建物居住者訪問看護・指導料（1日につき）
在宅患者訪問点滴注射管理指導料（1週につき）
在宅患者訪問リハビリテーション指導管理料（1単位）
訪問看護指示料
介護職員等喀痰吸引等指示料
在宅患者訪問薬剤管理指導料
在宅患者訪問栄養食事指導料
在宅患者連携指導料
在宅患者緊急時等カンファレンス料
在宅患者共同診療料
在宅患者訪問褥瘡管理指導料
外来在宅共同指導料
在宅がん患者緊急時医療情報連携指導料

令和6年6月

定する。

● 患者に対し，バイオ後続品に係る説明を行い，バイオ後続品を処方した場合には，バイオ後続品導入初期加算として，バイオ後続品の初回の処方日の属する月から起算して3月を限度として，加算点数を所定点数に加算する。

● 保険医療機関において，在宅自己注射指導管理料を算定すべき医学管理を情報通信機器を用いて行った場合は，各所定点数に代えて，それぞれ対応する点数を算定する。

● 在宅自己注射指導管理料を算定している患者の外来受診時（緊急時に受診し

表16 在宅療養指導管理料

退院前在宅療養指導管理料
在宅自己注射指導管理料☆
在宅小児低血糖症患者指導管理料
在宅妊娠糖尿病患者指導管理料☆
　　1 在宅妊娠糖尿病患者指導管理料1
　　2 在宅妊娠糖尿病患者指導管理料2
在宅自己腹膜灌流指導管理料
在宅血液透析指導管理料
在宅酸素療法指導管理料
在宅中心静脈栄養法指導管理料
在宅成分栄養経管栄養法指導管理料
在宅小児経管栄養法指導管理料
在宅半固形栄養経管栄養法指導管理料
在宅自己導尿指導管理料
在宅人工呼吸指導管理料
在宅持続陽圧呼吸療法指導管理料
在宅ハイフローセラピー指導管理料
在宅麻薬等注射指導管理料
在宅腫瘍化学療法注射指導管理料
在宅強心剤持続投与指導管理料
在宅悪性腫瘍患者共同指導管理料
在宅寝たきり患者処置指導管理料
在宅自己疼痛管理指導管理料
在宅振戦等刺激装置治療指導管理料
在宅迷走神経電気刺激治療指導管理料
在宅仙骨神経刺激療法指導管理料
在宅舌下神経電気刺激療法指導管理料
在宅肺高血圧症患者指導管理料
在宅気管切開患者指導管理料
在宅喉頭摘出患者指導管理料
在宅難治性皮膚疾患処置指導管理料
在宅植込型補助人工心臓（非拍動流型）指導管理料
在宅経腸投薬指導管理料
在宅腫瘍治療電場療法指導管理料
在宅経肛門的自己洗腸指導管理料
在宅中耳加圧療法指導管理料
在宅抗菌薬吸入療法指導管理料

令和6年6月

た場合を除く)に，在宅自己注射指導管理にかかわる皮内，皮下及び筋肉内注射，静脈内注射を行った場合の費用及び注射に使用した患者が在宅自己注射を行うに当たり医師が投与を行っている注射薬の費用は算定できない。なお，緊急時に受診した場合の注射にかかわる費用を算定する場合は，診療報酬明細書の摘要欄に緊急時の受診である旨を記載すること。

在宅自己注射指導管理料

1）複雑な場合
2）1）以外の場合
　①月27回以下の場合
　②月28回以上の場合

表17 在宅療養指導管理材料加算

血糖自己測定器加算
注入器加算
間歇注入シリンジポンプ加算
持続血糖測定器加算
経腸投薬用ポンプ加算
持続皮下注入シリンジポンプ加算
注入器用注射針加算
紫外線殺菌器加算
自動腹膜灌流装置加算
透析液供給装置加算
酸素ボンベ加算
酸素濃縮装置加算
液化酸素装置加算
呼吸同調式デマンドバルブ加算
在宅中心静脈栄養法用輸液セット加算
注入ポンプ加算
在宅経管栄養法用栄養管セット加算
特殊カテーテル加算
人工呼吸器加算
在宅持続陽圧呼吸療法用治療器加算
携帯型ディスポーザブル注入ポンプ加算
疼痛等管理用送信器加算
携帯型精密輸液ポンプ加算
携帯型精密ネブライザ加算
気管切開患者用人工鼻加算
排痰補助装置加算
在宅酸素療法材料加算
在宅持続陽圧呼吸療法材料加算
在宅ハイフローセラピー材料加算
在宅経肛門的自己洗腸用材料加算
横隔神経電気刺激装置加算
在宅ハイフローセラピー装置加算
在宅抗菌薬吸入療法用ネブライザ加算

令和6年6月

複雑な場合については，間欠注入シリンジポンプを用いて在宅自己注射を行っている患者について，診察を行ったうえで，ポンプの状態，投与量等について確認・調整等を行った場合に算定する。この場合，プログラムの変更にかかわる費用は所定点数に含まれる。

在宅自己注射の導入前に，入院または2回以上の外来，往診もしくは訪問診療により，医師による十分な教育期間をとり，十分な指導を行った場合に限り算定する。ただし，アドレナリン製剤については，この限りではない。また，指導内容を詳細に記載した文書を作成し患者に交付すること。なお，在宅療養指導管理料の通則の留意事項に従い，衛生材料等については，必要かつ十分な量を支給すること。

導入初期加算ならびに並びにバイオ後続品導入初期加算は，対面診療を行った場合に限り，算定できる。

2つ以上の保険医療機関が同一の患者について，異なった疾患に対する指導管理を行っている場合には，いずれの保険医療機関においても，在宅療養指導管理料を算定する。なお，この場合にあっては，相互の保険医療機関において処方されている注射薬等を把握すること。

性腺刺激ホルモン製剤

性腺刺激ホルモン製剤は，現在HMG注射薬，HCG注射薬が一括して性腺刺激ホルモン製剤として統括され，在宅自己注射指導管理料算定可能薬剤となっているので，その運用には注意が必要である。

在宅妊娠糖尿病患者指導管理料

1) 在宅妊娠糖尿病患者指導管理料1

妊娠中の糖尿病患者または妊娠糖尿病の患者であって外来の患者に対して，周産期における合併症の軽減のために適切な指導管理を行った場合に算定する。

2) 在宅妊娠糖尿病患者指導管理料2

在宅妊娠糖尿病患者指導管理料1を算定した外来の患者に対して，分娩後も継続して血糖管理のために適切な指導管理を行った場合に，分娩後12週の間，1回に限り算定する。

在宅妊娠糖尿病患者指導管理料1は，妊娠中の糖尿病患者または妊娠糖尿病の患者であって，下記の者のうち，血糖自己測定値に基づく指導を行うため血糖測定器を現に使用している者に対して，適切な療養指導を行った場合に算定する。妊娠中の糖尿病患者または妊娠糖尿病患者のうち，以下の(1)または(2)

に該当する者

(1) 以下のいずれかを満たす糖尿病である場合（妊娠時に診断された明らかな糖尿病）

　1) 空腹時血糖値が126mg/dL以上

　2) HbA1cがJDS値で6.1%以上（NGSP値で6.5%以上）

　3) 随時血糖値が200mg/dL以上

　　注：3) の場合は，空腹時血糖値またはHbA1cで確認すること。

　4) 糖尿病網膜症が存在する場合

(2) ハイリスクな妊娠糖尿病である場合

　1) HbA1cがJDS値で6.1%未満（NGSP値で6.5%未満）で75gOGTT 2時間値が200mg/dL以上

　2) 75gOGTTを行い，次に掲げる項目に2項目以上該当する場合または非妊娠時のBMIが25以上であって，次に掲げる項目に1項目以上該当する場合

　①空腹時血糖値が92mg/dL以上

　②1時間値が180mg/dL以上

　③2時間値が153mg/dL以上

　在宅妊娠糖尿病患者指導管理料2は，同指導管理料1に該当し，妊娠中に同指導管理料1を算定した患者であって，引き続き分娩後における血糖管理を必要とするものについて，分娩後12週間以内に適切な療養指導を行った場合に，1回に限り算定する。

6 その他

看護職員処遇改善評価料（1日につき）

　看護職員の処遇の改善を図る体制その他の事項につき，保険医療機関に入院している患者で，入院基本料（特別入院基本料等を含む），特定入院料，短期滞在手術等基本料（短期滞在手術等基本料1を除く）を算定しているものについて，基準にかかわる区分に従い，それぞれ所定点数を算定する。

127

外来・在宅ベースアップ評価料（Ⅰ）（1日につき）

1）初診時
2）再診時等
3）訪問診療時
イ 同一建物居住者等以外の場合
ロ イ以外の場合

　これらは，保険医療機関に勤務する主として医療に従事する職員（医師及び歯科医師を除く）の賃金の改善を実施することについて評価したものであり，保険医療機関を受診した患者に対して初診，再診，訪問診療を行った場合に算定する。

外来・在宅ベースアップ評価料（Ⅱ）（1日につき）

　保険医療機関が勤務する対象職員の賃金のさらなる改善を必要とする場合において，賃金の改善を実施することについて評価したものであり，保険医療機関を受診した患者に対して初診，再診，訪問診療を行った場合に算定する。

入院ベースアップ評価料（1日につき）

　保険医療機関に勤務する対象職員の賃金の改善を実施することについて評価したものであり，入院基本料，特定入院料または短期滞在手術等基本料を算定している患者について，1日につき1回に限り算定する。

各 論

1章	内分泌・不妊症	130
2章	流産・早産	155
3章	異所性妊娠	163
4章	妊娠高血圧症候群	166
5章	産科救急	175
6章	婦人科感染症	187
7章	婦人科良性腫瘍（子宮筋腫・良性卵巣腫瘍）	201
8章	婦人科悪性腫瘍（子宮頸癌・子宮体癌・卵巣癌）	209
9章	中高年女性の疾患	233

各論

1章

内分泌・不妊症

　従来，体外受精・胚移植(IVF-ET)などの生殖補助医療(ART)を中心とする技術は保険の対象外とされてきたが，2022年の診療報酬改定以降，年齢および胚移植の回数等の制限はあるものの，ARTにも公的保険が適用されることとなった。これにより，不妊症治療のかなりの部分は保険の対象となったが，検査・治療のなかには，依然として保険適応とはならず，先進医療として施行されているものや，引き続き自由診療のみで行われているものも存在する。療養担当規則第18条に「保険医は，特殊な療法又は新しい療法については，厚生労働大臣の定めるもののほか行ってはならない」と明記されており，混合診療の回避を考えた場合，行おうとする検査・治療が保険適応であるかどうかについて，従来と比べ一層の注意が必要となっている。本章では，こうした背景も踏まえ，不妊症患者の診療における社会保険上の注意点と問題点について概説する。

　なお，保険診療で不妊治療を行おうとする場合には，その内容に応じた各届出(一般不妊治療管理料にかかわる届出，生殖補助医療管理料にかかわる届出，精巣内精子採取術にかかわる届出等)が必要となり，治療の開始時には治療計画を作成する。

1　内分泌学的検査における留意事項

　療養担当規則第20条「診療の具体的方針」には，「各種の検査は診療上必要があると認められる場合に行う」「各種の検査は，研究の目的をもって行ってはならない(後略)」と明記され，いわゆるスクリーニング検査は保険の給付外である。従って，すべての検査には各々の適応疾患名の記載が必要である。

　検体は血清を原則とする。

LH，FSH測定の適応

「不妊症」の病名だけでは算定できず，黄体機能不全，卵巣機能不全，機能性出血，月経異常，早発および遅発思春期，排卵障害，更年期障害，卵巣腫瘍（ホルモン産生腫瘍）などが適応となる。

更年期障害の場合は，一般に（E_2と）FSHが60歳程度まで認められ，LHは地域によっては詳記が求められる。ホルモン産生腫瘍も一般に詳記が求められる。

● 測定間隔は変動が少ない症例では4カ月ごとが一般的であり，病態の変化を追跡する場合は月に1〜2回程度である。

● 生殖補助医療で調節卵巣刺激を行う際のホルモン採血について，生殖医療ガイドラインでは，「超音波検査でモニタリングが困難な場合や卵巣刺激に対する卵巣の反応が過剰または乏しいことが疑われる場合には，超音波検査に加えて血液検査を併用する。」としており，具体的な採血時期については，「卵巣刺激開始前にE_2，LH，FSH，卵巣刺激中にE_2，LH測定が行われている」と記載している。LH，FSHの検査回数については，上述の月2回程度までの採血は容認されると考えるが，3回を超える場合には，地域によっては詳記が求められる。

プロラクチン測定の適応

やはり「不妊症」の病名だけでは算定できず，高プロラクチン血症，乳漏症が適応となる。なお，卵巣機能不全は病名開始月のみ可能である。

汎下垂体機能低下症，プロラクチン産生腫瘍（下垂体腫瘍）も適応となる。

測定は月に1回を原則とする。

内分泌負荷試験の適応

下垂体前葉負荷試験に含まれるものとしては，成長ホルモン，ゴナドトロピン，プロラクチン，副腎皮質刺激ホルモンなどがあり，それぞれインスリン負荷，LH-RH負荷，TRH負荷，デキサメタゾン負荷試験などがある。また性腺負荷試験に含まれるものとしては，エストラジオールやテストステロンがあり，それぞれhMG負荷およびhCG負荷試験がある。

● 各負荷試験については「測定回数や負荷する薬剤の種類にかかわらず，一連のものとして月に1回算定する」が，「1カ月に上限が設定」されているので注意が必要である。なお，下垂体前葉負荷試験および副腎皮質負荷試験以外のものは，測定ホルモンの種類にかかわらず「一連」とされている。また，負荷試験に伴って行った注射（手技料），採血および検体測定の費用は，採血回数，

測定回数およびホルモンの種類にかかわらず所定の点数に含まれる（検査の薬剤料は算定する）。

エストラジオール測定の適応

1）排卵障害，卵巣機能不全，機能性出血，月経異常，早発および遅発思春期，更年期障害※，卵巣腫瘍※（ホルモン産生腫瘍）に適応がある（※注記が必要）。
- 測定は1カ月に1～2回が認められる。

2）ゴナドトロピン製剤などの使用による排卵誘発および調節卵巣刺激時のモニタリング
- 1周期に3回まで。
- 必要に応じて1～2回の追加が認められるがレセプト摘要欄に注記を要する。
- 卵巣過剰刺激症候群（OHSS）の重篤副作用疾患別対応マニュアル（令和3年改定：厚生労働省）では，OHSSの予防にあたり，エストラジオール値（一般排卵誘発時2,000pg/mL以上）を目安とする旨の記載がある。
- 生殖医療ガイドラインではART時のOHSSハイリスクの目安として血中エストラジオール値3,500pg/mLを挙げている。

プロゲステロン測定の適応

- 排卵障害，月経異常，卵巣機能不全，黄体機能不全が適応である。
- 1周期に2回を原則とする。

テストステロン，DHEA-S測定の適応

- 多嚢胞性卵巣症候群（PCOS），男性化症候群，排卵障害，多毛症，卵巣腫瘍※（ホルモン産生腫瘍）が適応である（※注記が必要）。
- 1カ月に1回を原則とする。
- PCOSの診断基準（日本産科婦人科学会生殖・内分泌委員会，2024年）では，「血中アンドロゲンの測定には総テストステロンを用い」るとしている。

甲状腺機能検査の適応

- 「甲状腺機能低下症」「甲状腺機能亢進症」では，TSH，freeT$_3$，freeT$_4$を算定することが一般的である。抗体検査は病名確定後に検査する。

尿中LH定性の適応

卵巣機能不全，排卵障害が適応である。

- 排卵予知のための尿中LH半定量法は1日2回，1周期につき6回まで認められる。ただし実日数が3日以上であることが条件である。
- また患者にもたせて自己判定させる場合は算定しない。

血中抗ミュラー管ホルモン（AMH）測定の適応

- 2022年の診療報酬改定の際に，不妊症患者に対して調節卵巣刺激法における治療方針の決定を目的として，血中AMH値を測定することが新たに認められた。その後，2024年の改定では対象が一般不妊患者にも拡大され，卵巣の機能の評価及び治療方針の決定を目的として，血清又は血漿を検体としてEIA法，CLEIA法又はECLIA法により測定した場合に，6月に1回に限り算定できる，とされた。

Y染色体微小欠失検査の適応

- 2022年の診療報酬改定の際に，不妊症の患者であって，生殖補助医療を実施しているものに対して，PCR-eSSO法により，精巣内精子採取術の適応の判断を目的として実施した場合に，患者1人につき1回に限り算定できる，とされた。

2 超音波断層検査における留意事項

　日常の不妊症診療において，超音波断層検査は非常に有用であるが，不妊症の傷病名では超音波断層検査は保険の給付にならない。不妊症治療における超音波断層検査は，従来は卵巣過剰刺激症候群（OHSS）や多胎の防止を目的として行われるものであったが，2022年の診療報酬改定以降，一般不妊治療および生殖補助医療に保険が適用されており，これらに伴い，卵胞発育の評価や排卵日の特定を目的として超音波断層検査を施行する事が可能となった。ただし，その施行のためには，施設基準及び算定要件を満たし，治療計画を作成する必要がある。

卵胞径計測の適応

- 不妊治療において，医師の医学的判断により卵胞の発育状況の確認や子宮内膜の観察を目的として超音波検査を実施した場合には保険診療として請求可能，とされている。

- ゴナドトロピン製剤を使用した排卵誘発および生殖補助医療の調節卵巣刺激の際，卵胞径の計測や卵巣過剰刺激症候群の予知を目的として算定が可能である。施行回数は1周期につき3回までを原則とする。

  その際の傷病名として，ただ不妊症や卵巣機能不全などとするだけでなく，無排卵周期症，卵胞発育不全症，排卵障害などの排卵誘発に関する傷病名を記載する。
- クロミフェンクエン酸塩，シクロフェニル，レトロゾール内服による排卵誘発の際にも，卵胞径の計測や卵巣過剰刺激の予知には，1周期につき3回までとする。傷病名はゴナドトロピン製剤の注射による排卵誘発の際と同様である。院外処方の場合は，その旨をレセプトに注記することが必要である。
- hCG注射のみによる排卵誘発の場合は，原則として1周期につき1回，症例により2回まで算定する。

子宮・卵巣の性状観察

　子宮内膜厚の観察や卵胞計測以外の形態観察は他の保険病名が必要である。

　ただし卵巣機能不全の場合は，初診時に限り子宮・卵巣の性状を観察するために1回のみ認められる。
- OHSSの発症リスクが高い場合には，医師の医学的判断により，追加での超音波検査も容認されると考えるが，保険病名の登録と症状詳記が必要となる。

3 その他の不妊症検査における留意事項

内視鏡検査など
- 不妊症患者の診療では，卵管や子宮内腔の性状および腹腔内の不妊因子検索の目的で種々の内視鏡検査が行われる。ただし，処置または手術と同時に行った内視鏡検査は，別に算定しないことに留意する。

クラミジア検査(p.190「性器クラジミア感染症，淋菌感染症」を参照)
- 不妊の原因となる感染症のなかでも，クラミジア感染症の頻度は増加傾向にあり，その検査は必要である。ただし，クラミジア抗原と抗体検査の同一日の併施は認められていない。

　感染部位と病名の両方の記載が必要とされ，検体の採取が可能な子宮頸管炎などは抗原検査を，女性骨盤炎，卵管炎などは抗体検査を優先される。

先進医療

　先進医療は，いまだ保険診療として認められていない先進的な医療技術等について，安全性・有効性等を確保するための施設基準を設定し，保険診療と保険外診療との併用を認め，将来的な保険導入に向けた評価を行う制度である。本章の冒頭に記載した通り，従来，自由診療で行われていたARTに伴う検査や治療のうち，保険適応とはならなかったものの，先進医療としての施行が認められたものが複数存在する。以下に執筆時点での生殖医療にかかわる先進医療を挙げる。

　なお，先進医療のうち先進医療Aとして告示された医療技術を実施するためには，施設基準を満たす医療機関から所管厚生（支）局への届出が必要となる。先進医療Bについては，先進医療技術審査部会で審査が行われた後，申請医療機関ごとに個別に実施の可否が決定される。

（1）先進医療A

- ・ヒアルロン酸を用いた生理学的精子選択術（いわゆる，PICSI法）
- ・タイムラプス撮像法による受精卵・胚培養
- ・子宮内細菌叢検査（いわゆる，EMMA/ALICE法）
- ・子宮内膜刺激法（いわゆる，SEET法）
- ・子宮内膜受容能検査（いわゆる，ERA）法
- ・子宮内膜受容能検査（いわゆる，ERPeak）法
- ・子宮内膜擦過術（いわゆる，内膜スクラッチ法）
- ・強拡大顕微鏡による形態良好精子の選別法（いわゆる，IMSI法）
- ・子宮内フローラ検査
- ・二段階胚移植法
- ・膜構造を用いた生理学的精子選択術（マイクロ流体技術を用いた精子選別）

（2）先進医療B

- ・不妊症患者に対するタクロリムス投与療法
- ・着床前胚異数性検査（PGT-A）

4 不妊治療薬投薬（排卵誘発薬など）における留意事項

クロミフェンクエン酸塩錠，シクロフェニル錠の適応

- クロミフェンクエン酸塩錠の適応は排卵障害に基づく不妊症の排卵誘発（すなわち「排卵障害」と「不妊症」），生殖補助医療における調節卵巣刺激，乏精子症における精子形成の誘導，シクロフェニル錠は第1度無月経，無排卵性無月経，希発月経の排卵誘発が適応となる。
- クロミフェンクエン酸塩錠は初回治療周期で1日50mg 5日間投与する。効果不良の場合には，次周期以降の1日投与量を100mgに増量する。クロミフェン1日150mg 5日間は，1日100mg 5日間が無効であった旨の詳記が必要な場合がある。
- クロミフェンクエン酸塩錠は，生殖補助医療における調節卵巣刺激に対して，1日50mgから100mgを月経周期3日目から投与開始し，トリガーの前日（概ね10日間）まで使用することが，医薬品の適応外使用にかかわる保険診療上の取扱いにおいて認められている。
- シクロフェニル錠は1日400〜600mg 5〜10日間投与する。

レトロゾールの適応

- レトロゾールの適応は生殖補助医療における調節卵巣刺激，多嚢胞性卵巣症候群における排卵誘発及び原因不明不妊における排卵誘発が適応となる。
- 初回治療周期は2.5mgを月経周期3日目から5日間投与する。効果不良の場合には，次周期以降の1日投与量を5mgに増量する。

hMG-hCG療法の適応

- 視床下部性無月経・下垂体性無月経の排卵誘発，生殖補助医療における調節卵巣刺激が適応となる。傷病名は不妊症のみでは不可であり，排卵障害に関する病名が必要である。
  ①第1度無月経（クロミフェン・シクロフェニル無効のもの）
  ②第2度無月経（下垂体性，視床下部性，卵巣性無月経に限る）
- 無排卵性子宮出血（クロミフェン・シクロフェニル無効のもの）
- 黄体機能不全症および原因不明不妊症

hMGの投与量と投与日数の基準
- 第1度無月経…75 〜 150単位(4 〜 10日)
- 第2度無月経…75 〜 150単位(7 〜 14日)

　　hMGに対する卵巣の反応は症例により個人差が大きいことや，重症の下垂体性無月経や視床下部性無月経では14日間以上の投与後にようやく排卵する症例もあることから，上記基準の投与量および日数を超える例については詳記が必要である。反応不良例には最大300単位/日まで認められるが，治療内容(75，150，225単位/日へと漸次増量したことなど)を記載のうえ，傾向的にならないよう注意が必要である。

FSH製剤(尿由来製剤)の適応
- 視床下部性無月経，下垂体性無月経の排卵誘発(多嚢胞性卵巣症候群の場合を含む)，生殖補助医療における調節卵巣刺激が適応となり，75 〜 150単位を4 〜 20日間投与する。

在宅自己注射指導管理料
- ガニレスト®，セトロタイド®，オビドレル®，ゴナールエフ®，レコベル®，性腺刺激ホルモン製剤(HCG)，HMG®，フォリスチム®において，自己注射を実施している患者に対して指導管理を行った場合に在宅自己注射指導管理料が算可能である。
- ゴナールエフ皮下注ペン，レコベルは注入器一体型キットであるために注入器加算は算定ができず，ガニレスト及びオビドレルでは針付注入器一体型キットであるので注入器加算及び注入器用注射針加算は算定できない。

(1)フォリトロピンアルファ製剤(遺伝子組換えヒト卵胞刺激ホルモン製剤)の保険適用
- ゴナールエフ®は視床下部一下垂体機能障害または多嚢胞性卵巣症候群に伴う無排卵および希発排卵における排卵誘発，生殖補助医療における調節卵巣刺激または低ゴナドトロピン性男子性腺機能低下症における精子形成の誘導が適応となる。
- 在宅自己注射指導管理料が算定可能であるが，ゴナールエフ®皮下注ペン300IU・450IU・900IUでは注入器加算は算定できない(前述)。

各論

1章

内分泌・不妊症

（2）フォリトロピンベータ製剤（遺伝子組換えヒト卵胞刺激ホルモン製剤）の保険適用

- フォリスチム®は生殖補助医療における調節卵巣刺激または視床下部－下垂体機能障害に伴う無排卵及び希発排卵における排卵誘発が適応となる。
- 在宅自己注射指導管理料の他に注射器加算，注射器用針加算が算定可である（前述）。

（3）フォリトロピンデルタ製剤（遺伝子組換えヒト卵胞刺激ホルモン製剤）の保険適用

- レコベル®は生殖補助医療における調節卵巣刺激が適応となる。
- 在宅自己注射指導管理料の他に注射器用針加算が算定可である（前述）。

hCG投与の時期

- 頸管粘液検査の回数は1周期に3 〜 4回までが保険適用とされる。

hCGの投与量と投与日数の基準

- 卵巣過剰刺激症候群予防の点からも，hCGの投与量と投与日数には十分留意する必要がある。
- hCGは5,000単位/日を1 〜 2日までが認められる。
- hCG 10,000単位/回は睾丸機能検査が適応病名となっている。排卵誘発困難症例についても給付を認める方向にあるといわれているが1日のみとし，その旨の詳記が望ましい。3,000 〜 5,000単位/回が社会保険運用の観点からも適正量であると考えられる。
- 遺伝子組換えhCG，オビドレル皮下注シリンジ250μg®は視床下部-下垂体機能障害に伴う無排卵または希発排卵における排卵誘発および黄体化が適応となる。これは性腺刺激ホルモンの一つではあり，在宅自己注射指導管理料が算定可能である（前述）。

GnRHアゴニスト点鼻製剤

- ブセレリン酢酸塩（スプレキュア点鼻液®，ブセレリン点鼻液®）は生殖補助医療における早発排卵の防止と生殖補助医療における卵胞成熟が適応となっているが，ナファレリン酢酸塩水和物（ナサニール®）は生殖補助医療における早発排卵の防止のみが適応となっている点に注意が必要である。
- 卵胞成熟のトリガーとして使用する場合は，左右の鼻腔に各々1噴霧投与を

1回投与（1回あたりブセレリンとして計300μg）とし，通常，採卵の34～36時間前に2回投与とし，1～4回の範囲で適宜調節する。

- 早期排卵防止として使用する場合には，調節卵巣刺激を行う前の月経周期の黄体期中期または2日目から投与を開始し，下垂体脱感作を確認した後に調節卵巣刺激を開始し，調節卵巣刺激に引き続く最終的な卵胞成熟の誘発まで本剤の投与を継続または調節卵巣刺激を行う月経周期の1～2日目から投与を開始し，調節卵巣刺激に引き続く最終的な卵胞成熟の誘発まで継続する。

プロゲステロン腟剤

- プロゲステロン腟剤（ルティナス腟錠100mg®，ルテウム腟用坐剤400mg®，ワンクリノン腟用ゲル90mg®，ウトロゲスタン腟用カプセル200mg®）は生殖補助医療における黄体補充が適応となる。
- ルティナス腟錠100mg®，ルテウム腟用坐剤400mg®，ワンクリノン腟用ゲル90mg®，では，採卵日または子宮内膜が十分に厚くなった時点から最長10週間，妊娠12週まで，ウトロゲスタン腟用カプセル200mg®では胚移植2～7日前より経腟投与する。妊娠が確認できた場合は，胚移植後9週（妊娠11週）まで投与の継続が可能となっている。
- 1日の用量はワンクリノン腟用ゲル90mg®は1回，ルテウム腟用坐剤400mg®は2回，ルティナス腟錠100mg®は2～3回，ウトロゲスタン腟用カプセル200mg®は3回と異なることに留意が必要である。

適応外使用薬剤の診療報酬審査について

以下の4つにおいて，個々の症例ごとの医学的判断により診療報酬の審査がなされる。

- modified natural cycle IVF，mild IVF における，排卵抑制のためのジクロフェナクまたはイブプロフェンの使用
- 卵巣過剰刺激症候群（OHSS）ハイリスク患者に対する，OHSS発症予防のためのレトロゾールの使用
- 胚移植における黄体補充での，黄体ホルモン製剤との併用におけるエストロゲン製剤の使用
- セトロレリクス酢酸塩，ガニレリクス酢酸塩はOHSS発症リスクが高い症例に対して使用した場合，審査上認められる。

その他の注意点

　交通事情や遠方に居住する患者の都合により，他施設からの依頼でホルモン剤の注射や投薬について委託を受けた場合は，主治医としての診療及び注射・投薬の保険請求を行うことは可能であるが，適応外使用などは患者の承諾を得て自費請求とするべきであり，医事紛争との関連も含めて十分留意することが必要である。

5 新たに保険適用となった一般不妊治療・生殖補助医療

不妊治療の保険適用

　2022年の診療報酬改定において変化した点は，これまで自費で施行されていた配偶者間人工授精(AIH)，ARTが保険適用となった点である。2021年に刊行された生殖医療ガイドラインにおける評価や中央社会保険医療協議会(中医協)の議論を踏まえて，一般不妊治療，ARTの多くの項目が保険適用となった。2022年より新たに保険適用となった一般不妊治療，ARTに関連する項目について，令和6年度診療報酬改定による変更も踏まえて解説する。なお，不妊治療については新たに保険適用となった項目であるため，診療報酬の算定方法については解釈が難しい点が多い。厚生労働省保健局による疑義解釈資料などが頻繁に発出されるため，最新の情報に注意する必要がある。

一般不妊治療

(1)一般不妊治療管理料

　一般不妊治療管理料は，入院中の患者以外の不妊症の患者が対象であり，一般不妊治療を実施している場合に，患者の同意を得て，計画的な医学管理を継続して行い，かつ，療養上必要な指導を行った場合に3月に1回に限り算定可能となっている管理料である。

算定可能な医療機関の施設基準

- 産科，婦人科，産婦人科または泌尿器科を標榜する，施設基準に適合しているものとして地方厚生局長等に届け出た保険医療機関。
- 産科，婦人科もしくは産婦人科について合わせて5年以上，または泌尿器科について5年以上の経験を有する常勤の医師が1名以上配置されていること。ま

た，そのうち1名以上は，不妊症の患者にかかわる診療を主として実施する医師として20例以上の症例を実施していること。

- 生殖補助医療管理料の施設基準にかかわる届出を行っている，もしくは，生殖補助医療管理料の施設基準にかかわる届出を行っている医療機関との連携体制を構築していること。
- 国が示す不妊症にかかわる医療機関の情報提供に関する事業に協力すること。

算定要件

- 算定には治療計画を作成し，患者及びそのパートナーに文書を用いて説明のうえ交付し，文書による同意を得る必要がある。また，交付した文書の写し及び同意を得た文書を診療録に添付すること。
- 初回算定時には患者及びそのパートナーを不妊症と診断した理由を診療録に記載すること。
- 初回算定時には患者及びそのパートナーが，婚姻関係にあること，治療の結果，出生した子について認知を行う意向があることを確認する。また確認した方法について，診療録に記載するとともに，提出された文書等がある場合には，当該文書等を診療録に添付すること。
- 管理においては，少なくとも6月に1回以上，患者及びそのパートナーに対して治療内容等にかかわる同意を確認するとともに，必要に応じて治療計画の見直しを行う必要がある。また，治療計画の見直しを行った場合には，交付した文書の写し及び同意を得た文書を診療録に添付すること。
- 治療計画の作成に当たってはガイドライン等を踏まえ治療方針を適切に検討し，治療が奏効しない場合には治療計画の見直しを行う。また，必要に応じて生殖補助医療が実施可能な連携する他医療機関へ紹介を行うこと。
- 患者に対する毎回の指導内容の要点を診療録に記載すること。

算定に当たり注意すべき点

- 初診料を算定する初診の日に行った指導または当該初診の日の同月内に行った指導の費用は，初診料に含まれる。
- 初回の治療計画の説明は，原則として当該患者及びそのパートナー同席のもとで実施すること。ただし，同席が困難な場合には，その理由を診療録に記載するとともに，やむをえない事情がある場合を除き同席ができなかった者に対しても以後の診療機会に説明を行い，同意を得ること。
- 治療計画にかかわる患者またはパートナーへの説明・同意の取得について，同席が困難な場合には，リアルタイムでの画像を介したコミュニケーション（ビデオ通話）が可能な機器を用いて説明を行ったうえで，同意の確認を行っても

よい。ただし，身分証明書の提示等により確実に本人確認を行うとともに，文書による同意を得ること。この際，パートナーからの文書による同意の取得については，後日，同意を得た文書を診療録に添付することで差し支えない。

- 法律婚である場合はその事実関係を，法律婚以外の場合は患者及びそのパートナーが事実婚関係にある旨の申告を受けるとともに，以下の内容について，それぞれ確認を行うこと。
- ・当該患者及びそのパートナーが重婚でない（両者がそれぞれ他人に法律婚でない）こと，同一世帯である（同一世帯でない場合には，その理由について確認する）こと，治療の結果，出生した子について認知を行う意向があること。

確認方法は，医療機関の判断に委ねられるが，患者及びそのパートナーの申告書による確認などが考えられる。確認した内容を診療録に記載し，申告書により確認を行った場合は当該申告書を診療録に添付する。

（2）人工授精

人工授精は2022年の診療報酬改定まで自費で施行されていたが，算定基準，施設基準を満たすことが保険による実施が可能となった。人工授精は，不妊症の患者またはそのパートナー，患者のパートナーから採取した精子を用いて，妊娠を目的として実施した場合に算定することができる。

算定可能な医療機関の施設基準

- 上述の一般不妊治療管理料にかかわる届出を行っている保険医療機関であることが必要であり，一般不妊治療管理料の施設要件，算定要件を満たす医療機関で算定可能となる。

算定要件

- 不妊症の患者またはそのパートナーが次のいずれかに該当する場合算定する。その際，いずれの状態に該当するかを診療報酬明細書の摘要欄に記載すること。
- ・精子・精液の量的・質的異常，射精障害・性交障害，精子－頸管粘液不適合，機能性不妊。
- 患者から文書による同意を得た上で実施し，また，同意を得た文書を診療録に添付すること。
- 人工授精の実施に当たっては，密度勾配遠心法，連続密度勾配法又はスイムアップ法等により，精子の前処置を適切に実施する必要がある。なお，前処置にかかわる費用は所定点数に含まれ，別に算定できない。

算定に当たり注意すべき点

- 患者またはそのパートナー以外の第三者からの精子提供による人工授精 (AID)は，保険診療で実施することはできない。
- 1回の月経周期ごとに1回に限り算定することができる。
- 同一月の別の月経周期において，それぞれ人工授精を実施した場合(例えば，月初めと月末に計2回実施した場合)は，それぞれについて人工授精を算定することができる。その場合，同一月に算定する理由を診療報酬明細書の摘要欄に記載すること。
- 患者ごとの回数制限はないが，医学的に妥当適切な範囲で実施すること。なお，治療が奏効しない場合には，治療計画の見直しを検討すること。

生殖補助医療（ART）

(1)生殖補助医療管理料

　生殖補助医療管理料は，一般不妊治療管理料と同様に，入院中の患者以外の不妊症の患者が対象であり，生殖補助医療を実施している場合に，患者の同意を得て，計画的な医学管理を継続して行い，かつ，療養上必要な指導を行った場合に月1回に限り算定可能となっている管理料である。生殖補助医療管理料は生殖補助医療管理料1と，生殖補助医療管理料2に分かれており，患者からの相談に対応する専任の担当者(看護師，公認心理師等)と保健医療サービス及び福祉サービスとの連携調整を担当する者(社会福祉士等)を配置し，そして他の保健医療サービス及び福祉サービスとの連携調整及びこれらのサービスに関する情報提供に努める施設では，より高い点数である生殖補助医療管理料1を算定可能である。そのほか，生殖補助医療管理料1と生殖補助医療管理料2に共通する基準を下記に示す。

算定可能な医療機関の施設基準

- 産科，婦人科，産婦人科または泌尿器科を標榜する，施設基準に適合しているものとして地方厚生局長等に届け出た保険医療機関。
- 産科，婦人科もしくは産婦人科について，合わせて5年以上または泌尿器科について5年以上の経験を有し，かつ生殖補助医療にかかわる2年以上の経験を有する常勤の医師が1名以上配置されていること。
- 日本産科婦人科学会の体外受精・胚移植に関する登録施設における生殖補助医療にかかわる1年以上の経験を有する常勤の医師が1名以上配置されていること。
- 日本産科婦人科学会の体外受精・胚移植に関する登録施設であり，日本産科

婦人科学会のARTオンライン登録へのデータ入力を適切に実施すること。

- 上述の日本産科婦人科学会の体外受精・胚移植に関する登録施設の必要要件となる，施設，設備，要員，および医療安全にかかわる管理体制などに関する種々の基準を満たしている必要がある。
- 配偶子・胚の管理を専ら担当する複数の常勤の医師または配偶子・胚の管理にかかわる責任者が確認を行い，配偶子・胚の取り違えを防ぐ体制が整備されていること。
- 緊急時の対応のため，時間外・夜間救急体制が整備されていること。または他の保険医療機関との連携により時間外・夜間救急体制が整備されていること。
- 胚移植術を実施した患者の出産にかかわる経過について把握する体制を有していること。
- 胚移植術の回数を含む患者の治療経過について把握する体制を有していること。また，当該保険医療機関において実施した胚移植術の実施回数について，他の保険医療機関から情報提供を求められた場合には，それに応じること。
- 精巣内精子採取術にかかわる届出を行っている施設，もしくは精巣内精子採取術にかかわる届出を行っている他の保険医療機関との連携体制を構築している施設であることが望ましい。
- 国が示す不妊症にかかわる医療機関の情報提供に関する事業に協力すること。

算定要件

- 初回算定時には患者及びそのパートナーを不妊症と診断した理由を診療録に記載すること。
- 初回算定時には患者及びそのパートナーが，婚姻関係にあること，治療の結果，出生した子について認知を行う意向があることを確認する。また確認した方法について，診療録に記載するとともに，提出された文書等がある場合には，当該文書等を診療録に添付すること(一般不妊治療管理料にかかわる医学管理を行っていた場合はこの限りではない)。
- 生殖補助医療を実施している不妊症の患者(実施するための準備をしている者を含む)のうち，女性の年齢が当該生殖補助医療の開始日において43歳未満である場合に限られる。
- 治療計画を作成し，当該患者及びそのパートナーに文書を用いて説明の上交付し，文書による同意を得ること。また，交付した文書の写し及び同意を得た文書を診療録に添付すること。
- 治療計画は，胚移植術の実施に向けた，一連の採卵術から胚移植術までの診療過程を含めて作成すること。ただし，すでに凍結保存されている胚を用い

て凍結・融解胚移植術を実施する場合には，当該胚移植術の準備から結果の確認までを含めて作成すればよい。

- 治療計画の作成に当たっては，これまでの治療経過を把握し，特に治療計画の作成時点における胚移植術の実施回数の合計について確認したうえで，診療録に記載するとともに，当該時点における実施回数の合計及び確認した年月日を診療報酬明細書の摘要欄に記載すること。
- 管理においては，少なくとも6月に1回以上，当該患者及びそのパートナーに対して治療内容等にかかわる同意について確認するとともに，必要に応じて治療計画の見直しを行うこと。また，治療計画の見直しを行った場合には，交付した文書の写し及び同意を得た文書を診療録に添付すること。
- 治療計画の作成に当たってはガイドライン等を踏まえ治療方針を適切に検討し，治療が奏効しない場合には治療計画の見直しを行うこと。
- 治療計画を作成し，または見直した場合に説明して同意を得た年月日を診療報酬明細書の摘要欄に記載する。また，2回目以降の胚移植術に向けた治療計画を作成した場合には，その内容について説明して同意を得た年月日を診療報酬明細書の摘要欄に記載すること。
- 患者に対する毎回の指導内容の要点を診療録に記載すること。
- 状態に応じて，必要な心理的ケアや社会的支援について検討し，適切なケア・支援の提供又は当該支援等を提供可能な他の施設への紹介等を行うこと。
- 国が示す不妊症にかかわる医療機関の情報提供に関する事業に協力すること。

算定に当たり注意すべき点

- 上述の一般不妊治療管理料において，算定に当たり注意すべき点は，生殖補助医療管理料においても同様である。
- 女性の年齢のカウントについては，誕生日を基準とすることとし，年齢計算に関する法律や民法上の解釈による誕生日の前日ではないことに留意すること。
- 2回目以降の胚移植の計画策定においては，初回に確認した婚姻関係等の状況から変更がないことを確認し，確認した方法を診療録に記載する。また文書が提出された場合は，当該文書等を診療録に添付すること。

（2）採卵術

　採卵術は不妊症の患者またはそのパートナーから採取した卵子及び精子を用いて，受精卵を作成することを目的として治療計画に従って実施した場合に算定可能となる術式である。採取された卵子の数に応じて所定点数が加算されるという点に特徴がある。

- 採卵術に対する所定点数に加えて，採取された卵子の数が1個の場合，2個から5個までの場合，6個から9個の場合，10個以上の場合それぞれに点数が設定されており，1回の採卵につき，それぞれの点数が所定点数に加算される。

算定可能な医療機関の施設基準

- 生殖補助医療管理料にかかわる届出を行っている，産科，婦人科または産婦人科を標榜する保険医療機関。

算定要件

- 算定する場合には，不妊症の患者またはそのパートナーが，卵管性不妊，男性不妊（閉塞性無精子症等），機能性不妊，人工授精等の一般不妊治療が無効であった場合，いずれの状態に該当するかを診療報酬明細書の摘要欄に記載すること。
- 患者から文書による同意を得たうえで実施し，また，同意を得た文書を診療録に添付すること。

算定に当たり注意すべき点

- 採卵術の実施前に，排卵誘発を目的とした薬剤の費用は別に算定可能である。
- 一連の診療における採卵術の実施回数について制限はなく，医学的な判断によるもので，治療計画により，例えば卵子が得られなかった場合や得られた卵子が少なかった場合等に複数回採卵術を行うことは可能である。ただし，治療計画における採卵術はあくまで保険診療として胚移植術を行うことを目的に実施されるべきであり，必要な範囲内で実施すべき点に留意する必要がある。

（3）体外受精・顕微授精管理料

　体外受精・顕微授精管理料は不妊症の患者，またはそのパートナーから採取した卵子及び精子を用いて，受精卵を作成することを目的として，治療計画に従って体外受精又は顕微授精及び必要な医学管理を行った場合に算定可能となる管理料である。体外受精を施行した場合には①体外受精，顕微授精を施行した場合には②顕微授精，それぞれの所定点数を算定する。顕微授精は採卵術同様に，施行した個数により所定点数が異なっている点が特徴的である。

　令和6年度診療報酬改定では，新鮮精子加算が新設され，2024年6月からは新鮮精子を使用した場合には，体外受精，顕微授精それぞれの所定点数に加算が行われることとなった。一方で，体外受精，顕微授精それぞれの所定点数は2022年の点数から新鮮精子加算の点数分が減点され，全体の点数としては2022年の導入時の点数と2024年に変更された際の点数では同点数となっている。

- 顕微授精を実施した卵子の数が1個の場合，2個から5個までの場合，6個から9個の場合，10個以上の場合それぞれに点数が設定されている。
- 体外受精及び顕微授精を同時に実施した場合は，体外受精所定点数の半分に，顕微授精の所定点数を合算した点数により算定する。
- 顕微授精において受精卵作成の成功率を向上させることを目的として卵子活性化処理を実施した場合は，卵子調整加算として所定点数が加算される。

算定可能な医療機関の施設基準
- 生殖補助医療管理料にかかわる届出を行っている，産科，婦人科または産婦人科を標榜する保険医療機関。

算定要件
- 上述の採卵術の算定要件を満たしている必要がある。
- 管理を開始した年月日及び顕微授精を実施した卵子の個数を診療報酬明細書の摘要欄に記載すること。
- 実施にあたっては，精子の前処置(密度勾配遠心法，連続密度勾配法又はスイムアップ法等)を適切に実施すること。また未成熟の卵子を用いる場合には，卵子を成熟させるための前処置を適切に実施すること。なお，前処置にかかわる費用は所定点数に含まれ，別に算定できない。
- 患者から文書による同意を得たうえで実施し，また，同意を得た文書を診療録に添付すること。
- 体外受精又は顕微授精の実施前の卵子の凍結保存にかかわる費用は，所定点数に含まれる。
- 体外受精及び顕微授精を同時に実施した場合は，医学的な理由について，診療報酬明細書の摘要欄に記載すること。
- 卵子活性化処理を実施する卵子調整加算は，顕微授精における受精障害の既往があること等により，医師が必要と認めた場合であって，受精卵作成の成功率を向上させることを目的として実施した場合に算定する。その際，実施した医学的な理由を診療録及び診療報酬明細書の摘要欄に記載すること。
- 新鮮精子加算は，当日採精した精子を凍結せずに体外受精又は顕微授精に利用した場合に算定すること。

算定に当たり注意すべき点
- 通則10(HIV抗体陽性患者に対する加算)，通則11(MRSA，B型・C型肝炎患者，結核患者に対する加算)，通則12(休日，時間外，深夜に関する加算)までの加算は適用できない。

（4）受精卵・胚培養管理料

　受精卵・胚培養管理料は不妊症の患者またはそのパートナーから採取した卵子及び精子を用いて，体外受精又は顕微授精により作成された受精卵から，胚移植術を実施するために必要な初期胚または胚盤胞を作成することを目的として，治療計画に従って受精卵及び胚の培養並びに必要な医学管理を行った場合に算定可能となる管理料である。採卵術，顕微授精同様に，施行した個数により所定点数が異なっている点が特徴的である。また胚盤胞の作成を目的として管理を行った胚の数に応じた加算が設定されている。

- 受精卵・胚培養の数が1個の場合，2個から5個までの場合，6個から9個の場合，10個以上の場合それぞれに所定点数が設定されている。
- 胚盤胞の作成を目的として管理を行った胚の数が1個の場合，2個から5個までの場合，6個から9個の場合，10個以上の場合それぞれに点数が設定されており，上述の所定点数に加算される。

算定可能な医療機関の施設基準

- 生殖補助医療管理料にかかわる届出を行っている，産科，婦人科または産婦人科を標榜する保険医療機関。

算定要件

- 管理を実施した受精卵及び胚の数並びに管理を開始した年月日を診療報酬明細書の摘要欄に記載すること。
- 胚盤胞の作成に関する加算については，初期胚のうち，胚盤胞の作成を目的として管理を実施したものの数に応じて算定し，管理の具体的内容，管理を実施した初期胚の数ならびに管理を開始した年月日を診療報酬明細書の摘要欄に記載すること。
- 受精卵及び胚の培養に用いる培養液の費用，その他の培養環境の管理にかかわる費用等は所定点数に含まれ，別に算定できない。
- 患者から文書による同意を得た上で実施し，また，同意を得た文書を診療録に添付すること。

算定に当たり注意すべき点

- 前核期胚は初期胚と同様の取扱いとなる。

（5）胚凍結保存管理料

　胚凍結保存管理料は不妊症の患者及びそのパートナーから採取した卵子及び精子を用いて作成された初期胚または胚盤胞について，凍結・融解胚移植に用いることを目的として，初期胚又は胚盤胞の凍結保存及び必要な医学管理を

行った場合に算定可能となる管理料である。採卵術，顕微授精，受精卵・胚培養管理料同様に，施行した個数により所定点数が異なっている点が特徴的である。また1 胚凍結保存管理料（導入時）のほか，2 胚凍結保存維持管理料が別に設定されている。

- 初期胚または胚盤胞の凍結個数が1個の場合，2個から5個までの場合，6個から9個の場合，10個以上の場合それぞれに所定点数が設定されている。凍結保存及び必要な医学管理を開始した場合は，個数に応じてそれぞれの所定点数を算定する。
- 胚凍結保存維持管理料は，初期胚または胚盤胞の凍結保存の開始から1年を経過し，凍結胚の保存にかかわる維持管理を行った場合に，1年に1回に限り算定する。

算定可能な医療機関の施設基準

- 生殖補助医療管理料にかかわる届出を行っている，産科，婦人科または産婦人科を標榜する保険医療機関。

算定要件

- 初期胚または胚盤胞の凍結を開始した場合には，当該初期胚又は胚盤胞ごとに凍結を開始した年月日を診療録等に記載し，算定に当たっては診療報酬明細書の摘要欄に記載すること。
- 管理料には，初期胚または胚盤胞の凍結保存に用いる器材の費用その他の凍結保存環境の管理にかかわる費用等が含まれ，別に算定できない。
- 患者から文書による同意を得たうえで実施し，また，同意を得た文書を診療録に添付すること。
- 妊娠等により不妊症にかかわる治療が中断されている場合であって，患者及びそのパートナーの希望により，凍結保存及び必要な医学管理を継続する場合には，その費用は患家の負担とする。
- 患者の希望に基づき，凍結した初期胚又は胚盤胞を他の保険医療機関に移送する場合には，その費用は患家の負担とする。

算定に当たり注意すべき点

- 通則10（HIV抗体陽性患者に対する加算），通則11（MRSA，B型・C型肝炎患者，結核患者に対する加算），通則12（休日，時間外，深夜に関する加算）までの加算は適用できない。
- 前核期胚は初期胚と同様の取扱いとなる。
- 令和6年度診療報酬改定において「当該凍結保存の開始日から起算して3年を限度とし」の記載が削除され，凍結保存期間の上限がなくなった。しかし，年

齢制限や回数制限を超えた場合は2 胚凍結保存維持管理料を算定することはできない。

- 複数の胚を凍結している場合，凍結保存する胚の個数にかかわらず，患者ごとに1年に1回のみ算定可能となる。
- 妊娠以外の不妊症にかかわる治療の中断には，がん等の他の疾患に対する治療を行うこととなった場合や，一連の不妊治療過程が終了した後，次回の不妊治療の実施について，患者及びそのパートナーの意向が確認できていない場合などがある。
- 一連の治療過程の診療過程の終了後，次回の不妊治療の実施について，患者及びそのパートナーの意向が確認できず，次の不妊治療にかかわる治療計画を作成できない場合には不妊治療にかかわる治療が中断されているものと考えられ，胚凍結保存管理料の算定は認められない。ただし，具体的な診療日程等を含む治療計画を作成することが困難である場合，治療計画には，次の不妊治療を実施することについて患者及びそのパートナーの意向がある旨や，そのときの医師の判断で記載可能な範囲で一連の診療過程を記載することで，要件は満たすと理解される。

（6）胚移植術

　胚移植術は不妊症の患者に対して，当該患者及びそのパートナーから採取した卵子及び精子を用いて作成された初期胚または胚盤胞について，妊娠を目的として治療計画に従って移植した場合に算定可能となる術式である。①新鮮胚移植の場合，②凍結・融解胚移植の場合，それぞれの所定点数が設定されている。患者の治療開始日の年齢が，40歳未満である場合は6回に限り，40歳以上43歳未満である場合は3回に限り算定が認められ，回数に制限がある点が特徴的である。アシステッドハッチング，高濃度ヒアルロン酸含有培養液を用いた前処置，それぞれに加算点数が設定されている。

- アシステッドハッチングは，過去の胚移植において妊娠不成功であったこと等により，医師が必要と認めた場合であって，妊娠率を向上させることを目的として実施した場合には点数を所定点数に加算する。
- 高濃度ヒアルロン酸含有培養液は，過去の胚移植において妊娠不成功であったことなどにより，医師が必要と認めた場合であって，妊娠率を向上させることを目的として実施した場合には点数を所定点数に加算する。

算定可能な医療機関の施設基準

- 生殖補助医療管理料にかかわる届出を行っている，産科，婦人科または産婦

人科を標榜する保険医療機関。

算定要件

- 治療開始日の年齢とは，当該胚移植術にかかわる治療計画を作成した日における年齢をいう。ただし，算定回数の上限にかかわる治療開始日の年齢は，当該患者及びそのパートナーについて初めての胚移植術にかかわる治療計画を作成した日における年齢により定めるものとする。
- 胚移植術により妊娠し出産した後に，次の児の妊娠を目的として胚移植を実施した場合であって，その治療開始日の年齢が40歳未満である場合は，さらに6回に限り，40歳以上43歳未満である場合は，さらに3回に限り算定する。
- 胚移植術の実施のために用いた薬剤の費用は別に算定できる。
- 凍結・融解胚移植の実施に当たっては，胚の融解等の前処置を適切に実施すること。なお，前処置にかかわる費用は所定点数に含まれ，別に算定できない。
- 患者から文書による同意を得たうえで実施し，また，同意を得た文書を診療録に添付すること。
- 胚移植術の実施回数の合計について，診療報酬明細書の摘要欄に記載すること。なお，実施回数の合計の記載に当たっては，当該胚移植術の実施に向けた治療計画の作成に当たり確認した事項を踏まえること。
- アシステッドハッチングを実施した医学的な理由を診療報酬明細書の摘要欄に記載すること。
- 高濃度ヒアルロン酸含有培養液を実施した医学的な理由を診療報酬明細書の摘要欄に記載すること。

算定に当たり注意すべき点

- 年齢制限にかかわる年齢のカウントは誕生日を基準とすることとし，年齢計算に関する法律や民法上の解釈による誕生日の前日ではないことに留意する。
- 胚移植術の回数の上限を超えていない場合であっても，生殖補助医療管理料の年齢制限の要件を満たさない場合には算定できない。

（7）精巣内精子採取術

　精巣内精子採取術は，不妊症患者に対し，体外受精または顕微授精に用いるための精子を採取することを目的として精巣内精子採取術を実施した場合に算定可能となる術式である。①単純なもの，②顕微鏡を用いたもの，それぞれの所定点数が設定されている。

算定可能な医療機関の施設基準

- 生殖補助医療管理料にかかわる届出を行っている，産科，婦人科または産婦

人科を標榜する保険医療機関。

- 泌尿器科を標榜する保険医療機関であり，泌尿器科について5年以上の経験を有する常勤の医師が1名以上配置されていること，および生殖補助医療管理料にかかわる届出を行っている，または生殖補助医療管理料にかかわる届出を行っている他の保険医療機関と連携していること。もしくは産科，婦人科または産婦人科を標榜する保険医療機関であり，精巣内精子採取術について過去2年に10例以上の経験を有する常勤の医師，または泌尿器科について5年以上の経験を有する医師が1名以上配置されていること，および生殖補助医療管理料にかかわる届出を行い，泌尿器科を標榜する他の保険医療機関との連携体制を構築していること。
- 緊急時の対応のため，時間外・夜間救急体制が整備されているまたは時間外・夜間救急体制が整備されている他の保険医療機関との連携体制を構築していること。
- 国が示す不妊症にかかわる医療機関の情報提供に関する事業に協力すること。

算定要件

- 精巣内精子採取術(単純なもの)を算定する際には，①閉塞性無精子症，②非閉塞性無精子症，③射精障害等の患者であって，他の方法により体外受精または顕微授精に用いる精子が採取できないと医師が判断したもの，以上のいずれの状態に該当するかを診療報酬明細書の摘要欄に記載すること。③の場合は，手術を実施する必要があると判断した理由について，診療報酬明細書の摘要欄に記載すること。
- 精巣内精子採取術(顕微鏡を用いたもの)を算定する際には，①非閉塞性無精子症，②他の方法により体外受精または顕微授精に用いる精子が採取できないと医師が判断した患者，のいずれの状態に該当するかを診療報酬明細書の摘要欄に記載すること。②の場合は，手術を実施する必要があると判断した理由について，診療報酬明細書の摘要欄に記載すること。
- 精巣内精子採取術の実施前に用いた薬剤の費用は別に算定できる。
- 患者から文書による同意を得たうえで実施し，また，同意を得た文書を診療録に添付すること。

算定に当たり注意すべき点

- 体外受精・顕微授精を実施するために，精巣内精子採取術により採取された組織の細断または精子の探索もしくは採取等を実施し，その技術により精子を採取した場合は採取精子調整管理料を算定することができる。
- 精巣内精子採取術において，採取精子調整管理料にかかる技術を用いて手術

後初めて精子凍結保存を行う場合には，後述の精子凍結保存管理料（導入時）を算定することができる。

（8）精子凍結保存管理料

精子凍結保存管理料は令和6年度診療報酬改定において新設された管理料である。不妊症の患者またはそのパートナーから採取した精子（精巣内精子採取術によって得られた精巣内精子または高度乏精子症患者における射出精子の場合に限る）について，体外受精・顕微授精に用いることを目的として，精子の凍結保存及び必要な医学管理を行った場合に算定する。①精子凍結保存管理料（導入時）のほか，②精子凍結維持管理料が別に設定されている。また精子凍結保存管理料（導入時）は1）精巣内精子採取術で採取された精子を凍結する場合と，2）1）以外の場合（高度乏精子症患者における射出精子）の所定点数が別に設定されている。

- 精子凍結保存管理料（導入時）は，精子の凍結保存を開始した場合に算定する。
- 精子凍結維持管理料は，精子の凍結保存の開始から1年を経過している場合であって，凍結精子の保存にかかわる維持管理を行った場合に，1年に1回に限り算定する。

算定要件

- 精子の融解等にかかる費用は所定点数に含まれ，別に算定できない。
- 精巣内精子採取術によって得られた精子を凍結保存する場合は，採取精子調整管理料にかかわる技術を実施した後に算定する。
- 精子凍結を開始した場合には，当該精子ごとに凍結を開始した年月日を診療録等に記載すること。また，凍結する精子の量及び凍結を開始した年月日を診療報酬明細書の摘要欄に記載すること。
- 精子凍結維持管理料の算定に当たっては，当該維持管理を行う精子の量及び当該精子ごとの凍結を開始した年月日を診療報酬明細書の摘要欄に記載すること。
- 精子凍結保存管理料には，精子の凍結保存に用いる器材の費用その他の凍結保存環境の管理にかかわる費用等が含まれる。
- 患者から文書による同意を得たうえで実施し，また，同意を得た文書を診療録に添付すること。
- 妊娠等により不妊症にかかわる治療が中断されている場合であって，患者及びそのパートナーの希望により，凍結保存及び必要な医学管理を継続する場合には，その費用は患家の負担とする。

- 患者の希望に基づき，凍結した精子を他の保険医療機関に移送する場合には，その費用は患家の負担とする。

算定に当たり注意すべき点
- 通則10(HIV抗体陽性患者に対する加算)，通則11(MRSA，B型・C型肝炎患者，結核患者に対する加算)，通則12(休日，時間外，深夜に関する加算)までの加算は適用できない。
- 精巣内精子採取術を実施後，採取精子調整管理料にかかわる技術を実施せずに凍結保存を行った場合は算定できない。
- 年齢や回数制限を超えた場合は，それ以降の精子凍結維持管理料を算定することはできない。
- 1回の精巣内精子採取術につき，精子凍結保存管理料(導入時)は1回に限り算定可能である。
- 高度乏精子症患者においては，医学的な判断のもと複数回の射出精子の凍結を実施する場合には，精子凍結保存管理料(導入時)を複数回算定することは可能である。
- 精子凍結を考慮する高度の乏精子症の基準としては精子濃度として5×10^6/mL未満が目安となる。

選定療養

　選定療養とは保険給付の対象とならないものの，保険診療との併用が認められる治療であり，患者の快適性や利便性などにかかる療養である。不妊治療に関連しては，令和6年度診療報酬改定に際して，医療上必要があると認められない，患者の都合による精子の凍結または融解，が新たに選定療養として認められることになった。上述の精子凍結保存管理料の対象とならない，医療上必要があると認められない場合が対象となる。

(1)医療上必要があると認められない，患者の都合による精子の凍結または融解
- 当該精子の凍結または融解は，医療上必要があると認められず，患者の都合により行われるものに限られるものとする。
- 当該精子の凍結または融解にかかわる費用徴収，その他必要な事項を当該保険医療機関内の見やすい場所に掲示しなければならないものとする。
- 原則として，当該精子の凍結または融解にかかわる費用徴収，その他必要な事項をウェブサイトに掲載しなければならないものとする。

各論

2章

流産・早産

　わが国における保険診療の対象は，「負傷」や「疾病」またはそれを疑わせる状態に限られている。従って，正常妊婦の定期健康診査はスクリーニング的な血液検査や超音波検査を含めて保険診療の対象とはならず，自費診療として扱われている。しかし，妊産婦がなんらかの自他覚症状を訴えて来院し，「疾病」の発症が疑われたり診断されたりする場合には，治癒するまでの期間は必要に応じて検査や治療が保険診療で行われるという産科診療独特の複雑さについての十分な理解が必要である。自費診療から保険診療への切り替えに混乱をきたしたり，疑義を招いたりしないためには，カルテやレセプトの記載の整備や保険診療上のルールを逸脱しない検査や投薬などを常に心がけなければならない（p.37参照）。

1　切迫流産：保険診療上の留意事項

診断・検査に関する留意事項

- 「切迫流産の疑い」の病名は避ける。
  　性器出血や下腹痛などの症状を訴えて来院し，異所性妊娠や子宮頸部腫瘍など他の疾患を否定した場合の傷病名は，「切迫流産の疑い」ではなく明確に「切迫流産」と確定病名を記載する。
- 妊娠週数の記載も行う。
  　妊娠に関連する傷病に関しては，レセプト上に検査や投薬を行った妊娠週数を記載することが大切である。検査や薬剤の種類によっては，妊娠週数に制限のあるものが存在するためである。
- 自費カルテと保険カルテを別個に作成する。
  　療養担当規則第8条の趣旨に従って，カルテや会計カードが自費診療分も保険診療分も区分なく雑然と記載されることを避けなければならない。すな

わち，妊婦健診（自費診療）から切迫流産での診療（保険診療）に切り替わった
際には，同一患者（妊婦）につき2冊のカルテと会計カードを作成し，自費分，
保険分に使い分けるのが最良である。やむなく1冊のカルテを使用する場合
でも，自費分と保険分が明瞭に識別できる方式にしておくべきである。電子
カルテも同様にしておく。

- 「切迫流産」に汎用される検査のうち，超音波検査とhCG定性・定量検査について保険診療上の基準と運用の留意点を**表1**に示す。
- 「頸管無力症」の診断のためには，妊娠12週以降1回，子宮頸管縫縮術施術を行った場合は手術の前後各1回の超音波検査が認められている。
- 子宮頸管長の測定について

  症状（出血，子宮収縮など）を有する切迫流産・早産（妊娠16週以降，妊娠35週未満）において，頸管長の測定に超音波検査が認められている。その回数は外来で週に1回，入院中で週に2回程度としている。

治療に関する留意事項

- 薬物療法一般においては，薬剤の添付文書にある適応，用法，用量の範囲内で使用することが保険診療上の大原則である。切迫流産の薬物療法で用いられる塩酸イソクスプリンには「妊娠12週未満の妊婦には投与しないこと（妊娠12週未満の投与に関する安全性は確立していない）」との一項がある。リトドリン塩酸塩の効能効果については従来は切迫流・早産であったが，現在は緊急に治療を要する切迫流・早産と「緊急に治療を要する」という文言が加わった。また「妊娠16週未満の症例には使用しないこと」との一項がある。

表1 切迫流産，流産の保険診療上の検査基準

hCG定性・定量検査
・妊娠初期切迫流産の予後判定
　　測定1週につき1〜2回を原則とする。
《超音波断層法の標準的使用法との関連》
#胎児の生死判定
　胎児の生死判定は原則としてhCG測定より超音波断層法が優先する。
#切迫流産の予後判定
　切迫流産の予後判定はhCG測定が優先するが，超音波断層法を使用する場合には妊娠5週から適応とし，妊娠22週未満とする。ただし，妊娠16週以降は"頸管長短縮"，"出血あり"などの注記が望ましい。

超音波検査
・胎児の生死判定，切迫流産の場合には，妊娠5週から適応とし，妊娠22週未満とする。妊娠16週以降の使用は，頸管長短縮，子宮内胎児死亡の疑い，絨毛膜下血腫などの傷病名，理由を注記する。

※上記の対応は地区によって差がある。

従って，これらの薬剤を使用した場合には，レセプト上で妊娠週数を明記する。

- 子宮頸管縫縮術としてはマクドナルド法と，シロッカー法またはラッシュ法を算定する。
- 縫縮糸や縫縮チューブの抜去に際しては，縫縮解除術(チューブ抜去術)を算定する。

2 流産：保険診療上の留意事項

診断・検査に関する留意事項

切迫流産の項に準じる。

治療に関する留意事項

流産手術に関する診療報酬点数と留意事項を**表2**に示す。"妊娠11週まで"と"妊娠11週を超え(妊娠12週以後のこと)妊娠21週まで"とに区分されている。しかし，明らかに妊娠12週未満の時期に稽留流産となったが，なんらかの事情により流産手術が分娩予定日から計算された妊娠12週以降の時期に行われたような場合には，妊娠12週未満の流産として取り扱う。平成30年度診療報酬改定で妊娠11週までの場合は手動真空吸引法によるものが新設され，従来のいわゆる流産手術については点数は変わらず「その他のもの」に分類された。ただし，金属製吸引嘴管で子宮内容物を電動吸引した場合には"手動真空吸引法によるもの"としての算定はしない。

表2 流産手術の診療報酬と留意事項

K909流産手術

```
1  妊娠11週までの場合
   イ  手動真空吸引法によるもの  4,000点
   ロ  その他のもの  2,000点
2  妊娠11週を超え妊娠21週までの場合  5,110点
```

通知

(1)流産手術は原則として、あらかじめ頸管拡張を行った場合であってもそれを別に算定することなく、本区分の所定点数飲みにより算定する。

(2)人工妊娠中絶のために必要があって、「K898」帝王切開術、「K877」子宮全摘術又は「K876」子宮腟上部切断術を実施した場合は、流産手術の所定点数によらずそれぞれの所定点数により算定する。

(3)妊娠満22週以上のものの中絶は、流産手術として算定せず、実際に行った分娩誘導又は産科手術の術式の所定点数によって算定する。

(令和6年版)

- 不全流産の場合は，子宮内容除去術（不全流産）で算定する。
- 流産手術に先立ってラミナリアなどを用いて子宮頸管拡張を行った場合でも，「ラミナリアによる子宮頸管拡張」の点数は別に算定しない。また，ラミナリアは保険医療材料ではないため，材料費も算定しない。
- ゲメプロスト製剤（プレグランディン®）は母体保護法指定医師のみが，妊娠中期の治療的流産に限定して用いるものであり，手術料（中期中絶料）は算定しない。現在では妊娠12週から22週未満の子宮内胎児死亡にも保険適応として使用可能である。妊娠22週以降のゲメプロスト製剤（プレグランディン®）の使用は保険適応がないことに留意する。
- ゲメプロスト製剤の投与により子宮内容物の排出が認められた場合は，点数表の処置の項にある子宮腔部薬物焼灼法に準じて算定する。
- ゲメプロスト製剤で流産が不成功の場合，流産手術（11週超え21週まで）で算定する。
- ゲメプロスト製剤で流産となるも，胎盤の一部が遺残の場合，子宮内容除去術（不全流産）を別途算定する。
- 子宮内容物の一部自然排出は認められたが，その後器械的に子宮内容除去術を必要とした場合は，投薬料と子宮内容除去術料を算定する。
- 人工妊娠中絶術のために必要があって，帝王切開術，子宮全摘術，または子宮腔上部切断術を実施した場合は，流産手術によらずそれぞれの所定点数を算定する。
- 流産検体を用いた絨毛染色体検査を行なった場合染色体検査として算定する。この場合地方厚生局長等に届け出た保険医療機関において行う場合に限り算定可能である。自然流産の既往のある患者であって，流産手術を行なった物に対して，流産検体を用いたギムザ分染法（G-band）による絨毛染色体検査を実施した場合に算定できる。

習慣流産/不育症の検査における留意事項

　習慣流産とは，「連続3回以上の自然流産を繰り返した状態」をいう（日本産科婦人科学会用語集改訂第4版）。これに対して不育症はさらに広い概念を包括し，「生殖年齢の男女が妊娠を希望し，妊娠は成立するが流産や早死産を繰り返して生児が得られない状態」（日本産科婦人科学会用語集改訂第4版）と広く定義されており，いまだに原因不明が半数以上を占めている。不育症は一般的には習慣流産を指すことが多いが厳密には同義ではない。また，「2回以上の，臨床的妊娠の自然流死産」を反復流産とよんでおり，現在では2回流産した場

合は検査の対象としてよいと一般に考えられている。

　習慣流産／不育症は自己免疫，子宮内腔異常，内分泌異常，染色体異常など種々の原因によって起こりうる総合的な疾患であるので，その原因検索にあたっても図1に挙げるように考えられる原因ごとの種々な検査が必要になる可能性がある。しかし，療養担当規則第20条に定められているように，いわゆるスクリーニング検査は保険の対象外であるので，これらの検査項目を一度にスクリーニング的に行うことは保険の主旨に合わない。短い診療実日数で非常に多い検査項目を一度に行うのではなく，疑いの強いもの，ないしは頻度の多いものからはじめて，順に検査を進めていくのがよい。その場合，単に習慣流産／不育症の病名だけではなく，適応病名も併せて記載する。ただし，どの程度の検査が認められるかは各都道府県の審査委員会の解釈による場合もあり，一律に述べることはできないので注意が必要である。

　また，習慣流産の原因は流産の週数別によって若干異なり，妊娠12週未満の早期流産については図1に挙げる種々の疾患が原因となるが，妊娠12～22週

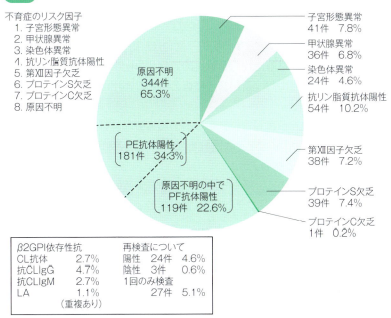

図1 不育症のリスク別頻度

n=527（年齢34.3±4.8歳，既往流産回数2.8±1.4回，重複あり43件）

（平成22年度厚生労働科学研究費補助金（成育疾患克服等次世代育成基盤研究事業）より引用）

までの後期流産については「感染症」や「頸管無力症」が関与する可能性が高いとする意見もあるので，これらを考慮したふるい分けも必要となろう。

なお，近年抗リン脂質抗体と「習慣流産」の関係が広く知られるようになり，「抗リン脂質抗体症候群」と称して注目されている。抗カルジオリピンβ_2グリコプロテイン（I抗CLβ_2GPI）複合体抗体と抗カルジオリピン抗体（ただし，これら2者を併せて実施した場合は主なもののみ算定する）については「抗リン脂質抗体症候群」ならびに「習慣流産」が適応病名になる。

ループスアンチコアグラント定量または定性は「抗リン脂質抗体症候群」が適応病名である。日本産婦人科医会社会保険委員会では，「抗リン脂質抗体症候群」の病名がレセプトに書かれていなくとも「習慣流産」の病名があれば適応を認める旨，合意している。

治療に関しても検査の場合と同じく，単に「習慣流産」の病名のみでなく，治療項目に対応する適応病名を併せて記載する。

3　切迫早産：保険診療上の留意事項

診断・検査に関する留意事項

- 症状（出血，子宮収縮など）を有する切迫早産（妊娠35週未満）の頸管長の測定は超音波検査の適応となったが，頸管長の短縮や早産指数などの注記が望ましい。子宮頸管無力症における超音波検査の適応と運用については切迫流産の項で述べた。

- 「切迫早産」の傷病名で子宮頸管長測定などの超音波を施行した場合，保険適用となる。この場合，外来診療では週1回，入院中であれば週2回までとして，妊娠35週未満が対象となる。

- 「切迫早産」の診断のために，妊娠22週以上33週未満の妊婦を対象とした場合のみ，癌胎児性フィブロネクチン定性（頸管腟分泌液中）を算定する。週1回を原則とする。

- 妊娠22週以上37週未満の切迫早産の疑いの妊婦のうち，絨毛膜羊膜炎の関与が疑われる場合には，顆粒球エラスターゼ定性（子宮頸管粘液）あるいは顆粒球エラスターゼ（子宮頸管粘液）を算定する。ただし，その場合には傷病名に「絨毛膜羊膜炎」を記載する。

- 「前期破水（PROM）」の診断のため，妊娠22週以上37週未満の妊婦を対象として腟分泌液中インスリン様成長因子結合蛋白1型（IGFBP-1）定性，頸管腟

分泌液中癌胎児性フィブロネクチン定性の検査を算定する（同時に複数の種類について行うことはできない）。PROMが疑われた場合，1，2回の検査を基準とする。また，α-フェトプロテイン（AFP）定性（腟分泌液）もある。

- pHの変化を発色でみる検査法については算定しない。
- 「PROM」により子宮内感染が疑われる場合は子宮分泌物の細菌培養同定検査，感受性検査，嫌気性培養などで算定する。胎盤感染があり，母体や新生児のその後の治療に有用と判断される場合には，分娩後の胎盤の病理組織顕微鏡検査を算定する。

治療に関する留意事項

- 切迫流早産治療に用いられるのは塩酸イソクスプリン，塩酸リトドリンであり，適切な使用が必要である。硫酸マグネシウムも切迫早産の治療に用いられるが，静注用マグネゾール®の適応は，妊娠高血圧症候群重症における子癇の発症抑制および治療であり，マグセント®注のみが切迫早産における子宮収縮の抑制にも使用できる。成分は同じであるが保険請求上は混同して使用しないように注意する。硫酸テルブタリンも切迫早産には適応がないので注意したい。
- 反復早産予防として保険適用のあるヒドロキシプロゲステロンカプロン酸エステル（プロゲデポー 125 mg）は2021年8月に製造・販売の中止が発表された。
- 子宮収縮抑制薬の点滴注射投与に際して，輸液ポンプを用いて1時間に30 mL以下の速度で投与した場合は，精密持続点滴注射加算を算定する。
- 外来でのノンストレステスト（NST）は，妊娠22週以降に一定の条件を満たす患者に対して実施した場合に算定する。適応についてはp.92を参照されたい。
- NSTを入院中の患者で子宮収縮抑制薬の投与（経口，注射にかかわらず）による治療が行われている場合は，1週につき3回，外来の患者に対して行った場合には1週間につき1回に限り算定する。なお，1週間の計算は暦週による（注：暦週は，暦年中の序数によって指定される特定の7日の期間であり，日曜から始まる）。また，超音波検査による頸管長測定は，週に2回を限度として算定する。
- 子宮頸管無力症における子宮頸管縫縮術については切迫流産の項で述べた。
- 早産が予測される場合に，呼吸窮迫症候群（RDS）を予防する目的で母体へのベタメタゾンリン酸エステルナトリウム注射液（リンデロン®注）投与は，妊娠

34週まで2回程度使用は認められている。

切迫早産/早産の入院料・医学管理料

- 各論4章妊娠高血圧症候群で詳述するが(p.166)，妊娠22～32週未満の早産の患者に対して，1入院に限り20日を限度としたハイリスク妊娠管理加算，またハイリスク妊産婦共同管理料の加算はある。分娩になった場合は，8日を限度としたハイリスク分娩管理加算(施設基準あり)を算定する。

4 胞状奇胎：保険診療上の留意事項

診断・検査・治療に関する留意事項

- 超音波検査は妊娠5週以降に診断のために認められる。hCG定量検査も算定可能である。
- 流産手術とは別に胞状奇胎除去術が区分されているので，この項で算定する。出血持続などでやむをえず後日再掻爬術を行う場合は，子宮内膜掻爬術を算定する。
- 胞状奇胎娩出後の管理におけるhCG測定は，2～3カ月間は1週につき1回を原則とする。「侵入奇胎」や「絨毛癌」発生が疑われた場合は，症状，検査値などをレセプトの摘要欄に注記し，必要に応じて測定する。測定に際してhCG定量検査とhCG-β定量検査を同時に行っても，いずれか一方の点数のみである。

各論

3章

異所性妊娠

　異所性妊娠は，経腟超音波診断装置などの普及や迅速な低単位のhCG定量検査により，きわめて早期の診断が可能となった。また内視鏡手術の技術と手術器具などの進歩によって手術方法も確立されている。本章ではそれらの社会保険上の留意点について解説する。

1　検査・診断

ヒト絨毛性ゴナドトロピン（hCG）定性，ヒト絨毛性ゴナドトロピン-βサブユニット（hCG-β），ヒト絨毛性ゴナドトロピン（hCG）定量・半定量，低単位ヒト絨毛性ゴナドトロピン（hCG）半定量

- 手術開始までの期間は週に1～2度の算定が可能となる。
- ヒト絨毛性ゴナドトロピン（hCG）定性およびヒト絨毛性ゴナドトロピン-βサブユニット（hCG-β）は，免疫学的妊娠試験に該当する。
- ヒト絨毛性ゴナドトロピン-βサブユニット（hCG-β）は，hCG産生腫瘍患者に対して測定した場合に限り算定する。
- hCG-β，hCG定性，hCG定量・半定量をあわせて実施した場合は，主たるものの1つに限り算定する。
- 一般不妊治療または生殖補助医療を実施している患者に対して，医師の医学的判断による通常の妊娠経過を確認するためのhCG定性，hCG定量の実施は，一連の診療過程につき1回に限り算定可能である。
- 卵管妊娠の保存手術を行った場合，hCG定量検査は1～2回程度の算定とする。

超音波診断

- 経腹，経腟法にかかわらず妊娠5週から適応となり，手術までの期間に週1～2度を限度として算定する。本疾患に関しても妊娠週数の付記が必要である。

163

ダグラス窩穿刺

- ダグラス窩穿刺は診断穿刺の項に定められている。超音波ガイド下で実施しても算定点数は同じである。

子宮内膜掻爬術

- 子宮内膜掻爬術を術前診断として実施した際には算定するが，術後ただちに実施した際には別途算定は認められない。

2 手術・治療

異所性妊娠手術

- 異所性妊娠手術には，開腹によるものと腹腔鏡によるものとの2種類の点数が設定されている。
- 腹腔鏡による手術では超音波凝固切開装置を使用した場合には，所定点数に加算点数が認められている。また，ベッセルシーリングシステムについては，本区分により加算する。
- 異所性妊娠手術は卵管破裂等を起こさなかった場合でも算定する。
- 卵管切開術などの保存手術に際して，止血目的で使用するバソプレシン希釈液は保険適用外である。

卵管形成手術

- 卵管鏡下卵管形成術では，手術に伴う腹腔鏡検査の費用は所定点数に含まれ，別に算定できない。
- 開腹による異所性妊娠手術を実施した際に，対側の卵管に留水症を認め，同時に卵管形成手術が行われた場合は，主たる手術（点数の高い手術）として卵管形成手術で算定する。

複数手術の特例

- 開腹（腹腔鏡下）による異所性妊娠手術の実施に際して，卵管に強度の癒着を認め，同時に癒着剥離術が行われた場合，あるいは附属器腫瘍を認め，同時に子宮附属器腫瘍摘出術が行われた場合，主たる手術（点数の高い手術）と従たる術（一つに限る）の所定点数の50/100に相当する点数とを合算して算定する。それぞれ病名が必要である。

化学療法

● 近年，診断技術の向上に伴い，卵管の保存的治療としてメトトレキサート（MTX）投薬による治療が盛んに行われているが，このような化学療法は保険の適用外である。従って，異所性妊娠でのMTX治療は保険診療の対象とはならない。また，卵管温存手術などの術後の絨毛存続に際して，MTXを投薬することも保険の適用外である。

頸管妊娠など

● 頸管妊娠などでやむをえず子宮摘出が実施された場合は，子宮全摘術で算定する。

　また，頸管妊娠において大量出血が予想され，他に止血する方法がない場合にやむをえず行われる子宮動脈塞栓術（血管塞栓術）は，症状詳記を記載する必要がある。その他の部位の妊娠については施行した手術で算定し，症状詳記を併せて記載する必要がある。

一口メモ　手術料と外保連試案

　外科系学会社会保険委員会連合（外保連）は，「社会保険診療における診療報酬を日進月歩の医学，医療に即応した，学術的な根拠にもとづいて，一貫性のある算定方式により適正な診療報酬をもとめたい」という基本的な理念のもとに，学術的な研究を行うことを目的とし，外科系主要学会の社会保険委員会の委員が集まって昭和42年に設立された。産婦人科関連加盟学会として，日本産科婦人科学会，日本産婦人科医会，日本婦人科腫瘍学会，日本産婦人科手術学会，日本産科婦人科内視鏡学会，日本生殖医学会，日本周産期・新生児医学会が加盟している。

　統一した技術度，手術の所要時間と医師，看護師，技師（士）等の人件費をもとに算定した診療報酬についての研究の成果として「手術試案」，「処置試案」，「生体検査試案」，「麻酔試案」と「内視鏡試案」を2年ごとに公表し，診療報酬改定の参考資料として厚生労働省に提示している。

　平成22年の中医協総会において「今後の外科系技術，特に手術に関しての診療報酬改定は外保連試案をもとに検討する」とされて以来，この試案をもとに手術や処置などの診療報酬が改定されてきた。令和6年度の診療報酬改定においても，外保連試案2024によって産婦人科領域の手術や処置で増点となった。

各論

4章

妊娠高血圧症候群

　妊娠高血圧症候群は，流産・早産とともに産科診療上で遭遇する機会の多い疾患の一つである。その診療において，検査や治療に際して保険上の注意点を理解することは，疾病の理解と同様必須事項である。

　妊娠高血圧症候群は定期的な妊婦健診の際にみつけられる場合が多く，妊婦健診における自費診療から保険診療への切り替えが必要となる。混合診療とならないように，カルテの記載は自費分と保険分が明瞭に識別できるようにする必要がある。

1　診察

● 定期的に妊婦健診を受けている妊婦が妊娠高血圧症候群の諸症状で保険診療となった場合は，その診察料は一定のルール（p.60「基本診療料」，p.64「妊婦が疾病に罹った場合の診察料」を参照）に従って算定する。

● 基本的には健診料を徴収しない場合は再診料を算定するが，妊婦健診と同時に疾病が発見され，妊婦健診料を徴収する際は疾病に対する初診料または再診料は算定せず，レセプトの再診欄には「診察料は自費，徴収済」と記入する。

2　検査

時間外緊急院内検査加算（p.180「検体検査料」を参照）

● 妊娠高血圧症候群では血圧の急性増悪や胎児機能不全の発生など，ただちになんらかの処置・手術が必要となる場合が多い。外来患者については，医師が緊急に検体検査を行うことの必要性を認め，その保険医療機関が表示する診療時間以外の時間，休日または深夜において，検査をその機関で行った場

合に時間外加算を算定する。

- 入院中の患者には時間外検査加算は算定しないが，検体検査の結果入院の必要性を認めて，引き続き入院となった場合は算定する。
- 時間外緊急院内画像診断加算も同様に取り扱う。(p.182「画像診断料」を参照)

尿検査

- 妊娠高血圧症候群の症状として尿蛋白があり，蛋白定量は重要な検査となるが，尿中蛋白，糖定量検査を実施した場合は，尿中一般物質定性半定量検査の算定は認められず，定量検査のみを算定する。
- 妊娠高血圧腎症では，病変が糸球体から尿細管におよびネフロンの破壊が生じていることを示唆する所見として，各種円柱を測定することがある。尿沈渣顕微鏡検査は当該医療機関または臨床検査施設などが採尿後4時間以内に検査し，速やかに報告した場合のみ算定する。ただし，尿細菌顕微鏡検査をあわせて行った場合は，尿細菌顕微鏡検査のみ算定する。
- 妊娠高血圧症候群の予知にアルブミン定量（尿）の有用性報告はあるが，アルブミン定量の適応は糖尿病または糖尿病性早期腎症の患者であり，妊娠高血圧症候群では算定しない。

血液学的検査

妊娠高山圧症候群では凝固異常が発生しやすく，出血・凝固検査は重要な検査となるが，保険上は制約があるので注意を要する。

- 出血時間測定時の耳朶採血料は，出血時間測定の所定点数に含まれる。
- 複合凝固因子検査は，トロンボテスト，ヘパプラスチンテストなどであるが，トロンボテストとプロトロンビン時間測定を同時に施行した場合は，主たるもののみ算定する。
- フィブリノゲン分解産物（FgDP）は，フィブリン・フィブリノゲン分解産物（FDP）が異常値を示した場合に実施したときに算定する。また，当該検査を実施した場合は，他の検査で代替できない理由を診療報酬明細書の摘要欄に記入する。
- 妊娠高血圧症候群重症例では播種性血管内凝固症候群（DIC）に進展しやすい。DICを発症した場合は，フィブリンモノマー複合体（ただし，トロンビン・アンチトロンビン複合体（TAT）およびプロトロンビンフラグメントF 1+2を同時に測定した場合は，主たるもののみ算定する），トロンボモジュリン精密測定が算定可能である。

- 1回の採血で数項目の出血・凝固検査を実施する場合には包括算定となっている。
  - ・3項目または4項目
  - ・5項目以上
- 一般に術前検査としては合併症（凝固異常）がない場合は，出血時間，血小板，PT，APTT，フィブリノゲンなどが認められているが，妊娠高血圧症候群における帝王切開などの手術では，凝固能異常や，出血量が多くなる可能性があり，Dダイマー，アンチトロンビン活性なども認められることが多い。ただし注記・病名等が必要となる。

生化学的検査（Ⅰ）

- 妊娠高血圧症候群管理において，生化学検査は10項目以上の包括算定となることが多い。
- また入院患者では初回に限り，10項目以上に検査を行った場合，加算の算定がある。
- 重症例では血液ガス分析が必要となるが，当該医療機関での検査に限り算定する。所定点数はpH，pO_2，pCO_2およびHCO_3^-の各測定を含み，項目数にかかわらず同一の所定点数である。なお同時に行ったヘモグロビン測定については算定しない。

生化学的検査（Ⅱ）内分泌学的検査

- エストリオール（E3）検査が，妊娠32週以後の妊娠高血圧症候群で胎盤機能不全または「胎児胎盤機能不全」，あるいはそれらの「疑い」の場合に限り（合併症妊娠，産科異常により上記が疑われる場合も含む），原則として1日1回，必要な期間認められる。妊娠32週未満は注記が必要である。
- ヒト胎盤性ラクトーゲン（hPL）測定はエストリオールと同様に，妊娠32週以後の「胎盤機能不全」（合併症妊娠，産科異常により上記が疑われる場合も含む）に対し，原則として1日1回，必要な期間（32週未満は要注記）認められる。
- 可溶性fms様チロシンキナーゼ1（sFlt-1）と胎盤増殖因子（PlGF）の比を妊娠18週から36週未満の妊娠高血圧腎症が疑われる妊婦であって，**表1**のリスク因子のうちいずれか1つを有するものに対して，原則として一連の妊娠につき1回に限り算定できる。なお，リスク因子を2つ以上有する場合は，原則として算定できない。

表1 sFlt-1/PlGF 測定対象リスク因子

①収縮期血圧≧130mmHgまたは拡張期血圧≧80mmHg

②蛋白尿

③妊娠高血圧腎症を疑う臨床症状または検査所見

④子宮内胎児発育不全

⑤子宮内胎児発育不全を疑う検査所見

病理学的検査

病理組織標本作製において，胎盤・卵膜および臍帯は1臓器として，算定する。

> **一口メモ** 病理組織顕微鏡検査（病理診断）
>
> 当該検査は必要が認められる場合に算定する。産科領域の場合，流産における子宮内妊娠の確認，妊娠高血圧症候群の胎盤病変，前期破水や羊水感染の程度確認にはおおむね認められている。

生体検査

(1)超音波検査(p.112「超音波検査」を参照)

「妊娠高血圧症候群」の病名のみでは，超音波断層法の適応とならないが，以下の場合は算定する。

- 常位胎盤早期剥離：22週以降1 ～ 2回
- 胎児発育不全(FGR)：原則として22週以後，外来では2週間に1回，入院加療中は週に1回程度とする。
- 羊水過少：22週以降，1回/2週
- 超音波断層法において，血管の血流診断を目的としてパルスドプラ法を併せて行った場合には所定点数に加算点数を加えて算定する（妊娠22週以降，1回/週）。パルスドプラ法の産科領域での適応症は，①胎児発育不全，②妊娠高血圧症候群，③多胎妊娠，④Rh不適合妊娠，⑤羊水異常症の5疾患である。妊娠高血圧症，Rh不適合妊娠単独では超音波検査の適応とはならず，パルスドプラ法を併施した場合は適応となり，超音波検査＋パルスドプラ加算を算定する。疑い病名は不可となる。

（2）分娩監視装置（p.93を参照）

- 分娩監視装置による諸検査は，胎児仮死，潜在胎児仮死（胎児機能不全）および異常分娩の経過改善の目的で陣痛促進を行う場合にのみ算定する。胎児機能不全の場合，急速遂娩が行われているのが原則だが，胎児機能不全に対する処置（酸素，母体体位変換など）が行われていれば認められる。

- 従って，1分娩につき1回の算定で，妊娠高血圧症候群であっても分娩時に陣痛促進も胎児機能不全に対する手術や処置が行われていない場合は算定しない。

（3）ノンストレステスト（NST）（p.92を参照）

- NSTは，妊娠高血圧症候群重症，40歳以上の初産婦，BMIが35以上の初産婦，胎児発育不全（FGR），常位胎盤早期剥離，胎盤機能不全，多胎妊娠，Rh不適合もしくは羊水異常症，子宮収縮抑制薬使用時，または妊娠中の糖尿病，甲状腺疾患，膠原病もしくは心疾患，白血病，血友病，腎疾患，出血傾向，HIV陽性など。入院中の患者に対して行った場合は，1週間につき3回，入院中以外の患者に対して行った場合は，1週間に1回に限り算定する（22週以降）。なお，1週間の計算は暦週による。

（4）その他

以下の諸検査は，妊娠高血圧症候群重症で「うっ血性心不全」，「肺水腫」や「頭蓋内出血」，「DIC」などの重篤な合併症の発生もしくは「疑い」がある場合に適応となる。

①呼吸心拍監視
②経皮的動脈血酸素飽和度測定
③終末呼気炭酸ガス濃度測定
④観血的動脈圧測定
⑤中心静脈圧測定

（5）コンピュータ断層撮影（CT）および磁気共鳴コンピュータ断層撮影（MRI）

子癇発作後にはその重症度，予後を判定する意味でCTやMRIは重要な検査となるが，その施行においては，両者の有用性を比較して有用な検査法を選択するのが原則である（p.109参照）。

3 投薬，注射，処置

保険適用

　妊娠高血圧症候群で使用される可能性がある薬剤の多くは，妊娠高血圧症候群の保険適用がないことが多い。また，血圧降下薬のなかには，添付文書上は禁忌となっているものも多い。社会保険および医事紛争上も改善の必要があるが，現状ではその適用と患者へのインフォームドコンセントに十分注意をして使用することである。

　表2に代表的な薬剤について，妊娠高血圧症候群の適用の有無，社会保険上の代表的な適用，妊婦への投与をまとめた。近年，治療薬の適用拡大が行われているが，さらなる拡大も考えられるので，注意が必要である。

4 入院料・医学管理料

ハイリスク妊娠管理加算

- 1日入院につき点数があり，20日を限度とし，1回の妊娠につき1回算定可能（p.103，**表9**）。
- 別に厚生労働大臣が定める施設基準に適合しているものとして，地方厚生局長に届け出た保険医療機関が，別に厚生労働大臣が定める患者について入院中にハイリスク妊娠管理を行った場合に，1回の妊娠につき1入院に限り20日を限度として所定点数に加算する。

ハイリスク分娩管理加算

- 1日入院につき点数があり，8日を限度とし，1回の妊娠につき1回のみ算定可能。
- 別に厚生労働大臣が定める施設基準に適合しているもの（p.178，**表2**）として，地方厚生局長に届け出た保険医療機関が，別に厚生労働大臣が定める患者について分娩を伴う入院中にハイリスク分娩管理を行った場合に，1回の妊娠につき1入院に限り8日を限度として所定点数に加算する。
- ハイリスク妊娠管理加算との併算定はできない。

171

表2 妊娠高血圧症候群に使用される薬剤の保険適用

	妊娠高血圧症候群の適用	社会保険上の代表的適用
高血圧治療薬		
塩酸ヒドララジン(アプレゾリン®)	あり	本態性高血圧,妊娠高血圧症候群
αβブロッカー		
塩酸ラベタロール(トランデート®)	あり	本態性高血圧,褐色細胞腫
αブロッカー	なし	本態性高血圧,腎性高血圧
βブロッカー		
メトプロロール(セロケン®,ロプレソール®)	なし	本態性高血圧,狭心症,頻脈性不整脈
アテノロール(テノーミン®など)	あり	本態性高血圧,狭心症,頻脈性不整脈
塩酸プロプラノロール(インデラル®など)	なし	妊婦への投与:緊急時,やむをえない場合
メチルドパ(アルドメット®)	あり	本態性高血圧,腎性高血圧,悪性高血圧
Ca拮抗薬		
ニフェジピン(アダラート®など)	あり(20週以降のみ)	本態性高血圧,狭心症,腎性高血圧
ニトログリセリン	あり	手術時の異常高血圧,狭心症
子癇発作抑制・治療薬		
硫酸マグネシウム(マグセント®,マグネゾール)	あり	切迫早産,子癇予防
ビタミンK	なし	ビタミンK欠乏症の予防,治療
副腎皮質ステロイド	なし	ネフローゼ,膠原病,喘息
ヘパリン	なし	DIC,血栓塞栓症
ジピリダモール(ベルサンチン®など)	なし	狭心症,心筋梗塞
塩酸チクロピジン(パナルジン®など)	なし	血管手術,虚血性脳障害の血栓・塞栓の治療
漢方薬 **(五苓散,猪苓湯,当帰芍薬散柴苓湯など)**	なし	妊娠高血圧症候群に伴う浮腫で適応あり
アルブミン製剤	なし	低アルブミン血症,出血性ショック投与の場合,濃度を記載
IUGR/FGR治療薬		
10%マルトース	なし	糖尿病
アミノ酸輸液製剤	なし	低蛋白血症,低栄養,手術前後の補給
ビタミンC	なし	食事からの摂取不十分なとき
還元型グルタチオン製剤(タチオン®など)	あり	妊娠高血圧症候群,妊娠悪阻
アスピリン	なし	膠原病,頭痛,歯痛など
幼牛血液抽出物(ソルコセリル®)	なし	胃潰瘍,脳塞栓,アフタ性口内炎など

表3 ハイリスク妊産婦共同管理料（Ⅰ）

　別に厚生労働大臣が定める施設基準に適合しているものとして地方厚生局長等に届け出た保険医療機関において，診療に基づき紹介した患者（別に厚生労働大臣が定める状態等であるものに限る）が，病院である他の医療機関（ハイリスク妊娠・分娩管理加算の注に規定する施設基準に適合しているものとして届け出た保険医療機関に限る。）に入院中である場合において，当該病院に赴いて，当該病院の保険医と共同してハイリスク妊娠またはハイリスク分娩に関する医学管理を共同で行った場合に，当該患者を紹介した保険医療機関において患者1人につき1回算定する。

表4 ハイリスク妊産婦共同管理料（Ⅱ）

　ハイリスク妊娠・分娩管理加算の規定する施設基準に適合しているものとして届け出た病院である保険医療機関において，ハイリスク妊娠またはハイリスク分娩に関する医学管理が必要であるとして，別に厚生労働大臣が定める施設基準に適合しているものとして，地方厚生局長等に届け出た別の保険医療機関から紹介された患者（厚生労働大臣が定める状態等であるものに限る）が，当該病院に入院中である場合において，当該患者を紹介した別の保険医療機関の保険医と共同してハイリスク妊娠・分娩に関する医学管理を行った場合に，当該病院において患者1人につき1回算定できる。

表5 ハイリスク妊産婦共同管理料の対象疾患

①妊娠22〜32週未満の早産の患者
②40歳以上の初産婦
③分娩前のBMIが35以上の初産婦
④妊娠高血圧症候群重症
⑤常位胎盤早期剥離
⑥前置胎盤（妊娠28週以降出血などの症状を伴うもの）
⑦妊娠30週未満の切迫早産（子宮収縮，子宮出血，頸管の開大などの徴候を示すもの）
⑧多胎妊娠
⑨双胎間輸血症候群
⑩子宮内胎児発育遅延（胎児発育不全）
⑪心疾患（治療中のもの）
⑫糖尿病（治療中のもの）
⑬特発性血小板減少性紫斑病（治療中のもの）
⑭白血病（治療中のもの）
⑮血友病（治療中のもの）
⑯出血傾向（治療中のもの）
⑰HIV陽性
⑱妊娠中に帝王切開以外の開腹手術を行った患者，または行う予定の患者
⑲甲状腺疾患（治療中のもの）
⑳腎疾患（治療中のもの）
㉑Rh不適合妊娠
㉒膠原病（治療中のもの）
㉓精神疾患（精神療法が実施されているもの）

ハイリスク妊産婦共同管理料

　妊娠高血圧症候群重症患者に対して表に示す基準を満たした場合に算定する。

1）紹介元医療機関　ハイリスク妊産婦共同管理料（Ⅰ）（**表4**）

2）入院先の病院　　ハイリスク妊産婦共同管理料（Ⅱ）（**表5**）

- ハイリスク妊産婦共同管理料は，救急搬送診療料と併せて算定することができる。

- 対象疾患を**表6**に示す。

5 食事療法

- 心臓疾患，妊娠高血圧症候群等に対して減塩食療法を行う場合は，腎臓食に準じて取り扱うことができる。なお，高血圧症に対して減塩食療法を行う場合は，この取り扱いは認められない。
- 腎臓食に準じて取り扱うことができる心臓疾患等の減塩食については，食塩相当量が送料（1日量）6g未満の減塩食をいう。
- ただし，妊娠高血圧症候群の減塩食の場合は，日本高血圧学会，日本妊娠高血圧学会等の基準に準じていること，となっている。
- 入院時食事療養は，厚生労働大臣が定める基準に適合しているものとして地方厚生局長等に届け出て，当該基準による食事療法を行う保険医療機関に入院している患者について，当該食事療法を行ったときに算定する。
- 腎臓食などの特別食を提供した場合は，特別食加算を算定する。

6 手術 (p.104「手術料」，p.183「緊急手術」を参照)

　妊娠高血圧症候群では高血圧の急性増悪，胎児機能不全，常位胎盤早期剥離などで緊急手術となることが多い。

- ①休日，保険医療機関の表示する診療時間以外の時間および深夜の手術に対応するための十分な体制が整備されていること
  ②急性期医療にかかわる実績を相当程度有している病院であること
  ③病院勤務医の負担の軽減，および処遇の改善に資する体制が整備されていること
  　この3つの条件を満たしている場合，その開始時間が休日または深夜の場合は，入院中以外の患者（入院後8時間以内）では，所定点数の160/100，入院中の患者でも160/100が加算できる。また，開始時間が診療時間以外の場合は入院中以外の患者で80/100を加算した点数により算定する。ただし，時間外加算は入院中の患者には算定しない。
- 上記条件以外の保険医療機関では，その開始時間が休日または深夜の場合は，入院中以外の患者（入院後8時間以内）では，所定点数の80/100，入院中の患者でも80/100が加算できる。また，開始時間が診療時間以外の場合は入院中以外の患者で40/100を加算した点数により算定する。ただし，時間外加算は入院中の患者には算定しない。

各論

5章

産科救急

　産科救急疾患には常位胎盤早期剥離，子宮破裂，子癇，羊水栓塞，弛緩出血などがあり，その特徴として，迅速かつ的確な診断が必要であり，適切な処置等が要求される。このようなことから，検査の範囲は広くなり，検査回数も多くなる傾向にある。一方，保険診療上の原則からすると，検査，投薬はその必要性を十分考慮したうえで，段階を踏んで行い，最小限の診療を行う必要がある。

　このように，臨床の現場とレセプトのみから判断する審査との間に矛盾を生じ，疑義を招くことも多い。救急疾患の診療報酬請求は無用な査定を受けないためにも，適宜，症状詳記する必要があり，また，産科救急疾患は時間外，深夜の診療となることが多く，その点にも配慮し，受診時間，手術開始時間など注記することが大事である。

　なお，今回の改訂より施設基準において院内掲示が求められている場合にはウェブサイトへの掲示も求められるようになったことに注意する必要がある。

1 基本診療料

　妊婦健診は基本的には自費診療であるが，異常が出現した場合には保険診療となる。

- 定期的に妊婦健診を受けている妊婦が疾病に罹った場合は，妊娠・分娩との関係の有無にかかわらず再診料で算定する（p.60「基本診療料」を参照）。

　保険医療機関の表示する診療時間以外の時間に診療を行う場合には，再診料に時間外加算，休日加算，深夜加算などを算定する。

時間外の標準：午後6時以降，午前8時以前（土曜日は正午以降）

深夜：午後10時〜午前6時

休日：日曜，祝日，12月29日〜1月3日

- 入院料としては入院基本料，入院基本料加算，特定入院料などがある。

175

総合周産期特定集中治療室管理料

　母体・胎児集中治療室管理料と新生児集中治療室管理料とがある。厚生労働大臣が定める施設基準に適合しているものとして地方厚生局長に届け出た保険医療機関において，必要があって総合周産期集中治療室管理が行われた場合に算定する。

（1）母体・胎児集中治療室管理料

　母体・胎児集中治療室管理料は14日を限度とし算定する。

　母体・胎児集中治療室管理料の算定対象となる妊産婦は，①合併症妊娠，②妊娠高血圧症候群，③多胎妊娠，④胎盤位置異常，⑤切迫流早産，⑥胎児発育不全や先天性胎児形態異常などの胎児異常を伴うものとされ，母体または胎児に対するリスクの高い妊娠について医療を行う必要があって，医師が母体・胎児集中治療室管理が必要であると認めたものである。なお，妊産婦とは，産褥婦を含むものであること。

　周産期医療における集中的・効率的な提供を推進する観点から，母体・胎児集中治療室管理料について，以下のとおり，要件の見直しが行われた。

施設基準（抜粋）

ア　（略）

イ　以下のいずれかを満たすこと。①専任の医師が常時，母体・胎児集中治療室内に勤務していること。当該専任の医師は，宿日直を行う医師ではないこと。ただし，患者の当該治療室への入退室などに際して，看護師と連携をとって当該治療室内の患者の治療に支障がない体制を確保している場合は，一時的に当該治療室から離れても差し支えない。なお，当該治療室勤務の医師は，当該治療室に勤務している時間帯は，当該治療室以外での勤務及び宿日直を併せて行わないものとすること。②専ら産婦人科又は産科に従事する医師（宿日直を行う医師を含む。）が常時2名以上当該保険医療機関内に勤務していること。そのうち1名は専任の医師とし，当該治療室で診療が必要な際に速やかに対応できる体制をとること。なお，当該医師は当該治療室に勤務している時間帯は，当該治療室以外での勤務及び宿日直を併せて行わないものとすること。

ウ～キ　（略）

ク　当該治療室勤務の看護師は，当該治療室に勤務している時間帯は，当
　　該治療室以外での夜勤を併せて行わないものとすること。）

ケ　「A234」に掲げる医療安全対策加算1の届出を行っていること。

- 総合周産期特定集中治療室管理料には，入院料，尿中一般物質定性半定量検
査，尿中特殊物質定性定量検査，尿沈渣，糞便検査，穿刺液・採取液検査，血
液形態・機能検査，出血・凝固検査，血液化学検査，内分泌学的検査，腫瘍
マーカー，特殊分析，免疫血液学的検査，感染症免疫学的検査，肝炎ウイル
ス関連検査，自己抗体検査，血漿蛋白免疫学的検査，細胞機能検査，排泄物，
滲出物または分泌物の細菌顕微鏡検査，細菌培養同定検査，細菌薬剤感受性
検査，抗酸菌分離培養検査，抗酸菌同定，抗酸菌薬剤感受性検査，微生物核
酸同定・定量検査，基本的検体検査実施料，点滴注射，中心静脈注射，酸素
吸入（使用した酸素及び窒素の費用を除く），留置カテーテル設置（母体・胎児
集中治療室管理料に限る），インキュベーター（新生児集中治療室管理料に限
る），病理組織標本作製料が含まれる。

（2）新生児集中治療管理料

　新生児集中治療管理料は，①高度の先天性形態異常，②低体温，③重症黄疸，
④未熟児，⑤意識障害または昏睡，⑥急性呼吸不全または慢性呼吸不全の急性
増悪，⑦急性心不全（心筋梗塞を含む），⑧急性薬物中毒，⑨ショック，⑩重篤
な代謝障害（肝不全，腎不全，重症糖尿病等），⑪大手術後，⑫救急蘇生後，
⑬その他外傷，破傷風などで重篤なものを対象疾患とし，新生児である患者に
対して21日を限度として毎日算定する。

- さらに，出生児の体重が1,000g未満では90日，1,000g以上1,500g未
満では60日を限度として認められる。

新生児特定集中治療室重症児対応体制強化管理料の新設

　医療の質と医療安全を担保する観点から，新生児特定集中治療について十分
な体制と実績を有する保険医療機関における，高度な医療を要する重症新生児
に対する手厚い看護体制について，新たな評価を行うとされた。

対象患者
以下のいずれかに該当する新生児
- ・体外式膜型人工肺を実施している状態・腎代替療法（血液透析，腹膜透
　析等）を実施している状態
- ・交換輸血を実施している状態・低体温療法を実施している状態

- 人工呼吸器を使用している状態（出生時体重が750g未満である場合に限る）
- 人工呼吸器を使用している状態であって，一酸化窒素吸入療法を実施している状態
- 人工呼吸器を使用している状態であって，胸腔・腹腔ドレーン管理を実施している状態
- 開胸手術，開頭手術，開腹手術等後に人工呼吸器を使用している状態
- 新興感染症や先天性感染症等の感染症患者であって，陰圧個室管理など厳重な感染対策を行いながら人工呼吸器を使用している状態
（合併症として発生した感染症は除く）

ハイリスク妊娠・分娩管理加算・地域連携分娩管理加算

（1）ハイリスク妊娠管理加算

- 別に厚生労働大臣が定める施設基準に適合しているものとして地方厚生局長等へ届け出た保険医療機関が，別に定める患者（p.103，**表9**参照）について，入院中にハイリスク妊娠管理を行った場合に，1入院に限り20日を限度として所定点数に加算する。
- 適応疾患であれば，診療所でも算定可能である（施設基準は**表1**，届出が必要）。
- 対象に産褥婦は含まれない。

（2）ハイリスク分娩管理加算

- 入院基本料に対する加算で，1入院に限り8日を限度とし所定点数に加算する。

表1 ハイリスク妊娠管理加算の施設基準

1) 産婦人科または産科を標榜する保険医療機関
2) 産婦人科または産科に従事する医師が1名以上
3) 産科医療補償約款に基づく補償を実施している

表2 ハイリスク分娩管理加算の施設基準

1) 専ら産婦人科または産科に従事する常勤医師が3名以上
2) 常勤の助産師が3名以上
3) 1年間の分娩数が120以上で，その実施件数，配置医師数及び配置助産師数を院内提示
4) 病院勤務医の負担軽減および処遇の改善に資する体制が整備
5) 産科医療補償約款に基づく補償を実施している

- 厚生労働大臣が定める施設基準に適合している施設(**表2**)で，地方厚生局長等に届け出た医療機関が別に定める患者について，分娩を伴う入院中にハイリスク分娩管理を行った場合に算定することができる。
- ハイリスク分娩管理と同一日に行うハイリスク妊娠管理にかかわる費用は，ハイリスク分娩管理加算に含まれるものとする。
- ハイリスク妊娠・分娩管理料は総合周産期特定集中治療室管理料を算定する日と合わせ，それぞれ20日間または8日間まで算定する。
- なお，施設基準には病院勤務医の負担の軽減に資する体制が整備されていなければならない。
- 対象に産褥婦は含まれる。
- 厚生労働大臣が定める施設基準に適合している施設(**表2**)で，地方厚生局長等に届け出た医療機関が別に定める患者について，分娩を伴う入院中に地域連携分娩管理を行った場合に，1入院に限り8日を限度として所定点数に加算する。算定に当たっては，分娩を伴う入院前において，連携している総合周産期母子医療センター等に対して当該患者を紹介し，当該患者が受診している必要がある。

(3)ハイリスク妊産婦共同管理料(Ⅰ)

- 紹介元医師が，紹介先の病院に赴き，紹介先の病院の医師と共同で医学管理を行った場合に，入院中(分娩を伴うものに限る)，患者1人につき1回に限り算定するものであり，紹介元医療機関において行う。対象患者はハイリスク分娩管理加算のできる患者に準じる。紹介元医師の診療録には，紹介先の病院において患者の医学管理等を行った事実を記載し，紹介先の病院の診療録には紹介元医師による医学管理等が行われた旨を記載する。自院にて診療していた妊産婦の状態に異常が認められたために，他院へ搬送する場合において，医師が搬送先医療機関まで付き添い，搬送先の病院の医師と共同で医学管理等を行った場合においても算定できる。

(4)ハイリスク妊産婦共同管理料(Ⅱ)

- 紹介元医師の属する保険医療機関がハイリスク妊産婦共同管理料(Ⅰ)を算定した場合に，紹介先の病院において算定する。紹介先病院はハイリスク分娩管理加算が算定できる施設基準に適合している施設であり，紹介元，紹介先病院とも地方厚生局長等に届出が必要である(p.67，**表4**)。自院にて診療していた妊産婦の状態に異常が認められたために，他院へ搬送する場合において，

医師が搬送先医療機関まで付き添い，搬送先の病院の医師と共同で医学管理等を行った場合においても算定できる。

（5）診療情報提供料（Ⅰ）

●ハイリスク妊産婦共同管理料（Ⅰ）の算定できる医療機関が，ハイリスク妊産婦共同管理料（Ⅱ）算定医療機関に紹介した場合，診療情報提供料にハイリスク妊婦紹介加算がつくが，当該患者の妊娠中に1回となっている。

（6）妊産婦緊急搬送入院加算

●産科または産婦人科を標榜する保健医療機関であって，別に厚生労働大臣が定める施設基準に適合しているものとして地方厚生局長等に届け出たものにおいて，入院医療を必要とする異常が疑われ緊急用の自動車等で緊急搬送された妊産婦を入院させた場合に，当該患者について，入院初日に限り所定点数に加算する。

●直近3カ月以内に当該加算を算定する保険医療機関への受診歴のある患者は除く。ただし，産婦人科以外の受診歴は含まない。

●産科または産婦人科以外の診療科への入院の場合においても算定する。

●自家用車で搬送された場合でも，母体・胎児の状態に緊急性が認められ，かつ算定条件を満たす場合に算定する。

2 検査

●血圧測定などの簡単な検査は基本診断料に含まれており，別に算定することはできない。

検体検査料

（1）時間外緊急院内検査加算

●外来患者の場合は，保険医療機関が表示する診療時間以外の時間，休日または深夜において，当該機関において緊急のために検体検査を行った場合に検査時間外緊急院内検査加算を算定する。入院患者には時間外緊急院内加算は算定しない。ただし，時間外，休日または深夜に外来を受診した患者に対し，検体検査の結果入院の必要性を認めて，引き続き入院となった場合に算定する。

（2）外来迅速検体検査加算

● 入院中以外の患者に実施した検体検査の結果について，検査実施日に説明し，文書により情報を提供した場合，1日につき5項目を限度として，各項目の所定点数に加算点数を加えて算定する。ただし，時間外緊急院内検査加算と同一日には算定しない。

（3）一般事項

● 末梢血一般検査は急変時には必要に応じて算定するが，同一日に測定数が多い場合には，病態に関し注記することが望ましい。
● 出血傾向検査では出血時間，血小板，PT，APTTが標準的である。
● フィブリノゲン定量，アンチトロンビンなども含め頻回の測定には，「出血性ショック」以外に「DIC」などの病名が必要である。
● FDP，Dダイマーなど類似の検査は，どちらか一方になる。

生体検査料

（1）超音波検査（p.114「産科超音波検査の留意点」を参照）

　胎児心エコー法は，胎児の心疾患が強く疑われた症例に対して，循環器内科，小児科または産婦人科の経験を5年以上有する医師（胎児心エコー法を20症例以上経験している者に限る）が診断または経過観察を行う場合に算定し，胎児心エコー法診断加算は，当該検査に伴って診断を行った場合に限り算定する。胎児心音観察にかかわる費用は所定点数に含まれており，別に算定できない。

（2）分娩監視装置，ノンストレステスト（p.92「産科関係」を参照）

　分娩監視装置による諸検査は，胎児仮死，潜在胎児仮死および異常分娩の経過改善の目的で陣痛促進を行う場合にのみ算定するものであり，陣痛曲線，胎児心電図および胎児心音図を記録した場合も，所定点数に含まれる。

　ノンストレステストは入院中の患者に対して行った場合には1週間につき3回，入院中の患者以外の患者に対して行った場合には1週間につき1回に限り算定できる。なお，1週間の計算は暦週による。

（3）監視装置による諸検査

1）呼吸心拍監視

　心電曲線および心拍数のいずれも観察した場合に算定する。呼吸曲線を同時に観察した場合の費用は，所定点数に含まれるものとする。人工呼吸と同時に

行った呼吸心拍監視の費用は，人工呼吸の所定点数に含まれるものとする。同一の患者につき，マスクまたは気管内挿管（全身麻酔）による閉鎖循環式全身麻酔と同一日に行われた場合における当該検査の費用は，当該麻酔の費用に含まれる。

2）経皮的動脈血酸素飽和度測定（1日につき）

呼吸不全，循環不全の術後の患者で，酸素吸入を行っているか，必要とする患者。静脈麻酔，脊髄くも膜下麻酔，硬膜外麻酔を実施中の患者が適応で，閉鎖循環式全身麻酔，人工呼吸を同一日に行った場合は算定しない。

3）終末呼気炭酸ガス濃度（1日につき）

気管内挿管または気管切開している患者であって人工呼吸器を装着，または自発呼吸が不十分な患者が適応。

4）観血的動脈圧測定（1日につき）

動脈圧測定用カテーテルなどを動脈に挿入して測定するものをいう。

画像診断料（p.108「画像診断」を参照）

（1）時間外緊急院内画像診断加算

- 外来患者について，緊急のために保険医療機関が表示する診療時間以外の時間，休日または深夜において，当該保険医療機関において撮影および画像診断を行った場合は，所定点数につき1日につき加算点数を加えて算定する。
- 入院中の患者には算定しない。

3 処置

- 処置料の費用は，処置料と薬剤料と特定保険医療材料料に掲げる所定点数を合算した点数によって算定する（p.106「処置科」を参照）。

（1）休日，時間外および深夜加算

- 外来の患者に対し，緊急のために休日，時間外，深夜に一定以上の処置を行った場合，それぞれ8割，4割，8割を加算できる。
- 手術当日に，手術に関連して行う処置（留置カテーテル設置など）の費用は算定しない。
- 酸素吸入は1日につき点数が定められており，間歇的陽圧吸入法または人工呼吸と同時に行った酸素の費用，喀痰吸引の費用は，それぞれ間歇的陽圧吸入

法または人工呼吸の所定点数に含まれるものとする。
- 救命のための気管内挿管と人工呼吸を行った場合は，人工呼吸の所定点数（130分まで，230分~5時間まで，35時間を超えた場合）と併せて算定する。
- 人工呼吸と同時に行う呼吸心拍監視，経皮的動脈血酸素飽和度測定，非観血的連続血圧測定，喀痰吸引，酸素吸入の費用は所定点数に含まれる。

4 注射

- 注射にかかわる費用は，基本的に注射実施料（注射手技料）＋薬剤料＋その他（特定保険医療材料料など）として算定する。注射実施料は各区分別に細かく点数が定められている。
- 入院患者に対しては，皮内，皮下および筋肉内注射，静脈内注射ならびに心臓内注射の場合には，注射実施料は算定しない。
- 点滴注射は1日分の注射量が500mL以上の場合に算定する。
- 精密持続点滴注射加算は，自動輸液ポンプを用いて1時間に30mL以下の速度で体内（皮下を含む）または注射回路に薬剤を注入する場合に算定する。
- 中心静脈注射の費用を算定した患者については，同一日に行われた点滴注射の費用は算定しない。
- 中心静脈注射用および末梢留置型中心静脈注射用カテーテルの挿入に伴う検査および画像診断の費用は算定しない。
- 点滴注射および中心静脈注射の回路にかかわる費用ならびに穿刺部位のガーゼ交換等の処置料および材料料については別に算定しない。また，手術時の注射実施料は算定しない。

5 手術

緊急手術

- 入院中以外の患者（入院時間から8時間以内）に対し，緊急手術を行った場合（「3.処置」の施設基準を満たしていない場合）
  ①時間外加算（保険医療機関の表示する診療時間以外の時間）手術を行った手術料に所定点数の4割を加算して算定する。
  ②休日・深夜（22：00 ～ 6：00）加算所定の8割を加算して算定する。

●入院中の患者（入院時間から8時間以上）に対し，病態の急変により緊急手術を行った場合（「3.処置」の施設基準を満たしていない場合）

　①休日・深夜（22:00 ～ 6:00）加算所定の8割を加算して算定する。

　②時間外加算は算定しない。

　③手術の開始時刻とは執刀時間である。従って緊急手術の場合には，入院日，手術開始の月日，時刻そして曜日，休日なども注記しておく。

急速遂娩術

手術料一般に関してはp.104「手術科」を参照。

（1）帝王切開術

帝王切開術は緊急帝王切開と選択的帝王切開の2つに区分されている。緊急帝王切開は，母体および胎児の状況により緊急に帝王切開となった場合に算定する。

「複雑な場合」を認めるものについては加算点数を加え算定する。

①前置胎盤の合併を認める場合

②32週未満の早産の場合

③胎児機能不全を認める場合

④常位胎盤早期剥離を認める場合

⑤開腹歴（腹腔鏡下骨盤内手術や前回帝王切開は含まれるが，上腹部手術は含まれない）のある妊婦に対して実施する場合

⑥多胎の場合

●赤血球不規則抗体検査の算定条件は，輸血歴または妊娠歴のある患者に対し，帝王切開術，異所性妊娠，子宮全摘術，子宮悪性腫瘍手術が行われる場合の手術当日に算定する。赤血球不規則抗体検査は，不規則抗体検査と異なり，輸血の実施がなくても算定する。ただし，レセプトの摘要欄に輸血歴または妊娠歴（今回の妊娠も可）がある旨を記載しなければならない。

●輸血が実施された場合は赤血球不規則抗体検査か不規則抗体検査のいずれかしか算定しない。

●帝王切開時に子宮筋腫摘出（核出）術（腹式），広靱帯内腫瘍摘出術，子宮附属器癒着剥離術（腹式），子宮附属器腫瘍摘出術（腹式）を併せて行った場合は，従たる手術の所定点数の5割に相当する点数を加算して算定する（1つに限る）。その他の手術点数は帝王切開と同時に実施しても算定できない。

●主たる手術とは，点数の高い手術であり，帝王切開時に子宮筋腫摘出（核出）

術が行われた場合は，帝王切開術の点数が従になる。

（2）鉗子・吸引娩出術

●一般に，療養給付の対象となるが，簡単な出口部での吸引娩出術や鉗子娩出術など分娩促進や安全な出産に導くために予防の目的で行われた場合は，療養給付の対象とはならない。

●吸引と鉗子を併用した場合には，最終的に用いたもののみが算定される。また，クリステレル法を併用しても，手術に伴う処置として，別途算定しない。

（3）子宮破裂手術

子宮破裂手術は，

①子宮全摘除を行うもの

②子宮腟上部切断を行うもの

③その他のもの

と区分されているので，施行された手術内容に応じて算定する。③「その他のもの」には破裂創部を縫合止血したのみで手術を終了したような場合が相当する。

●子宮破裂の診断で，緊急帝王切開により，娩出後引き続き子宮破裂手術を行った場合には，「同一手術野における2つ以上の手術」の通則から両者の手術の算定はできず，主たる手術のみ請求となるため，子宮破裂手術の①②は，この手術のみ，③は帝王切開手術のみ算定する。

●新生児仮死蘇生術施行時は極低出生体重または新生児加算を算定する。

6 輸血

輸血料とは輸血に伴って，患者に対して輸血の必要性，危険性などについて文書による説明を行ったときに算定する。ただし，医師の説明に対して患者本人が理解できないような状態（小児，意識障害など）では，家族などに対して説明を行うことでも差し支えないものとする。

緊急その他，事前の説明が著しく困難な場合には，事後の説明でも差し支えないものとする。

説明に用いた文書には患者もしくは家族などが署名し，患者に交付するとともに，その写しを診療録に添付するものとする。

上記の説明は，当該患者に対する一連の輸血につき1回行うものとする。この場合の一連とは，おおむね1週間とするが反復して輸血が必要な場合はその限りでない。

輸血にあたっては「輸血療法の実施に関する指針」(平成17年9月(平成26年11月，令和2年3月一部改正)厚生労働省医薬・生活衛生局血液対策課)，を遵守するよう努める。

- 輸血用血液製剤は，**表3**のように赤血球液，新鮮凍結血漿，血小板濃厚液とよばれ，その包装・規格は平成26年に変更となった。

- 自己血採血輸血，保存血輸血料および自己血輸血の算定にあたっては200mLを単位とし，200mLまたはその端数を増すごとに所定点数を算定する。たとえば，400mLを輸血後に同じ日に600mLを追加輸血した場合，最初の400mLのうち200mL分を1回目の点数，残りの200mLと追加輸血分600mLを2回目の点数として算定する。

- 使用しなかった保存血については算定しないが，自己血採血料は算定する。

- 輸血に伴って行った血液交差試験の点数，間接クームス検査またはコンピュータクロスマッチを行った場合は，血液交差試験加算，間接クームス検査加算，コンピュータクロスマッチ加算として，1回につきそれぞれ加算点数が定められており，これを加算して算定する。ただし，コンピュータクロスマッチを行った場合は，他の加算は算定しない。

(1)フィブリノゲン製剤の保険適用拡大

令和3年9月6日に，産科危機的出血に伴う後天性低フィブリノゲン血症に対するフィブリノゲン製剤の使用が保険適用されることとなった。それに伴い添付文書の改訂が行われた。

適応疾患
　産科危機的出血に伴う後天性低フィブリノゲン血症に対するフィブリノゲンの補充
用法及び用量に関連する注意
後天性低フィブリノゲン血症
7.1　出血に伴う後天性低フィブリノゲン血症が改善されない場合における本剤の追加投与の適否は，フィブリノゲン以外の因子の出血への関与の可能性も考慮して慎重に判断し，本剤を漫然と投与しないこと。なお，本剤の追加投与の適否の判断にあたっては，関連学会のガイドライン等，最新の情報を参考とすること。

各論

6章

婦人科感染症

　婦人科感染症という分野は，日常の臨床でよく遭遇するものから比較的まれなものまでを含む幅の広い領域であり，その様相は多彩である。保険診療においては検査や治療で制約や条件が多く，その内容を知ったうえでの診療が必要である。

1　検査

外陰炎，腟炎

　外陰と腟の感染症は，産婦人科外来患者のなかでも多くの割合を占める重要な疾患である。外陰と腟は解剖学的に連続した臓器であるため，多くの病原体は外陰と腟に感染するが，臨床症状としていずれか一方が主となる場合，あるいは両者の症状が出現する場合がある。外陰腟炎には，原因により非特異性と特異性に分けられる。後者にはトリコモナス，カンジダ，淋菌，ウイルスなどの特異な微生物による疾患がある。

（1）細菌性外陰腟炎（非特異性外陰腟炎）

　非特異性のものには非感染性（アレルギー，尿や便による汚染，化学的刺激，機械的刺激，糖尿病など）のものと感染によるものに分けられる。非感染性のものは感染性のものが除外された場合に診断され，問診と局所所見から原因が推定される。

- 「細菌性外陰炎」には，①腟炎が外陰に波及したものと，②毛嚢（包）炎，フルンケル，カルブンケルなどがみられる。膿の排泄があるときは細菌培養同定検査とともに細菌薬剤感受性検査を算定する。
「細菌性腟炎」は帯下を主症状に瘙痒を呈する場合も多い。
- 検査は腟分泌物の細菌顕微鏡検査（「排泄物，滲出物または分泌物の細菌顕微鏡検査」「3その他のもの」で算定），細菌培養同定検査（「4泌尿器または生殖器からの検体」で算定）を行う。

187

- 保険診療上の注意点としては，細菌培養同定検査と併せての嫌気性培養の加算は認められない。細菌性腟症の診断は培養検査ではない。
- 腟分泌物の細菌顕微鏡検査は，同一被検物につき染色の有無および方法のいかんにかかわらず，同時に何種類行っても1回として算定する。
- 細菌培養同定検査は，同定検査を予定して培養したものであれば，たとえ菌が陰性でも算定する。
- 同一起炎菌によると判断される場合に，異なった部位または同一部位の数カ所から採取し検査をしても，一部位だけの所定点数で算定する。腟・外陰は同一部位とみなし，腟分泌物と糞便と尿は別に算定するが，対応する病名がそれぞれ必要である。
- 細菌薬剤感受性検査は培養検査の結果，菌が同定されたうえで行われる検査であり，培養同定と同一日には算定しない。細菌薬剤感受性検査は薬剤系統の数にかかわらず，菌種の数，つまり1菌種，2菌種，3菌種以上として算定する。結果として菌が検出されず実施されなかった場合は算定しない。
- 細菌培養同定検査と細菌薬剤感受性検査の(検査依頼時点での)画一的な同時算定でなく，実際の検査結果に基づくもので，翌月に来院した場合には算定する。

（2）真菌性外陰腟炎

　女性器の真菌感染症は外陰・腟に発生する，性器カンジダ症がほとんどである。性器カンジダ症の原因としてはカンジダ・アルビカンス(*Candida albicans*)が最も多く，次いでカンジダ・グラブラータ(*Candida glabrata*)が多い。カンジダは外陰や腟に常在菌として存在するが，必ずしも症状を呈するとは限らない。局所の温度，pH，グリコーゲンの増加，抗菌薬の服用による菌交代現象や，糖尿病・妊娠などによる異常増殖，性的接触による感染などがあり，診療に際してはこれらの背景因子にも配慮が必要である。
- 診断法は分泌物の細菌顕微鏡検査，簡易培養検査が用いられるが，初診時には泌尿器または生殖器からの検体による細菌培養同定検査を行う場合が多い。
- あらかじめ培養により菌の有無のみを検索する場合は，検体の種類にかかわらず簡易培養検査により算定する。
- 同一検体を用いて細菌培養同定検査と簡易培養検査を併せて行った場合，簡易培養検査は算定しない。

（3）トリコモナス腟炎

　鞭毛虫に属するトリコモナス原虫の感染による。感染経路は主として性行為

による。

● 診断法は分泌物の細菌顕微鏡検査が主であるが，簡易培養検査の算定も可能である。

● 細菌培養同定検査は，同定検査を予定して培養したものであれば，たとえ菌が陰性でも算定する。トリコモナス腟炎の場合，2回目以降は簡易培養により算定する。

● 腟トリコモナス及びマイコプラズマ・ジェニタリウム同時核酸検出が令和4年6月より，腟トリコモナス核酸及びマイコプラズマ・ジェニタリウム同時核酸検出は，リアルタイムPCR法により，腟トリコモナス感染症を疑う患者であって，鏡検が陰性または実施できないものまたはマイコプラズマ・ジェニタリウム感染症を疑う患者に対して治療法選択のために実施した場合および腟トリコモナス感染症またはマイコプラズマ・ジェニタリウム感染症の患者に対して治療効果判定のために実施した場合に算定する。

（4）バルトリン腺嚢胞，バルトリン腺膿瘍

バルトリン腺排出管の閉塞により分泌物が貯留し，ここに病原体が感染して圧痛のあるバルトリン腺膿瘍を形成する。起炎菌としては，ブドウ球菌・連鎖球菌・大腸菌・淋菌などの好気性菌，嫌気性菌，クラミジア・トラコマチス（*Chlamydiatrachomatis*）などがあり，これらの混合感染によることが多い。

● 膿の細菌培養同定検査と細菌薬剤感受性検査を算定する。

穿刺して排膿する場合，膿腫穿刺を算定する。嫌気性培養加算の算定も可能である。

> **一口メモ ▶ バルトリン腺嚢腫の穿刺**
>
> バルトリン腺嚢腫の穿刺は，J059-2血腫，膿腫穿刺を用いる。切開排膿術は手術であり，特殊な事情がない限り月に何度も行えない。

（5）性器ヘルペス

性器ヘルペスは単純ヘルペスウイルス1型（HSV-1）または2型（HSV-2）の感染によって発症する代表的なウイルス性性感染症である。単純ヘルペスウイルス感染症の診断は，①臨床症状，②ウイルス性巨細胞の証明，③病巣からのウイルス分離同定，④ウイルス抗原の検出，⑤ウイルス核酸の検出，⑥血清抗体価，⑦組織学的に核内封入体の証明，⑧電顕的にウイルス粒子の証明などから行われているが，現行の保険制度では検査法としてウイルス抗原の検出と血

清抗体価測定法が一般的である。しかし，血清抗体による診断は難しく，病原診断が基本となる。

- 病変部の擦過細胞診により，特徴的な多核巨大細胞の検出の検査法として算定する。
- 単純ヘルペスウイルス特異抗原については，ヘルペスウイルスの型別確認を行った場合に算定する（単なる診断としても認めている）。

子宮頸管炎，子宮内膜炎，子宮附属器炎，骨盤腹膜炎

- 検査法は，本来感染部位の細菌学的検査が行われるべきであるが，子宮腔より上位の部位からの検体採取は困難であるので，外来では腟あるいは頸管からの分泌物による細菌培養同定検査が行われる。
- ときには腹水の細菌培養同定検査や開腹時の検体の検査も行われる。
- そのほか，血液一般検査やC反応性蛋白（CRP）も算定する。
- 細菌培養同定検査は，同定検査を予定して培養したものであれば，たとえ菌が陰性でも算定する。

> **一口メモ** ▶ **子宮頸管粘液採取の算定可能と考えられる項目とは？**
>
> 次のものである。①子宮頸部細胞診，②子宮全摘術後の細胞診，③頸管粘液一般検査，④ヒューナー検査，⑤顆粒球エラスターゼ（子宮頸管粘液），⑥癌胎児性フィブロネクチン定性（頸管腟分泌液），⑦淋菌核酸検出，⑧クラミジア・トラコマチス核酸検出，⑨淋菌およびクラミジア・トラコマチス同時核酸検出，⑩HPV核酸検出，⑪HPVジェノタイプ判定
>
> これらの検査を同一日に複数行っても採取料の算定は1回である。また，子宮頸管ポリープ切除術など手術と同時には算定しない。

性器クラミジア感染症，淋菌感染症

クラミジアを他の細菌と区別する最大の特徴は，宿主細胞内での特異な増殖環境を有する点である。現在わが国で最も頻度の高い女性の性感染症は，クラミジア・トラコマチスによる感染症となっている。女性の性器クラミジア感染症は，腹腔内に進展し，子宮附属器炎や骨盤内炎症性疾患も発症する。無症状である場合も多く，卵管障害や卵管性不妊症の原因となる。妊婦においてはまれに絨毛膜羊膜炎を誘発し，前期破水（PROM）や切迫流・早産の原因となることもある。また，新生児のクラミジア産道感染の原因となり，新生児肺炎や新生児結膜炎を引き起こす。

淋菌感染症は，淋菌〔ナイセリア・ゴノレア（*Neisseriagonorrhoeae*）〕による細菌感染症で，一般的には性感染症として起こる。女性では，子宮頸管炎や尿道炎を起こすが，症状が軽度のため放置されることが多く，感染が長期化して不妊や異所性妊娠の原因となることが知られている。

　クラミジアと淋菌の重複感染も多い。淋菌性尿道炎の治療にもかかわらず症状が軽減しない場合は，クラミジアの感染が疑われる（淋病後尿道炎）。

<u>　クラミジアや淋菌の感染症には多数の通知がある。</u>

- クラミジア・トラコマチス抗原においては，子宮頸管炎などといった感染部位を示す病名が必要である。クラミジア卵管炎，クラミジア腹膜炎など（「疑い」を含む）では，グロブリン別クラミジア・トラコマチス抗体が認められる。淋菌およびクラミジア・トラコマチス同時核酸検出は子宮頸管炎の病名での算定が可能であり，細菌性腟炎の病名があれば同時に細菌培養同定検査も可能である。

- クラミジア・トラコマチスの検査（抗原，核酸増幅，抗体）を算定する際，単なる不妊症の病名だけでは認められない。

- クラミジア・トラコマチス抗原定性は，子宮頸管粘液採取料を算定できない。

- クラミジア・トラコマチス核酸検出や，淋菌およびクラミジア・トラコマチス同時核酸検出は，泌尿器，生殖器または咽頭からの検体によるものである。ただし，主たるもののみ一つを算定する。なお，本検査とクラミジア・トラコマチス抗原定性を併用した場合も，主たるもののみ算定する。

- 同一日に頸部細胞診とクラミジア・トラコマチス抗原定性を行った場合，子宮頸管粘液採取料は1回の算定となる。

- 性器クラミジア感染症の治療を行った場合は，治療後にも効果判定のためクラミジア・トラコマチス抗原定性，クラミジア・トラコマチス核酸検出あるいは淋菌およびクラミジア・トラコマチス同時核酸検出を算定する。ただし，治療後に十分な期間をあける。

- グロブリンクラス別クラミジア・トラコマチス抗体は，クラミジア・トラコマチス抗原検出不能または検体採取困難な疾患（骨盤内感染症，卵管炎，新生児・乳児肺炎など）の診断に際し，IgG型抗体価またはIgA型抗体価を測定した場合，または新生児・乳児は肺炎の診断に際し，IgM抗体価を測定した場合に算定する。なおIgG型抗体価，IgA型抗体価およびIgM抗体価のうち2項目以上を同時に測定した場合にあっては，主たるもののみを算定する。

- 淋菌核酸検出は，淋菌抗原定性または淋菌感染を疑って細菌培養同定検査を併用した場合は，主たるもののみ算定する。淋菌核酸検出は泌尿器，生殖器または咽頭（尿検体を含む）からの検体による。

- 淋菌およびクラミジア・トラコマチス同時核酸検出は，クラミジア・トラコマチス感染症もしくは淋菌感染症が疑われる患者，またはクラミジア・トラコマチスと淋菌の重複感染が疑われる患者であって，臨床所見，問診，その他の検査では，感染因子の鑑別が困難なものに対して治療法選択のために実施した場合，およびクラミジア・トラコマチスと淋菌の重複感染者に対して治療効果判定のために実施した場合に算定する。

クラミジアや淋菌の検査を行ううえでの注意点

- 1日でクラミジアと淋菌の同時検査は原則として行えない（理由のはっきりした詳記があれば算定が可能な場合もある）。まず，疑わしいものから検査する。一般的には淋菌よりクラミジアが数倍多いといわれる。しかし，淋菌およびクラミジア・トラコマチス同時核酸検出は，同時に検査を行うので，どちらか一方の診断名でもよい。しかし，治癒判定の検査は治療を行ったものについてのみ行う。

- クラミジア検査では，「子宮頸管炎」および「卵管炎」などの病名がある場合は，抗原と抗体検査の同一日施行は可とされている。ただし，傾向的検査の請求は認められない。

- 感染部位の病名の記載が必要で，検体採取が可能な「子宮頸管炎」には抗原検査が優先し，「卵管炎」または「附属器炎」など検体採取が困難な場合は抗体検査を実施する。

- 抗原陽性の場合は，治療中1カ月に1回程度，治療効果判定のための検査は認められている。

    抗体検査は治療前後に2～3回認められるが，もともと治療効果の判定には役立たないことが多い。

ウイルス感染症

- ウイルス抗体価（定性・半定量・定量）は治療上必要な場合に行うものとし，次に掲げるものを当該検査の対象とする。

    ①アデノウイルス，②コクサッキーウイルス，③サイトメガロウイルス（CMV），④EBウイルス，⑤エコーウイルス，⑥ヘルペスウイルス，⑦インフルエンザウイルスA型，⑧インフルエンザウイルスB型，⑨ムンプスウイルス，⑩パラインフルエンザウイルスⅠ型，⑪パラインフルエンザウイルスⅡ型，⑫パラインフルエンザウイルスⅢ型，⑬ポリオウイルスⅠ型，⑭ポリオウイルスⅡ型，⑮ポリオウイルスⅢ型，⑯RSウイルス，⑰風疹ウイルス，⑱麻疹ウイルス，⑲日本脳炎ウイルス，⑳オーム病クラミジア，㉑水痘・帯

状疱疹ウイルス

同一検体についてウイルス抗体価（定性・半定量・定量）を測定した場合は，8項目を限度として算定する。同一検体について同一ウイルスに対する複数の測定方法を行った場合であっても所定点数のみを算定する。

- グロブリンクラス別ウイルス抗体価は，下記の項目のウイルスのIgG型ウイルス抗体価またはIgM型ウイルス抗体価を測定した場合に算定する。

①ヘルペスウイルス，②風疹ウイルス，③サイトメガロウイルス，④EBウイルス，⑤麻疹ウイルス，⑥ムンプスウイルス，⑦ヒトパルボウイルスB19，⑧水痘・帯状疱疹ウイルス

ヒトパルボウイルスB19は，紅斑が出現している「15歳以上の成人」について，このウイルスによる感染症が強く疑われ，IgM型ウイルス抗体価を測定した場合に算定する。

同一ウイルスについてIgG型ウイルス抗体価およびIgM型ウイルス抗体価を測定した場合は，いずれか一方の点数を算定する。ウイルス抗体価（定性・半定量・定量）を併せて測定した場合，主たるもののみを算定する。また，同一検体について，グロブリンクラス別ウイルス抗体価を行った場合，2項目を限度として算定する。

- HTLV-1抗体検査は，成人T細胞白血病，またはそれが強く疑われる場合に算定するが，輸血前後の検査としては認められない。HTLV-1抗体（ウエスタンブロット法）は，HTLV-1感染の確定診断のために算定可能である。

- HTLV-1核酸検出は，感染症免疫学的検査のHTLV-I抗体（ウエスタンブロット法）によって判定保留となった妊婦を対象として測定した場合にのみ算定する。本検査を実施した場合は，診療報酬明細書の摘要欄にウエスタンブロット法による検査実施日および判定保留である旨を記載する。

- HIV検査は，単に「後天性免疫不全症（AIDS）の疑い」の病名では認められない。保険上は，当該患者の過去の経過，症状などを考慮し，医師が真に診療上AIDSの検査が必要とされる場合に限られる。単なる入院時のスクリーニング検査や術前検査，健康診断，不安などの訴えによる場合では算定しない（手術前医学管理料，短期滞在手術等基本料を算定する場合は，包括される検査項目であるHIV-1抗体価の測定は可能である）。

- HIV抗体検査は，輸血前検査で陰性の場合は，輸血のおおむね2～3カ月後に1回に限り算定する。なお，輸血前の検査は輸血を算定したレセプトで請求する。

- HIV核酸定量：①HIV核酸定量は，PCR法と核酸ハイブリダイゼーション法を組み合わせた方法により，HIV感染者の経過観察に用いた場合，または感染症免疫学的検査（HIV-1抗体，HIV-1,2抗体定性，同半定量，HIV-1,2抗原・抗

各論

6章

婦人科感染症

193

体同時測定定性，同定量，またはHIV-1,2抗体定量）が陽性の場合の確認診断に用いた場合にのみ算定する。②HIV核酸定量と感染免疫学的検査のHIV-1抗体（ウエスタンブロット法）を併施した場合，それぞれを算定する。

●**HPV核酸検出，HPV核酸検出（簡易ジェノタイプ判定）**

1) 別に厚生労働大臣が定める施設基準に適合しているものとして地方厚生局長等に届け出た保険医療機関において，細胞診によりベセスダ分類がASC-USと判定された患者または過去に子宮頸部（腟部）切除術，子宮頸部切除術（腟部切断術を含む），もしくは子宮頸部異形成上皮または上皮内癌レーザー照射治療を行った患者に対して行った場合に限り算定する。

2) 過去に子宮頸部円錐切除またはレーザー照射治療を行った患者以外の患者については，細胞診と同時に実施した場合は算定できない。

3) ASC-USの病名はICD 10に採用されていないため，電子レセプトに記載することができない。現時点では「子宮頸部異形成の疑い」または「意義不明細胞診」の病名のもと，摘要欄に「細胞診でASC-US」と記載する。

4) 上皮内癌，子宮頸癌などではHPV核酸検出等は適応とはならない。

5) 前医よりASC-USで紹介された症例においては，「他院での細胞診でASC-US」と注記する。

●**HPVジェノタイプ判定**

1) あらかじめ行われた組織診断の結果，CIN 1またはCIN 2と判定された患者に対し，治療方針の決定を目的として，ハイリスク型HPVのそれぞれの有無を確認した場合に算定する。

2) HPV核酸検出の施設基準を届け出ている保険医療機関のみ算定できる。

3) 算定するときには，1あらかじめ行われた組織診断の結果（CIN 1およびCIN 2に限る），2組織診断の実施日を診療報酬明細書の適応欄への記載が必要である。

4) 同一患者での2回目のHPVジェノタイプ判定の算定にあたっては，前回実施日を記載し，前回の検査後に手術を行った場合は「当該手術名」を，通常の検診を行った場合は「子宮頸癌検診（生検）」を行った旨，ならびに今後の治療方針を記載するのが適当と考えられる。

妊産婦の感染症

妊娠時は，腟内の「善玉菌」である乳酸菌が減少し，ガードネレラ・バギナリス（*Gardnerella vaginalis*）やモビルンカス属（*Mobiluncus spp.*）などの嫌気性菌などが増殖することで，正常腟内細菌叢が乱れた状態となっている。細菌性腟症自体は臨床症状に乏しく重篤な疾患ではないが，産科領域では流・早産

のリスクが上昇する。早産のハイリスク群においては細菌性腟症の治療が考慮される。メトロニダゾール錠の内服，あるいはメトロニダゾール腟錠の腟内挿入が有用とされる(検査に関しては，p.196「外陰炎，腟炎」の項を参照)。

　妊娠に関連する重要な感染症としては，まず子宮頸管炎が挙げられる。起炎微生物はクラミジアが主である。ここで留意すべきは不顕性感染が多いことと子宮付属器炎(妊婦では少ない)との関係，母児感染である。

　次いで注意すべきは絨毛膜羊膜炎である。そのほか，TORCH症候群の存在も考慮すべきである。

(1)子宮頸管炎(p.190「子宮頸管炎，子宮内膜炎，子宮附属器炎，骨盤腹膜炎」を参照)

　妊婦のクラミジア子宮頸管炎のスクリーニング検査は，妊娠30週までに行うことが望ましい。治療効果判定には核酸検出などを用いるが，投薬後3〜4週間あけて行う。また，パートナーにも検査を勧め，同時に治療を行うことが重要である。

(2)絨毛膜羊膜炎(CAM)

　CAMの定義は，胎児付属物である絨毛膜あるいは羊膜に感染が及んだ状態という本来病理学的所見に基づくものである。しかし，臨床的診断基準：①母体発熱と頻脈，②胎児頻脈(180bpm以上)，③白血球増多(15,000/μL以上，左方移動の存在)，④CRP陽性(2mg/dL以上，あるいは＋2以上)，⑤羊水の膿性混濁・悪臭，⑥治療抵抗性の子宮収縮が満たされれば臨床的診断ができる。早産の一因と考えられ，前期破水(PROM)との関連も明らかになってきている。

● 検査法としては，上記の検査の他に子宮頸管粘液中の顆粒球エラスターゼ検査がある。顆粒球エラスターゼは生体防御のため，細菌感染巣に遊走する好中球から放出される酵素であり，特異的な炎症マーカーとして活用することが可能である。従って，妊婦の子宮頸管より採取した粘液を検体として用い，同検体中の顆粒球エラスターゼを定性することで，頸管炎や腟炎の有無，切迫早産，PROM，早産の診断が可能となる。

　①顆粒球エラスターゼ定性(子宮頸管粘液)

　②顆粒球エラスターゼ(子宮頸管粘液)

があり，前者は赤色ラテックス着色法によるものであり，後者は定量検査である。通知では，CAMの診断のために妊娠満22週以上満37週未満の妊婦で切迫早産の疑いがある者を対象として測定した場合にのみ算定するとされ，CAM(または疑い)の病名が必要となる。なお，この検査に際しては子宮頸管

粘液採取を算定する。

- 癌胎児性フィブロネクチン定性（頸管腟分泌液）は，以下の場合に算定する。
  ①破水の診断のために，妊娠満22週以降満37週未満で測定した場合。
  ②切迫早産の診断のために，妊娠満22週以降満33週未満で測定した場合。
  なお，頸管より粘液を採取した場合は，子宮頸管粘液採取を算定する。
- 腟分泌液中インスリン様成長因子結合蛋白1型（IGFBP-1）定性は，免疫クロマト法により，破水診断のために妊娠満22週以降満37週未満のものを対象として測定した場合にのみ算定する。
- 癌胎児性フィブロネクチン定性（頸管腟分泌液）と腟分泌液中IGFBP-1定性を併せて実施した場合は，主たるもののみ算定する。
- 癌胎児性フィブロネクチン定性（頸管腟分泌液），腟分泌液中IGFBP-1定性を含めて，いずれか1方法のみ，破水診断まで1～2回認められる。
- 破水の診断にはエムニオテスト（pHの測定）も認められる。

（3）TORCH症候群

　TORCH症候群とは，妊娠中の感染により胎児に奇形，または重篤な母子感染を引き起こす病原体による感染症を指す。トキソプラズマ（Toxoplasma），その他（Others:梅毒，ヒトパルボウイルスB19，HIV，B型肝炎ウイルスなど），風疹（Rubella），サイトメガロ（Cytomegallo），ヘルペス（Herpes）感染症の総称である。

- これらの疾患の症状発現や疑いがもたれる場合は保険診療の対象となり，血液一般検査，CRPや各々の診断上必要な血清学的検査が行われる。
- しかし，多くの妊婦に対するスクリーニングとしての検査は自費診療とし，保険算定はできない。

2 治療

　治療は，疾患に応じた抗菌薬の投与である。

外陰炎，腟炎

- 外陰炎には適応に応じた軟膏の処置（皮膚科軟膏処置を算定）や投薬が可能である。
- 細菌性腟炎の治療は，クロマイ®腟錠の保険適用があるが，これは炎症をきたす病原細菌だけではなく，乳酸桿菌まで殺菌してしまうため，腟内の自浄作

用を考えると乳酸桿菌を殺菌しないフラジール®の使用が一般的である。

●腟炎は本来，外来で診察・腟洗浄後，医師が腟錠を挿入する方法が原則である。医師の直接処置が困難な事情にある場合(通院困難)，これを投与することはやむをえないが，6～7日までの投与が望ましい。

●細菌性腟症の治療は，フラジール1回250mgを1日3回または1回500mgを1日2回7日間経口投与する。腟錠は1日1回250mgを7～10日間投与する。

●真菌性外陰腟炎の治療は，抗真菌薬腟錠の投与方法や期間は薬剤によって異なり，オキナゾール腟錠は1日1回，100mg錠を6日間，または1週1回，600mg錠を，そしてアデスタン腟錠は1週1回，300mg錠を2個と用法が定められており，いずれも2回まで使用できると規定されている。

●「外陰腟カンジダ症」に経口薬であるフルコナゾール(ジフルカン®など)が適応になったが，投与量(150mg)，投与回数(1回)が厳格に決められている。経口投与を行った場合の腟錠や軟膏，クリームの投与は認められない。ただし，腟洗浄は認められる。

●原則として腟炎には腟錠の投与が適応となる(トリコモナス腟炎や老人性腟炎は経口投与も適応となる)。

●「トリコモナス腟炎」の治療には，フラジール®1回250mgを1日2回10日間経口投与が一般的である。腟剤の使用も可能である(1日1回250mgを10～14日間腟内に挿入)。

●「腟炎」という病名でクロマイ®腟錠と抗真菌薬腟錠を同時に使用する際，真菌性腟炎を疑うときには抗真菌薬の投与によって腟内細菌叢の改善が期待されるので，まずは抗真菌薬投与を優先させる。クロマイ®腟錠とエストロゲン製剤の併用は，「萎縮性腟炎」の病名があれば認められる。

●「バルトリン腺嚢胞」，「バルトリン腺膿瘍」の治療には，必要に応じて時期をみて切開・排膿を行うこともある。切開を行った場合には，バルトリン腺膿瘍切開術，バルトリン腺嚢胞膿瘍摘出術(造袋術を含む)で算定する。

頸管炎から上部の感染症や一部の性感染症(STD)

●経口，筋注，静注の抗菌薬投与が適応となる。内服薬は予見できる最少の日数分を処方する。

トキソプラズマ症の治療

　2018年8月に「スピラマイシン錠150万単位」が薬価収載され，「先天性トキソプラズマ症の発生抑制」の適応でトキソプラズマ抗体検査，問診等により妊娠成立後のトキソプラズマ初感染の疑われる妊婦に対して使用することが認

められた。通常，妊婦には1回2錠，1日3回投与することとなった。

また妊娠中トキソプラズマ症の病名にて，トキソプラズマIgM抗体とトキソプラズマIgG抗体の同時検査は認められる。

> **一口メモ　適応症**
>
> 　成書に書かれていることがすべて適応になっているとは限らない。
> 　トキソプラズマ症に対するアセチルスピラマイシン®，尖圭コンジローマに対する抗がん剤，IDU軟膏，インターフェロン注（ポドフィリンチンキ液は試薬であり保険請求はできない），CAMに対するウリナスタチンは適応がない。薬剤を処方する場合は添付文書の確認を必要とする。

ウイルス感染症

● 単純ヘルペス感染症にはアシクロビル/バラシクロビルの経口薬，注射薬やビダラビンの軟膏が用いられる。経口薬は，①アシクロビル（ゾビラックス®）200mg：1日5回5日間投与，②バラシクロビル（バルトレックス®）500mg：1日2回5日間投与が通常の用法であり，いずれも最大10日間までとされている。ファムシクロビル（ファムビル®）250mgは1日3回5日間投与となっている。いずれも効果が低い場合や無効の場合はそれ以上の投与はできない。またファムシクロビルは再発性の場合，初期症状発現後，速やかに1,000mgを一回投与し，約12時間後に1,000mgを再度投与する。（ただし，後発品にはこの適応がないので注意が必要。）またビダラビン軟膏とアシクロビル経口薬の併用は認められるが，アシクロビル軟膏とアシクロビル経口薬の併用は原則として認められない。つまり，同名の内服の抗ウイルス薬と外用の抗ウイルス薬の併用処方は原則算定しない。

● 性器ヘルペスの再発抑制療法としてのバラシクロビル500mg/日の長期投与は，「反復性の性器ヘルペス」であるという病名と発症頻度の記載が必要である。単にヘルペス再発の病名は不適切とされる。保険で行う場合，原則としておおむね年6回以上再発する患者が対象となる。投与期間としては1年間が可能である。ファムシクロビルにはこの適応はない。

輸血と感染症検査

● 厚生労働省「輸血療法の実施に関する指針」に従って，輸血前にHBs抗原，HBs抗体，HBc抗体，HCV抗体，HCVコア抗原，HIV抗体を測定する。輸血より3カ月後にHBV核酸増幅検査（NAT），1～3カ月後にHCVコア抗原，

2～3カ月後にHIV抗体を測定する。輸血前後の感染症検査を保険で行う場合は，輸血実施日の記載が必要である。
- 輸血用血液製剤に対する個別NATの導入により，輸血後のHBV，HCV，HIVの感染症が大幅に減少した。このため輸血前の患者血液を一定期間保管しなければならないが，輸血された患者全例に一律に輸血後の感染症検査を実施する必要はないというコンセンサスができつつある（令和2年7月付「輸血後感染症検査実施症例の選択について」一般社団法人 日本輸血・細胞治療学会）。

B型肝炎母子感染予防

- B型肝炎陽性妊婦からの出生時における母子感染防止のため，HBs抗原陽性妊婦から出生した児に対する抗HBs抗原人免疫グロブリン（HBグロブリン）注射およびB型肝炎ワクチン（HBワクチン）注射の投与が保険適用となっている（平成7年3月31日付「B型肝炎母子感染防止にかかわる保険診療上の取扱い」）。
- 投与法は，平成25年10月18日付「公知申請にかかわる事前評価が修了した医薬品の保険上の取扱いについて」により新しい投与方法に改訂されている。
　改訂後の投与方法は，出生直後（12時間以内）にHBワクチンとHBグロブリン（HBIG）を投与し，1カ月後・6カ月後にHBワクチンを投与する（図1）。

手術療法

- バルトリン腺嚢胞（膿瘍）には，
　・バルトリン腺膿瘍切開術
　・バルトリン腺嚢胞腫瘍摘出術（造袋術を含む）
　を算定する。
- 骨盤腹膜炎で手術が必要な場合は，
　・限局性腹腔膿瘍手術（ダグラス窩膿瘍）
　・急性汎発性腹膜炎手術
　を算定する。

図1 B型肝炎ウイルスの母子感染予防スケジュール

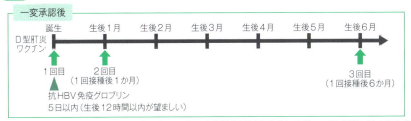

（医療上の必要性の高い未承認薬・適応外薬検討会議公知申請への該当性に係る報告書 公益社団法人日本産婦人科医会 母子保健部会B型肝炎母子感染予防方法の変更について）

> **一口メモ** 化学療法により発症するB型肝炎対策
>
> 悪性疾患に対する強力な化学療法中あるいは終了後に，HBs抗原陽性あるいはHBs抗原陰性例の一部に，HBV再活性化によりB型肝炎が発症することがあり，そのなかには劇症化する症例もあるので，注意が必要である。日本肝臓学会編『B型肝炎治療ガイドライン』のなかで，「免疫抑制・化学療法により発症するB型肝炎対策ガイドライン」として注意が喚起されている（図2）。
>
> 免疫抑制薬の投与や化学療法を行う患者に対して，B型肝炎の再活性化を考慮し，当該治療開始前にHBs抗原HBs抗体およびHBc抗体半定量・定量を同時に測定した場合は，患者1人につきそれぞれ1回に限り算定する。

図2 「免疫抑制・化学療法により発症するB型肝炎対策ガイドライン」

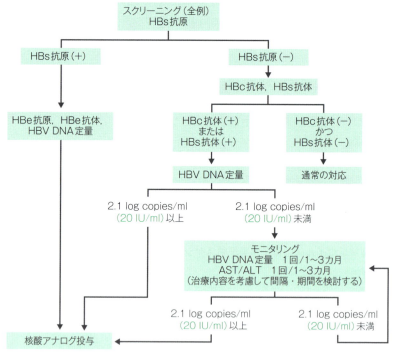

（医療上の必要性の高い未承認薬・適応外薬検討会議公知申請への該当性に係る報告書 公益社団法人日本産婦人科医会 母子保健部会B型肝炎母子感染予防方法の変更について）

各論

7章

婦人科良性腫瘍
（子宮筋腫・良性卵巣腫瘍）

　子宮筋腫・良性卵巣腫瘍は，産婦人科医が取り扱う腫瘍のなかでも，最もよく遭遇する疾患である。子宮筋腫や良性卵巣腫瘍の診断は比較的に容易で，多くは臨床症状と内診・超音波所見で発見され，治療法も定型的な手術療法が行われてきた。

　骨盤内腫瘍における診断・治療の鍵となるものは，内・外診，視触診により臓器の診断を行い，画像診断・腫瘍マーカー等の組み合わせにより，良悪性の診断鑑別を正確に行うことはいうまでもない。

　近年，良性腫瘍については，女性のライフスタイルの変化とも相まって，治療法を妊孕性に基づいた基準で選択するだけでなく，薬剤による保存治療により手術のためにあらかじめ腫瘍を縮小させたり，内視鏡により患者に負担の少ない高度な手術が行われたりするようになってきた。治療の方法に幅ができたことに伴って，検査・診断・治療も変化し，医療保険も以前に比べ複雑になってきている。本章では良性腫瘍（子宮筋腫・良性卵巣腫瘍）について述べる。

1 指導管理など

婦人科特定疾患治療管理料

　（p.69「（1）特定疾患療養管理料」も参照）

　婦人科または産婦人科を標榜する保険医療機関において，入院中の患者以外の器質性月経困難症の患者であって，ホルモン剤（器質性月経困難症に対して投与されたものに限る）を投与しているものに対して，婦人科または産婦人科を担当する医師が，患者の同意を得て計画的な医学管理を継続して行い，かつ療養上必要な指導を行った場合に，3カ月に1回に限り算定する。その際は，治療計画を作成し，患者に説明して同意を得るとともに，毎回の指導内容の要点を診療録に記載する（**図1**参照，http://www.jsog.or.jp/news/pdf/

201

20200323_shaho2.pdfもしくはhttps://www.jaog.or.jp/wp/wp-content/uploads/2020/03/05ac58dcbb180e546645f2648510e50a.pdf）。なお，治療計画の策定に当たっては，患者の病態，社会的要因，薬物療法の副作用や合併症のリスク等を考慮する。また，治療にあたっては，関連学会等から示されているガイドラインを踏まえ，薬物療法等の治療方針について適切に検討する。

図1 「治療計画」「診療録に記載」に関し，患者への交付並びに診療録保管用の診療計画書の一例

器質性月経困難症　診療計画書

＿＿＿＿＿年＿＿月＿＿日

患者氏名 ＿＿＿＿＿＿＿＿＿＿様　（　　）歳

現在の病巣（疑いも含む）	□子宮内膜症 　　位置： 右卵巣・左卵巣・深部・その他 　　大きさ： （　　　　　　　　　　　　　　　） □子宮筋腫 　　位置： 粘膜下・筋層内・漿膜下・その他 　　大きさ： （　　　　　　　　　　　　　　　） □子宮腺筋症 □その他（　　　　　　　　　　　　　　　　）
現在の月経・妊娠の状況	1. 月経　　　　（未閉経・薬物治療中・閉経） 2. 妊娠　　　　（現在希望・将来希望・希望せず）
現在の症状	1. 月経痛　　　　（無・有） 2. 慢性骨盤痛　　（無・有） 3. 不妊症　　　　（無・有・現在妊娠の希望なし） 4. その他の症状　（無　有：　　　　　　　　　）
現時点の治療方針	□薬物療法（LEP・プロゲスチン・GnRHアナログ・その他） □不妊治療　□手術　□経過観察
起こり得るリスク・合併症	
現在の治療の状況	1. 効果　　　　（有効・無効・わからない） 2. 副作用　　　（なし・あり ＿＿＿＿＿＿＿＿） 3. 合併症　　　（なし・あり ＿＿＿＿＿＿＿＿）
長期的な治療計画	□薬物療法 ＿＿＿＿＿＿＿＿＿＿＿＿＿＿まで □その他
次回受診日	年　　月　　日
その他	

病院名 ＿＿＿＿＿＿＿＿＿＿＿＿　　主治医氏名 ＿＿＿＿＿＿＿＿＿＿＿

患者署名 ＿＿＿＿＿＿＿＿＿＿＿＿＿＿＿＿

表1	子宮筋腫・良性卵巣腫瘍の検査

1) 血液学的検査	8) その他の術前検査
2) 血液生化学的検査	9) X線検査
3) 赤血球沈降速度*	10) 内分泌学的検査*
4) CRP定性・定量*	11) 細胞診検査*
5) 超音波断層撮影	12) 子宮内膜病理組織顕微鏡検査*
6) 子宮卵管造影法	*対象とする傷病名が必要
7) 内視鏡検査	

手術前医学管理料（届け出た医療機関）

（p.82「手術前医学管理料」を参照）

手術後医学管理料（1日につき）

（p.83「手術後医学管理料」を参照）

2 一般検査など

　内・外診によって，子宮筋腫・良性卵巣腫瘍と診断する。従来の一般検査，鑑別診断，術前のための検査に加えて，保存的薬物長期投与による管理のための検査など，骨盤内良性腫瘍に関する検査も複雑化し，広範になった（**表1**）。
　このため，レセプトのうえで，検査の必要理由が明確に注記記載されていない場合は，査定の対象となる可能性がある。

3 腫瘍マーカー

（p.95「腫瘍マーカー関係」，p.216「腫瘍マーカー検査」を参照）
● 子宮内膜症では，診断時と治療前後について，CA125，CA130，CA602のいずれか1つを各1回に限り測定することが認められている。

4 病理学的検査

病理組織標本作製（1臓器につき）

　子宮筋腫や良性卵巣腫瘍も，最終診断は病理組織診断によらなければなら

ない。
- 病理組織顕微鏡検査において，子宮体部と子宮頸部は1臓器として算定する。
- 1臓器から多数のブロック，標本を作成，検鏡した場合であっても1臓器の検査として算定する。
- 病理組織迅速顕微鏡検査（1手術につき）：手術の途中において悪性が疑われ迅速凍結切片などによる検査を完了した場合において，1手術につき1回算定する。なお，摘出した臓器について，術後に再確認のための精密な病理検査を行った場合は，病理組織顕微鏡検査の所定点数を別途算定する。

細胞診

（p.93「細胞診関係」，p.214「細胞診検査」を参照）

5 超音波検査

（p.112「超音波検査」を参照）

6 内視鏡

（p.93「婦人科の他の主な検査」を参照）

7 画像診断

子宮卵管造影

子宮筋腫の性状，筋腫と卵巣腫瘍との鑑別に必要な場合がある。また，卵巣腫瘍の診断に卵管の走行，腹腔内に拡散した造影剤の状態から卵巣腫大の有無，大きさの推定，骨盤内癒着の状態の推測に利用される。費用の算定に関してはp.108を参照のこと。

CT検査とMRI検査

（p.108「画像診断」を参照）
日常臨床における子宮筋腫や良性卵巣腫瘍の診断には問診，内診と超音波断

層法によりほぼ確定するといえる。しかし，CTやMRI検査は，変性子宮筋腫の場合の変性部を描出したり，卵巣腫瘍の詳細な評価に有用であり，子宮内膜症性囊胞，皮様囊腫などにおいては特徴的所見を示す。

子宮筋腫摘出術を行う症例では，MRIは重要な検査となる。

8 投薬・注射

子宮筋腫の薬物療法は，出血が多い場合には止血剤，鉄欠乏性貧血と診断されれば鉄剤，筋腫核に感染があれば抗菌薬や消炎鎮痛薬が使用される。また，出血が多量であれば偽妊娠療法が行われる場合もある。

- 現在，一般的にはGnRHアゴニスト，あるいはアンタゴニストによる偽閉経療法が主流である。子宮筋腫に適応のある薬剤は酢酸ブセレリン，酢酸リュープロレリン，酢酸ナファレリン，レルゴリクスである（酢酸ゴセレリンは子宮内膜症にのみ保険適用となる）。使用期間は副作用を考慮し，6カ月を超えないとの制約があるが，製剤により添付文書の表記に違いがある。6カ月を超える使用がまったく認められないわけではないが，レセプトの摘要欄に注記は必要であり，安易な長期投与は認められない。
- 副作用である骨粗鬆症の検査（DEXAなど）は，「骨粗鬆症」あるいはその疑い病名がないと認められない。また，add-back療法は副作用予防のためのものであり，保険診療では認められない。

9 手術

（p.104「手術料」を参照）
- 婦人科良性腫瘍に対する手術料は**表2**，**3**に示す各術式の点数に基づいて算定する。
- 子宮筋腫に対する血管塞栓術は，保険適用となっている。

複数手術にかかわる費用の特例
- 同一手術野または同一病巣であっても，「厚生労働大臣が定める複数手術に係る費用の特例」に規定するものについては，主たる手術の所定点数に，従たる手術（1つに限る）の所定点数の50/100に相当する額を加えた点数により算

定する。主たる手術とは所定点数および加算点数を合算した点数の高い手術をいう。**表4**に，婦人科良性疾患に対する主たる手術と併施した場合に算定可能な手術の組み合わせを示す。このほかにも外科や泌尿器科で行う下部消化管や膀胱の手術と婦人科手術の組み合わせで50／100を算定可能なものもある。

表2 子宮筋腫に対する手術

1) 子宮息肉様筋腫摘出術（腟式）
2) 子宮筋腫摘出（核出）術
   ①腹式
   ②腟式
3) 子宮鏡下有茎粘膜下筋腫切出術，子宮内膜ポリープ切除術
4) 腹腔鏡下子宮筋腫摘出（核出）術
5) 子宮鏡下子宮筋腫摘出術
6) 子宮腟上部切断術
7) 子宮全摘術
8) 腹腔鏡下腟式子宮全摘術
9) 広靱帯内腫瘍摘出術
10) 腹腔鏡下広靱帯内腫瘍摘出術

表3 子宮附属器に対する手術

1) 腟式卵巣嚢腫内容排除術
2) 子宮附属器癒着剥離術
   ①開腹
   ②腹腔鏡
3) 卵巣部分切除術（腟式を含む）
   ①開腹
   ②腹腔鏡
4) 子宮附属器腫瘍摘出術（両側）
   ①開腹
   ②腹腔鏡

表4 複数手術にかかわる費用の特例

複数手術の特例（主なもの）

腹腔鏡下子宮内膜症病巣除去術	子宮附属器癒着剥離術（両側）2 腹腔鏡によるもの	腹腔鏡下腟式子宮全摘術	腹腔鏡下広靱帯内腫瘍摘出術
子宮筋腫摘出（核出）術 1 腹式	子宮附属器腫瘍摘出術（両側）1 開腹によるもの		子宮附属器癒着剥離術（両側）2 腹腔鏡によるもの
腹腔鏡下子宮筋腫摘出（核出）術	子宮附属器癒着剥離術（両側）2 腹腔鏡によるもの		子宮附属器腫瘍摘出術（両側）2 腹腔鏡によるもの
	子宮附属器腫瘍摘出術（両側）2 腹腔鏡によるもの	帝王切開術	子宮筋腫摘出（核出）術 1 腹式
子宮鏡下子宮筋腫摘出術	腹腔鏡下子宮筋腫摘出（核出）術		広靱帯内腫瘍摘出術
子宮全摘術	広靱帯内腫瘍摘出術		子宮附属器癒着剥離術（両側）1 開腹によるもの
	子宮附属器癒着剥離術（両側）1 開腹によるもの		子宮附属器腫瘍摘出術（両側）1 開腹によるもの
	子宮附属器腫瘍摘出術（両側）1 開腹によるもの	異所性妊娠手術	子宮附属器癒着剥離術（両側）
			子宮附属器腫瘍摘出術（両側）

● 腹腔鏡下腟式子宮全摘術（内視鏡手術用支援機器を用いた場合）（**表5**）

　平成30年度診療報酬改定により，上記術式，いわゆるロボット支援下腟式子宮全摘術が，腹腔鏡下子宮悪性腫瘍手術（子宮体がんに対して内視鏡手術用支援機器を用いる場合）とともに保険収載となった。施設基準は**表5**の「特掲診療料の施設基準等およびその届出に関する手続きの取扱いについて」の通りであり，腹腔鏡下腟式子宮全摘術（内視鏡手術用支援機器を用いる場合）を5例以上術者として経験した医師が，常勤として1名以上在籍することとなっている。また，子宮全摘術，腹腔鏡下腟式子宮全摘術，子宮悪性腫瘍手術，腹腔鏡下子宮悪性腫瘍手術を合わせて年間30例以上実施しており，

表5 保医発0305第3号 特掲診療料の施設基準等及びその届出に関する手続きの取扱いについて

第2 届出に関する手続き

　4（2）

　　エ 医科点数表第2章第10部第1節手術料に掲げる手術のうち，通則18に掲げる内視鏡手術用支援機器を用いて行った場合にも算定できることとされているものにおける実施件数は，別に規定する場合を除き，内視鏡又は内視鏡手術用支援機器による実施件数を合算して施設基準の適合性を判断するものとする。

第78の3 腹腔鏡下腟式子宮全摘術（内視鏡手術用支援機器を用いる場合）

　1 腹腔鏡下腟式子宮全摘術（内視鏡手術用支援機器を用いる場合）の施設基準

　　(1)産婦人科又は婦人科，放射線科及び麻酔科を標榜している病院であること。

　　(2)腹腔鏡下腟式子宮全摘術（内視鏡手術用支援機器を用いる場合）を術者として5例以上実施した経験を有する常勤の医師が1名以上配置されていること。

　　(3)当該保険医療機関において，以下のアからエまでの手術を年間30例以上実施しており，このうちイ手術を年間10例以上実施していること

　　ア 子宮全摘術

　　イ 腹腔鏡下腟式子宮全摘術

　　ウ 子宮悪性腫瘍手術

　　エ 腹腔鏡下子宮悪性腫瘍手術

　　(4)産婦人科又は婦人科について専門の知識及び5年以上の経験を有する常勤の医師が2名以上配置されており，そのうち1名以上が産婦人科又は婦人科について10年以上の経験を有していること。

　　(5)緊急手術が実施可能な体制が整備されていること。

　　(6)常勤の臨床工学技士が1名以上配置されていること。

　　(7)当該療養に用いる機器について，適切に保守管理がなされていること。

　　(8)当該手術を実施する患者について，関連学会と連携の上，手術適応等の治療方針の決定及び術後の管理等を行っていること。

　　(9)関係学会から示されている指針に基づき，当該手術が適切に実施されていること。

　2 届出に関する事項

　　(1)腹腔鏡下腟式子宮全摘術（内視鏡手術用支援機器を用いる場合）に係る届出は，別添2の様式52及び様式87の19を用いること。

このうち腹腔鏡下腟式子宮全摘術を年10例以上実施していることも要件となっている。ただし，この10例以上の腹腔鏡下腟式子宮全摘術に関しては，ここにロボット支援下腟式子宮全摘術も含まれるため，ロボット支援下腟式子宮全摘術が年間10例以上施行されていれば構わない（**表5** 第2 届出に関する手続き）。さらに，「関係学会から示されている指針に基づき，当該手術が適切に実施されていること」とあるが，令和4年6月に日本産科婦人科学会発出の「婦人科領域におけるロボット手術に関する指針」が改訂された。詳しくは https://www.jsog.or.jp/medical/877/を参照されたい。

　令和2年度の診療報酬改訂では，腹腔鏡下仙骨腟固定術（内視鏡手術用支援機器を用いる場合）が，令和6年度の診療報酬改訂では，腹腔鏡下腟断端挙上術（内視鏡手術用支援機器を用いる場合）が保険収載となり，婦人科領域では合わせて4つのロボット支援下手術が保険収載されている。これら4術式が保険適用される要件として周術期の安全性を中央監視できる登録システムの整備が挙げられており，一般社団法人National Clinical Database（NCD）の術前症例登録システム上での運用が始まった。令和2年7月1日以降に施行されるロボット支援下手術については，症例ごとに術前および術後に登録を行う必要があるが，詳しくはhttp://www.jsog.or.jp/modules/committee/index.php?content_id=145を参照されたい。

● 子宮鏡下子宮筋腫摘出術と子宮鏡下有茎粘膜下筋腫切出術

　令和2年度の診療報酬改訂では，子宮鏡下有茎粘膜下筋腫切出術，子宮内膜ポリープ切除術（電解質溶液利用のもの）と子宮鏡下子宮筋腫摘出術（電解質溶液利用のもの）が，令和6年度の診療報酬改訂では，子宮鏡下有茎粘膜下筋腫切出術，子宮内膜ポリープ切除術（組織切除回収システムによるもの）が保険収載となった。

10 特定保険医療材料

● 術後の癒着防止にセプラフィルム®，インターシード®などが保険適用になっている。産婦人科手術後，癒着防止を目的に特定保険医療材料の合成吸収性癒着防止材として算定できるが，使用量が定められているので注意が必要である。特定保険医療材料の材料価格は，別に厚生労働大臣が定める。特定保険医療材料以外の保険医療材料については，使用する手技料の所定点数に含まれており別途算定しない。

各論

8章

婦人科悪性腫瘍
（子宮頸癌・子宮体癌・卵巣癌）

　子宮頸癌（以下，頸癌）と子宮体癌（以下，体癌），卵巣癌は代表的な婦人科悪性腫瘍である。頸癌の診断法はほぼ確立された感があるものの，治療法に関しては常に新しい方法が試みられている。進行頸癌に手術療法，放射線療法，化学療法を組み合わせた集学的治療が行われるようになり，5年生存率は確実に改善されるようになった。一方，早期頸癌への低侵襲手術については頸癌に対する腹腔鏡下手術が2018年4月に保険適用となったが，頸癌に対する開腹手術と腹腔鏡手術の無作為化第Ⅲ相試験であるLACC trialの結果，開腹手術に比して治療成績が劣ることが示されたため，頸癌に対する腹腔鏡下手術の施行の是非は慎重に判断されるべきと考えられる。

　体癌は，生活様式の欧米化に伴い患者数は年々増加しており，その治療法としては手術療法が主体で，再発リスクが高い症例に術後化学療法が施行されている。比較的早期の癌の割合が高いため，低侵襲手術の適応となる症例も多く，2014年にⅠA期相当の子宮体癌への腹腔鏡手術が保険収載され，2018年にはロボット手術も適応となった。2020年にはⅠA期相当の子宮体癌に対しては，保険診療の範疇で傍大動脈リンパ節郭清を施行することが可能となったが，現時点においてはⅠB期相当以上の子宮体癌に対しては腹腔鏡・ロボット手術は保険適用となっておらず，今後の適応拡大が期待される。

　一方，卵巣癌は発見時すでに進行癌であることが多く，予後不良な疾患であった。近年の抗悪性腫瘍薬の開発や腫瘍マーカーの発見による治療法・診断法の進歩により，患者の生存期間の延長が認められるようになったが，それに伴って保険診療報酬点数が著しく高騰し，現在では産婦人科疾患のなかでも最も診療報酬点数の合計が高い疾患の一つに挙げられている。2014年の改定で産婦人科領域では初めて分子標的治療薬であるベバシズマブが保険適用となった。その後，PARP阻害薬であるオラパリブ，ニラパリブが保険適用となり長期にわたって維持療法を受ける卵巣癌患者が増加したことに加え，MSI-H症例に対するペムブロリズマブを皮切りに婦人科領域でも免疫チェックポイント阻

害薬の適応が体癌および頸癌にも拡大し，婦人科悪性腫瘍の治療費は今後さらに高額になっていくものと思われる。

　近年，婦人科手術，特に悪性腫瘍手術については手術適正評価に基づいた加点が行われたのに加え，標準治療が無効である固形がんに対する遺伝子パネル検査など，臓器横断的に保険適用となる検査や薬剤が今後増加していくことが予想されることから，今後とも婦人科悪性腫瘍治療に関しては，正しい保険診療上の知識の習得と適正な運用が求められる。そこで本章では，頸癌や体癌，卵巣癌患者の診療における社会保険上の注意点と問題点について述べる。

1 診察料に関する留意事項

診療情報提供料（Ⅰ），（Ⅱ）

- 頸癌や体癌，卵巣癌を発見して患者を他施設に紹介する場合や，すでにその主治療を終了し，フォローアップを他施設に依頼する場合など，患者の同意を得て診療状況を示す文書を添えて患者の紹介を行う場合は，診療情報提供料（Ⅰ）を算定する。
- また主治医以外の医師による助言（セカンド・オピニオン）を得ることを推進するものとして，主治医がセカンド・オピニオンを求める患者，またはその家族からの申し出に基づき，治療計画，検査結果，画像診断にかかわる画像情報等，他の医師が当該患者の治療方針について助言を行うために，必要かつ適切な情報を添付した診療状況を示す文書を患者，またはその家族に提供した場合に診療情報提供料（Ⅱ）を算定する。いずれも紹介状だけでなく，あらかじめ予約を取る必要がある。

がん性疼痛緩和指導管理料

- 医師ががん性疼痛の症状緩和を目的として麻薬を投与しているがん患者に対して，WHO方式のがん性疼痛の治療法に従って，副作用対策等を含めた計画的な治療管理を継続して行い，療養上必要な指導を行った場合に，月1回に限り，当該薬剤に関する指導を行い，当該薬剤を処方した日に算定する。
- がん性疼痛緩和指導管理料は，緩和ケアの経験を有する医師（緩和ケアにかかわる研修を受けた者に限る）が当該指導管理を行った場合に算定する。
- これを算定する場合には，麻薬の処方前の疼痛の程度（疼痛の強さ，部位，性状，頻度等），麻薬の処方後の効果判定，副作用の有無，治療計画および指導

内容の要点を診療録に記載する。

- 同一月または同一日においても，他の医学管理料等や在宅療養指導管理料は併算定可能である。

がん患者指導管理料

- 悪性腫瘍と診断された患者に対して，患者の心理状態に十分配慮された環境で，がん診療の経験を有する医師およびがん患者の看護に従事した経験を有する専任の看護師が適宜必要に応じてその他の職種と共同して，診断結果および治療方法等について患者が十分に理解し，納得したうえで治療方針を選択できるように説明および相談を行った場合にがん患者指導管理料「イ」を算定する。当該患者について複数の医療機関で説明が行われた場合，保険医療機関ごとに1回ずつ算定する。

- 同様の環境で，がん診療の経験を有する医師またはがん患者の看護に従事した経験を有する専任の看護師が，身体症状および精神症状の評価および対応，病状，診療方針，診療計画，日常生活での注意点等の説明，患者が必要とする情報の提供，意思決定支援，他部門との連絡および調整等，患者の心理的不安を軽減するための指導を実施した場合，がん患者指導管理料「ロ」を算定できる。算定対象の患者はSTAS-J（STAS日本語版）で2以上の項目が2項目以上またはDCS 40点以上のものであることを要する。なお，看護師が実施した場合は，当該患者の診療を担当する医師に対して，患者の状態，指導内容等について情報提供等を行わなければならない。

- 悪性腫瘍に対し，抗悪性腫瘍薬を投薬または注射されている患者に対し，同様の環境で，がん診療の経験を有する医師または抗悪性腫瘍薬にかかわる業務に従事した経験を有する専任の薬剤師が，抗悪性腫瘍薬の投薬もしくは注射の開始日前30日以内，または投薬もしくは注射をしている期間に限り，薬剤の効能・効果，服用方法，投与計画，副作用の種類とその対策，日常生活での注意点，副作用に対応する薬剤や医療用麻薬の使い方，他の薬を服用している場合は薬物相互作用等について，文書により説明を行った場合，がん患者指導管理料「ハ」を算定する。なお，薬剤師が実施した場合は，上記に加えて，指導を行った薬剤師が，抗悪性腫瘍剤による副作用の評価を行い，当該患者の診療を担当する医師に対して，指導内容，過去の治療歴に関する患者情報（患者の投薬歴，副作用歴，アレルギー歴等），抗悪性腫瘍剤の副作用の有無，服薬状況，患者の不安の有無等について情報提供するとともに，必要に応じて副作用に対応する薬剤，医療用麻薬等または抗悪性腫瘍剤の処方

に関する提案等を行わなければならない。

- 乳癌，卵巣癌または卵管癌と診断された患者のうち遺伝性乳癌卵巣癌症候群が疑われる患者に対して，臨床遺伝学に関する十分な知識を有する医師およびがん診療の経験を有する医師が共同で，診療方針，診療計画および遺伝子検査の必要性等について患者が十分に理解し，納得したうえで診療方針を選択できるように説明および相談を行った場合にがん患者指導管理料「ニ」を算定する。ただし，説明した結果，BRCA1/2遺伝子検査を実施し，遺伝カウンセリング加算を算定する場合は，がん患者指導管理料「ニ」は算定しない。
- いずれの場合も，指導内容の要点を診療録または看護記録（がん患者指導管理料「イ」，「ロ」），薬剤管理指導記録（がん患者指導管理料「ハ」）に記載を行う。患者の十分な理解が得られなかった場合や，家族のみに説明を行った場合は算定しない。

悪性腫瘍特異物質治療管理料

- 悪性腫瘍であるとすでに確定診断された患者について腫瘍マーカー検査を行い，その結果に基づいて計画的な治療管理を行った場合には，悪性腫瘍特異物質治療管理料を月に1回算定する。
- また癌治療管理に有効な腫瘍マーカーをみつける目的で，最初は多項目の腫瘍マーカー検査を行うことが予想されるため，悪性腫瘍特異物質治療管理料を算定する初回月に限って初回月加算がある。
- しかしながら，初回月の前月においてすでに腫瘍マーカー検査を算定している場合は，初回月加算は算定しない。

リンパ浮腫指導管理料

- 鼠径部または骨盤部のリンパ節郭清を伴う悪性腫瘍に対する手術の術前または術後または診断時もしくは診断後において，医師または医師の指示に基づき，看護師，理学療法士もしくは作業療法士が，リンパ浮腫の重症化等を抑制するために，以下に示す事項について，個別に説明および指導管理を行った場合に算定する。

    ア　リンパ浮腫の病因と病態
    イ　リンパ浮腫の治療方法の概要
    ウ　セルフケアの重要性と局所へのリンパ液の停滞を予防および改善するための具体的実施方法
    エ　生活上の具体的注意事項

オ　感染症の発症等増悪時の対処方法

- 指導内容の要点を診療録等に記載する。
- 算定対象となる手術を受けた保険医療機関に入院中に説明および指導管理を行った場合に1回，退院後において説明および指導管理を行った場合に1回に限り算定する。手術前においてリンパ浮腫に関する指導を行った場合であって，結果的に手術が行われなかった場合にはリンパ浮腫指導管理料は算定しない。

在宅自己導尿指導管理料

- 在宅自己導尿を行っている外来患者に対して，在宅自己導尿に関する指導管理を行った場合に算定する。在宅療養指導管理材料加算に定めるものを除き，カテーテル費用は所定点数に含まれるものとする。
- 在宅自己導尿管理料を算定している患者については，導尿（尿道拡張を要するもの），膀胱洗浄，後部尿道洗浄および留置カテーテル設置の費用は算定できない。

2　検査料に関する留意事項

病理学的検査

（1）組織検査

- 悪性腫瘍の最終診断は病理組織診断による。この場合，病理組織標本作製料は1臓器につき請求するが，3臓器以上の検査を行ってもその算定は3臓器が限度である。病理医が常勤する施設で，作成した病理組織標本に基づく診断を行った場合は，月1回に限り組織診断料を別に算定する。さらに，施設により病理診断管理加算1または2が加算される。
  これ以外の施設では，病理判断料を月1回に限り別に算定する。組織診断料と病理判断料の両者をともに算定することはしない。
- また，1臓器から多数のブロック，標本などを作製・検鏡した場合であっても1臓器の検査として算定する。
- なお，リンパ節については，所属リンパ節ごとに1臓器として数える。子宮は1臓器として算定する。
- 腹腔内臓器である卵巣の癌の場合は術前生検が困難であるが，頸癌の場合は術前の病理組織検査（生検）が可能である。この場合は，病理組織標本作製料

に，子宮腟部組織採取または内視鏡下生検法を加算する。コルポスコピー下に組織採取した場合は，内視鏡下生検法の生検料をそれぞれ算定する。子宮内膜の組織診は，子宮内膜組織採取料と病理組織標本作製の作製料となる。この場合も組織診断料と加算1または2，病理判断料を月1回に限り別に算定する。

- 卵巣腫瘍の悪性の診断や，頸癌の転移の状況を把握するために，腫瘍組織の一部やリンパ節を用いて迅速検査をしばしば行うが，手術の途中において迅速凍結切片などによる検査を行った場合は，1手術につき1回，術中迅速病理組織標本作製の作製料を算定する。この場合，検体採取料は算定しないが，組織診断料または病理判断料は月1回に限り算定する。

- 確定診断の補助診断として，エストロゲンレセプター，プロゲステロンレセプター等について免疫組織化学染色（免疫抗体法）を用いた病理組織標本作製を行った場合には，規定点数を算定する。

（2）細胞診検査

- 外陰部・腟・子宮腟部の細胞診は婦人科材料等によるものの検査料を，子宮頸部の細胞診は婦人科材料等によるものに子宮頸管粘液採取の所定点数および液状化細胞診加算で算定，子宮体部の細胞診は，婦人科材料等に子宮内膜組織採取料で，卵巣癌ではしばしば腹腔穿刺や胸腔穿刺を行って，腹水，胸水中の細胞診検査を行うが，この場合は，刺吸引細胞診，体腔洗浄等によるものに腹水，胸水採取料を加算して算定する。

- 細胞診を専門とする専門医が常勤する施設で，婦人科以外の細胞診標本に基づく診断をした場合は，月1回に限り細胞診断料を別に算定する。さらに施設により，病理診断管理加算1または2を加算する。これ以外の施設では，病理判断料を月1回に限り別に算定する。

- しかしながら，同一箇所からの複数検体や隣接する箇所からの検体は1回の検査料しか算定しない。すなわち，同日に子宮腟部細胞診と子宮頸部細胞診を施行した場合は，どちらか一方しか算定しない（同様に，子宮頸部細胞診と子宮内膜細胞診は1検体扱いであるが，子宮腟部細胞診と子宮内膜細胞診は間に頸部をはさみ，隣接していないとの判断から2検体として扱う）。

- 術中迅速細胞診は，手術の途中において腹水および胸水等の体腔液を検体として，標本作製および鏡検を完了した場合において，1手術につき1回算定する。

- 開腹時に，腹腔内の数カ所から細胞診を行った場合でも，原則として1回の検査料（「体腔洗浄等」の所定点数）を算定する。

- また，婦人科領域の腫瘍であることが明らかな場合，その腫瘍表面から採取

した場合は，細胞診検査「婦人科材料」の所定点数により算定する。

● 細胞診の所定点数算出方法は，p.93「細胞診関係」を参照。

HPV（human papillomavirus）検査

（1）HPV核酸検出／HPV核酸検出（簡易ジェノタイプ判定）

● 細胞診においてASC-US（意義不明異型扁平上皮）と判定された患者に対して算定する。ただし，細胞診と同時に行った場合は算定できない。

● 過去に子宮頸部円錐切除術もしくはレーザー照射治療を行った患者にも算定できる。この場合は，細胞診と同時であっても算定できる。

● HPV核酸検出とHPV核酸検出（簡易ジェノタイプ判定）を併せて実施した場合は，主たるもの1つに限り算定する。

（2）HPVジェノタイプ判定

● あらかじめ行われた組織診断の結果，CIN1またはCIN2と診断された患者に対して，治療方針の決定を目的として，HPVジェノタイプ判定が算定できる。

● これらの検査は，厚生労働省が定める施設基準に適合しているものとして，届け出ている施設で算定する。

コルポスコピー

（p.93「婦人科の他の主な検査」を参照）

ヒステロスコピー

（p.93「婦人科の他の主な検査」を参照）

超音波検査

（p.112「超音波検査」を参照）

CT・MRI検査

（p.108「画像診断」を参照）

ポジトロン断層撮影（PET）・コンピュータ断層複合撮影

● ポジトロン断層撮影・コンピュータ断層複合撮影を行った場合に算定する。
PETのみの撮影の場合や，同一月にコンピュータ断層撮影（CT）を行っている場合には，ポジトロン断層撮影分のみ算定する。

適応疾患

　悪性腫瘍

算定する要件

　（ポジトロン断層撮影，ポジトロン断層・コンピュータ断層複合撮影とも）他の検査，画像診断により病期診断，転移・再発の診断が確定できない患者に使用する（p.111参照）。

腫瘍マーカー検査

　婦人科悪性腫瘍における検体検査としては，腫瘍マーカー検査が保険診療上重要である。

● 腫瘍マーカーは診察，腫瘍マーカー以外の検査，画像診断などの結果から，悪性腫瘍の患者であることが強く疑われる者に対して検査を行った場合は，悪性腫瘍の診断の確定または転帰の決定までの間に1回を限度として算定するとされている。

● 腫瘍マーカー検査は頸癌，卵巣癌を含めた悪性腫瘍の診断，治療効果のモニタリングおよび再発の判定に有用であり，現在保険において腫瘍マーカーとして認可されているものは約40種類ある（**表1**）。

● 腫瘍マーカーを悪性腫瘍の診断に用いる場合は，複数の腫瘍マーカーを検査する場合の保険点数に多項目包括規定（まるめ）を導入している（p.33，一口メモ：「いわゆる「まるめ」とは」参照）。

　　2項目検査した場合，3項目検査した場合，4項目以上の検査の場合を設定している。

● ただし，CA125精密検査，CA602精密検査のように，対象としているマーカー物質が同じであるマーカー検査の場合は，2項目以上を併せて測定した場合には，主たるもの1つに限り算定する。

● 一方，診断確定後には，すでに述べたように悪性腫瘍特異物質治療管理料として，月1回を限度として算定する。

マイクロサテライト不安定性（MSI）検査

　MSI検査は，①免疫チェックポイント阻害薬であるペムブロリズマブ（キートルーダ®）の保険診療上の投与のためのコンパニオン診断，また，②リンチ（Lynch）症候群の補助診断の二つの適応がある。腫瘍組織におけるMSIを調べることで，MSI-Hであればペムブロリズマブが保険適用と判定されるとともに，（MSI-H）であった場合には遺伝診療が受けられる機会を提供する必要がある。

表1 保険で認可されている腫瘍マーカー

		「悪性腫瘍特異物質治療管理料」として算定する場合は月1回を限度とし220点	
（産婦人科領域で使われる腫瘍マーカー）	AFP（精密）		
	CEA		
	TPA		
	SCC		
	CA19-9		
	SPan-1		
	BFP	複数の腫瘍マーカーを検査する場合 2項目　　　230点 3項目　　　290点 4項目以上　408点	「悪性腫瘍特異物質治療管理料」として算定する場合 1項目　　　　360点 2項目以上　　400点 （月1回を限度とする）
	CA72-4		
	STN		
	NSE		
	SLX		
	CA125		
	CA54/61		
	CA602		
	GAT		
	ProGFP		
	HE4		
DUPAN-2			
エラスターゼ1			
NCC-ST-439			
CA15-3			
前立腺特異抗原（PSA）			
NMP22			
PIVKA II			
BCA225			
サイトケラチン8・18			
サイトケラチン19フラグメント			
抗p53抗体			
CSLEX			
ICTP			
APP-13%			
可溶性メソテリン関連ペプチド			
HER2			
sIL-2R			
γ-Sm			
乳頭分泌液中CEA			

リンチ症候群と診断された場合，患者本人だけでなく，血縁者のがんの早期発見・早期治療にも役立つこととなるため，検査前の説明を行う必要がある。リンチ症候群疑いの病名に対しては，下記の算定要件（令和6年度診療報酬改定より）の下，遺伝カウンセリング加算が可能である。

「ア　当該検査の実施前に，臨床遺伝学に関する十分な知識を有する医師が，患者又はその家族等に対し，当該検査の目的並びに当該検査の実施によって生じうる利益及び不利益についての説明等を含めたカウンセリングを行うとともに，その内容を文書により交付すること。

　イ　臨床遺伝学に関する十分な知識を有する医師が，患者又はその家族等に対し，当該検査の結果に基づいて療養上の指導を行うとともに，その内容を文書により交付すること」

なお，説明同意文書の例は日本遺伝性腫瘍学会ホームページに掲載されている。

BRCA1/2遺伝子検査（SRL）

BRCA1/2遺伝子検査（SRL）は，遺伝性乳癌卵巣癌症候群（hereditary breast and ovarian cancer syndrome：HBOC）の診断目的および，婦人科領域においてはオラパリブ（リムパーザ®）が保険診療上，投与可能かどうかを調べるコンパニオン診断として用いられる。遺伝性乳癌卵巣癌症候群の病名を付与することで，上記マイクロサテライト不安定性（MSI）検査に記載した算定要件を満たす場合，遺伝カウンセリング加算が取得可能となる。本項には施設基準（**表2**）算定のためにはあらかじめ施設基準にかかわる届出を行う。

表2 BRCA1/2 遺伝子検査の施設要件

（1）卵巣癌患者に対して治療法の選択を目的として実施する場合には，化学療法の経験を5年以上有する常勤医師又は産婦人科及び婦人科腫瘍の専門的な研修の経験を合わせて6年以上有する常勤医師が1名以上配置されていること。

（2）乳癌患者に対して治療法の選択を目的として実施する場合には，化学療法の経験を5年以上有する常勤医師又は乳腺外科の専門的な研修の経験を5年以上有する常勤医師が1名以上配置されていること。

（3）HBOC の診断を目的として実施する場合には，1)または2)のいずれかを満たすこと。

（4）遺伝カウンセリング加算の施設基準に係る届出を行っていること。ただし，遺伝カウンセリング加算の施設基準に係る届出を行っている保険医療機関と連携体制をとっており，当該患者に対して遺伝カウンセリングを実施することが可能である場合は，この限りでない。

（5）BRCA 遺伝学的検査の施設基準に係る届出を行っていること

がんゲノムプロファイリング検査（がん遺伝子パネル検査）

　固形腫瘍の腫瘍細胞を検体とし，100以上のがん関連遺伝子の変異等を検出するがんゲノムプロファイリング検査に用いる医療機器等として薬事承認または認証を得ているシークエンサーシステムを用いて，包括的なゲノムプロファイルの取得を行い，後述するエキスパートパネルにて検討を経たうえで患者に返却し，治療方針等について説明した場合に，患者1人につき1回に限り上記を算定できる。令和6年9月時点で保険収載されているがん遺伝子パネル検査は，「OncoGuide NCCオンコパネルシステム」，「FoundationOne CDx がんゲノムプロファイル」，「FoundationOne Liquid CDxがんゲノムプロファイル」，「Guardant360CDxがん遺伝子パネル」，「GenMineTOPがんゲノムプロファイリングシステム」の5種類である。

- 本検査は，標準治療がない固形がん患者または局所進行もしくは転移が認められ標準治療が終了となった固形がん患者（終了が見込まれる者を含む）であって，関連学会の化学療法に関するガイドライン等に基づき，全身状態および臓器機能等から，本検査施行後に化学療法の適応となる可能性が高いと主治医が判断した患者が適応となる。本検査は，がんゲノム医療中核拠点病院，がんゲノム医療連携病院およびそれに準ずる医療機関として指定を受けている保険医療機関で実施すること。
- がんゲノムプロファイルの解析により得られた遺伝子のシークエンスデータ，解析データおよび臨床情報等を，患者の同意に基づき，がんゲノム情報管理センター（C-CAT）に提出することが原則必要であり，その際，患者に対して書面を用いて説明し，同意の有無について診療録および管理簿等に記載すること，および当該データの二次利用に関しても同様に説明および管理簿等の記載を行うことが求められている。
- 本検査の実施にあたっては，シークエンサーシステムを用いた検査の品質・精度の確保のために必要な措置を講ずることとし，シークエンサーシステムを用いた検査にかかわる適切な第三者認定を受けた保険医療機関で実施することが求められる。
- 包括的なゲノムプロファイルの結果について，当該検査結果を医学的に解釈するための多職種による検討会（エキスパートパネル）での検討を経たうえで患者に返却し，治療方針等について文書を用いて患者に説明する必要がある。
- がんゲノムプロファイリング検査を実施し，その結果について患者又はその家族等に対し遺伝カウンセリングを行った場合には，遺伝性腫瘍カウンセリング加算が可能となる。

3 治療料に関する留意事項

手術

(1)子宮頸癌

- 頸癌の手術点数としては，上皮内癌や微小浸潤癌に対して子宮腟部円錐切除を行った場合は，子宮頸部(腟部)切除術を算定する。
- 子宮頸部上皮内腫瘍(CIN)に対してレーザー照射治療を行った場合(レーザー蒸散術)には子宮頸部異形成上皮または上皮内癌レーザー照射治療を算定する(ただしレーザー加算はない)。
- 広汎子宮全摘出術など，子宮頸癌手術に対する手術点数は子宮悪性腫瘍手術で算定する。
- 2018年の改定で，腹腔鏡下子宮悪性腫瘍手術が保険適用となった。同年，発表された多施設共同第Ⅲ相試験であるLACC trialの結果で腹腔鏡下広汎子宮全摘出術が開腹広汎子宮全摘出術に比して有意に予後不良であったことを受けて，腹腔鏡下広汎子宮全摘出術については症例を選択し，慎重に実施すべきと考えられている。なお，本項には施設基準(**表3**)および日本産科婦人科学会腹腔鏡下子宮悪性腫瘍手術(子宮頸がんに限る)指針(**表4**)があり，また算定のためにはあらかじめ施設基準にかかわる届出を行う。

表3 子宮頸癌に対する腹腔鏡下子宮悪性腫瘍手術の施設基準

(1) 産婦人科または婦人科を標榜している保険医療機関であること。

(2) 産婦人科または婦人科について合わせて5年以上の経験を有し，開腹の子宮悪性腫瘍手術について 20 例以上実施した経験，腹腔鏡下腟式子宮全摘術(内視鏡手術用支援機器を用いる場合を除く)について 20 例以上実施した経験及び腹腔鏡下子宮悪性腫瘍手術(子宮頸がんに限る)について術者として3例以上実施した経験を有する常勤の医師が1名以上配置されていること。

(3) 当該手術を担当する診療科において，常勤の医師が2名以上配置されていること。

(4) 常勤の麻酔科標榜医及び病理医が配置されていること。

(5) 子宮悪性腫瘍手術または腹腔鏡下子宮悪性腫瘍手術(子宮体がんに対して内視鏡手術用支援機器を用いる場合を含む)が1年間に合わせて 20 例以上実施されていること。

(6) 緊急手術が可能な体制を有していること。

(7) 関係学会から示されている指針に基づき，当該手術が適切に実施されていること

表4 日本産科婦人科学会 子宮頸癌に対する腹腔鏡下子宮悪性腫瘍手術（子宮頸がんに限る）についての指針

1. 腹腔鏡下子宮悪性腫瘍手術（子宮頸がんに限る）の施設基準を満たし，当該手術を施行している施設あるいはこれから施行しようとする施設は日本産科婦人科学会に対して施設登録の申請を行うことを義務付け，日本産科婦人科学会・日本婦人科腫瘍学会・日本産科婦人科内視鏡学会は保険適応として上記術式を施行できる施設を「子宮頸癌に対する腹腔鏡下子宮悪性腫瘍手術（子宮頸がんに限る）登録施設」として学会HPに公表する。
2. 登録施設は，子宮頸癌に対する腹腔鏡下子宮悪性腫瘍手術（子宮頸がんに限る）を施行した全症例を日本産科婦人科学会の腫瘍登録に登録する義務がある。
3. 腹腔鏡下子宮悪性腫瘍手術（子宮頸がんに限る）を実施する場合，患者に対して，国内外の治療成績や自施設の実績等を提示し，当該治療の内容，合併症及び予後等他の術式との差異が分かるように，文書を用いて詳しく説明を行い，患者の同意を得るとともに，患者から要望のあった場合，その都度治療に関して十分な情報を提供する。
4. 常勤の日本産科婦人科内視鏡学会技術認定医（腹腔鏡）と日本婦人科腫瘍学会婦人科腫瘍専門医の協力体制の下で，あるいは常勤の腹腔鏡手術手技に十分習熟した日本婦人科腫瘍学会婦人科腫瘍専門医が，腹腔鏡下子宮悪性腫瘍手術（子宮頸がんに限る）を実施する。
5. 腹腔鏡下子宮悪性腫瘍手術（子宮頸がんに限る）を実施する場合，先進医療等で認められていた適用疾患に相当する子宮頸癌ⅠA1期・ⅠA2期・ⅠB1期・ⅠB2期・ⅡA1期（日産婦2020/FIGO 2018）の範囲を超えない。ⅠA期は円錐切除による病理診断を奨める。登録施設Aは前述のⅠA1期・ⅠA2期・ⅠB1期・ⅠB2期・ⅡA1期の進行期を対象とし，登録施設BはⅠA1期のみを対象とする。なお，術前の画像診断で比較的大きい腫瘍径やリンパ節腫大を認める場合には，慎重に適用を判断する。
6. 腫瘍細胞が腹腔内に曝露・散布されることがないように，腟管の切開や子宮の摘出・回収方法に十分に留意する。
7. 腹腔鏡下子宮悪性腫瘍手術（子宮頸がんに限る）を登録施設Aとして保険診療で行う際は，腹腔鏡下広汎子宮全摘出術を術者として3例以上実施した経験を有する常勤の医師が所属する施設で行う。登録施設Bとして行う際は，該当する腹腔鏡下子宮全摘出術を術者として3例以上実施した経験を有する常勤の医師が所属する施設で行う。

（日本産科婦人科学会：「子宮頸癌に対する腹腔鏡下子宮悪性腫瘍手術（子宮頸がんに限る）についての指針」について．https://www.jsog.or.jp/medical/897/ より引用）

（2）子宮体癌

- 体癌は病期に応じて術式が異なるが，手術点数としては子宮悪性腫瘍手術で算定する。
- 2014年の改定で，腹腔鏡下子宮悪性腫瘍手術（体がんに限る）が保険適用となり，2020年に適用拡大となった。「子宮体癌取扱い規約」におけるⅠA期の体癌に対して実施した場合に算定できる。ただし，当該手術を施行しようとしたが，術中所見でⅠB期以上であり，開腹手術に移行した際には子宮悪性腫瘍手術を算定する。なお，本項には施設基準（**表5**）があり，また算定のためにはあらかじめ施設基準にかかわる届出を行う。

　また，2018年改定で，ロボット支援下手術も保険適用となったが，保険点

数としては腹腔鏡下子宮悪性腫瘍手術が適応される。なお，本項には施設基準（**表6**）および日本産科婦人科学会ロボット支援下手術の指針（**表7**）があり，また算定のためにはあらかじめ施設基準にかかわる届出を行う。

表5 子宮体癌に対する腹腔鏡下子宮悪性腫瘍手術の施設基準

（1）産婦人科または婦人科を標榜している保険医療機関である。

（2）産婦人科または婦人科について合わせて5年以上の経験を有し，開腹の子宮悪性腫瘍手術（K879）について20例以上実施した経験，腹腔鏡下腟式子宮全摘術について20例以上実施した経験および当該療養について術者として5例以上実施した経験を有する常勤医師が1名以上配置されている。

（3）当該手術を担当する診療科において，常勤の医師が2名以上配置されている。

（4）常勤の麻酔科標榜医および病理医が配置されている。

（5）子宮悪性腫瘍手術（K879またはK879-2）が1年間に合わせて20例以上実施されている。

（6）緊急手術体制が可能な体制を有している。

（7）関係学会から示されている指針に基づき，当該手術が適切に実施されている。

表6 子宮体癌に対するロボット支援下手術の施設基準

（1）腹腔鏡下子宮悪性腫瘍手術（子宮体がんに対して内視鏡手術用支援機器を用いる場合）を術者として10例以上実施した経験を有する常勤の医師が1名以上配置されていること。

（2）当該保険医療機関において，子宮悪性腫瘍手術または腹腔鏡下子宮悪性腫瘍手術（子宮体がんに対して内視鏡手術用支援機器を用いる場合を含む）を合わせて年間20例以上実施しており，そのうち腹腔鏡下子宮悪性腫瘍手術（子宮体がんに対して内視鏡手術用支援機器を用いる場合を含む）を年間5例以上実施していること。

（3）産婦人科又は婦人科，放射線科および麻酔科を標榜している保険医療機関であること。

（4）産婦人科または婦人科について専門の知識および5年以上の経験を有する常勤の医師が2名以上配置されており，そのうち1名以上が産婦人科または婦人科について10年以上の経験を有すること。

（5）緊急手術が実施可能な体制が整備されていること。

（6）常勤の臨床工学技士が1名以上配置されていること。

（7）当該療養に用いる機器について，適切に保守管理がなされていること。

（8）当該手術を実施する患者について，関連学会と連携の上，手術適応等の治療方針の決定および術後の管理等を行っていること。

（9）関係学会から示されている指針に基づき，当該手術が適切に実施されていること。

表7 日本産科婦人科学会　婦人科領域のロボット手術に関する指針

手術施行に際して，厚生労働省が保険診療として定めるロボット手術に関しては，その適応と術式を遵守して行う。保険診療として定められていない手術適応や術式に関しては，関連学会の定める直近のガイドライン(産婦人科内視鏡手術ガイドライン・子宮体がん治療ガイドライン・子宮頸癌治療ガイドラインなど)に基づき，先進医療あるいは臨床試験として実施する。

施設・術者基準
下記項目を満たした各施設でロボット手術を行う。
　① 厚生労働省の定める腹腔鏡下腟式子宮全摘術(内視鏡手術用支援機器を用いる場合)または腹腔鏡下子宮悪性腫瘍手術(子宮体がんに対して内視鏡手術用支援機器を用いる場合)にかかわる特掲診療料の施設基準を満たしていること。
　② NCDに各施設で実施施設登録申請を行い(注1)，承認を受けたのち手術を実施すること。
　③ NCDの症例登録システムに沿って遅滞なく症例登録を行うこと。
　④ 本学会の婦人科腫瘍登録施設で悪性腫瘍に対してロボット手術を行った症例については，従来通り婦人科腫瘍登録にオンライン登録を行うこと(注2)。
　⑤ 新たにロボット手術を導入する際には必ず適切な指導者のもとに行うこと(注3)。
　⑥ すでに手術支援ロボットを用いてチームで手術を行っている施設が新たに別機種(注4)のロボットを用いた手術を初めて行う際には，その製造販売会社のトレーニングプログラムをチームとして終了し，その機種の指導者の執刀手術見学と招聘手術を少なくとも1例は経験しておくこと(注5)。ただし，そのチームに従来の手術支援ロボットによる当該手術の経験が十分にあること(注6)。
注1： 登録申請にあたり，手術実施チーム内に日本産科婦人科内視鏡技術認定医(または日本内視鏡外科学会技術認定医)が含まれていること。さらに悪性腫瘍手術を行うにあたっては，手術実施チーム内に日本婦人科腫瘍学会婦人科腫瘍専門医が含まれていること。但し，いずれも自施設の常勤医に限る。
注2： ロボット支援下の悪性腫瘍手術を実施する施設は本学会の婦人科腫瘍登録を実施していること。
注3： 「指導者」は原則として，日本婦人科ロボット手術学会が日本産科婦人科内視鏡学会および日本婦人科腫瘍学会と共同認定するプロクター(学会HPで公表)を推奨する(新規ロボット機器においては，プロクター制度がスタートするまでは，日本婦人科ロボット手術学会が推奨するファーストインストラクターとする)。
注4： 下記項目内に併記された機種は同一機種とみなす
　　　(1) da Vinci Siサージカルシステム，da Vinci Xサージカルシステム，daVinci Xiサージカルシステム(インテュイティブサージカル合同会社)
　　　(2) hinotoriサージカルロボットシステム(メディカロイド株式会社)
　　　(3) da Vinci SPサージカルシステム(インテュイティブサージカル合同会社)
　　　(4) Hugo RASシステム(コヴィディエンジャパン株式会社)
　　　(5) Saroaサージカルシステム(リバーフィールド株式会社)
　　　(6) ANSURサージカルユニット(朝日サージカルロボティクス株式会社)
注5： 良性疾患ロボット手術から悪性疾患(体がん)ロボット手術に移行する際にも，プロクター招聘が少なくとも1例は必要である。
注6： そのチームにロボット手術の経験が十分ない場合は，新たにロボット手術を始める際の要件を満たすこと。

術者は以下を遵守してロボット手術を行う。
　① 既定のトレーニングコースを受講し，個人名で使用許可証を取得(必須)した後に，実機あるいはシミュレーターで十分なトレーニングを実施し，手術支援ロボット特有の操作方法に習熟していること。
　② ロボット手術の見学，またはビデオ動画等により，術式を十分に理解・把握していること。
　③ 厚生労働省の定める各術式(内視鏡手術用支援機器を用いる場合)にかかわる特掲診療料の施設基準に定める経験症例数を有すること。

(日本産科婦人科学会：「婦人科領域におけるロボット手術に関する指針」の改訂について.
https://www.jsog.or.jp/medical/877/より引用)

（3）卵巣癌
- 卵巣癌の手術点数としては，子宮附属器悪性腫瘍手術（両側）で算定する。

（4）外陰癌
- 外陰癌の手術点数としては，女性外性器悪性腫瘍手術で算定する。これには，皮膚移植を伴わない場合と皮膚移植を伴う場合がある。

　2024年の改定で，センチネルリンパ節（SN）生検が保険適用となった。本項には施設基準（**表8上段**）があり，また算定のためにはあらかじめ施設基準にかかわる届出を行う。加えて，日本婦人科腫瘍学会が，満たすことが望ましい施設基準3項目（**表8下段**）と，SN生検およびその術中転移診断によりリンパ節郭清の要否を決定する手術（SNナビゲーションサージャリー：SNNS）の指針をHPで公開している（https://jsgo.or.jp/opinion/10.html）。

表8　女子外性器悪性腫瘍手術（女子外性器悪性腫瘍センチネルリンパ節生検加算を算定する場合に限る）の施設基準（1－3），および日本婦人科腫瘍学会が推奨する指針（4－5）

(1) 産婦人科または婦人科の経験を5年以上の経験を有しており，女子外性器悪性腫瘍手術における女子外性器悪性腫瘍手術センチネルリンパ節生検を，当該手術に習熟した医師の指導の下に，術者として3例以上経験している医師が配置されていること。
(2) 産婦人科又は婦人科及び放射線科を標榜している保険医療機関であり，当該診療科において常勤の医師が配置されていること。
(3) 病理部門が設置され，病理医が配置されていること。
(4) 日本産科婦人科学会婦人科腫瘍登録の参加施設であること。
(5) 日本婦人科腫瘍学会婦人科悪性腫瘍総合入力システム（JESGO）参加施設であり，SN生検/SNNS登録を行うこと。
(6) 女子外性器悪性腫瘍手術センチネルリンパ節生検の執刀経験のある婦人科腫瘍専門医が執刀または手術を指導すること。

（5）腟癌
- 腟癌の手術点数としては腟壁悪性腫瘍手術で算定する。

（6）リンパ節郭清
- 頸癌・体癌，卵巣癌ではしばしば，骨盤腔リンパ節郭清や傍大動脈リンパ節郭清が行われるが，悪性腫瘍に対する手術と同時に行うリンパ節郭清は悪性腫瘍に対する手術に含まれているため，別に算定しない。

●しかしながら，悪性腫瘍手術を行ったあと，後日，独立手術としてリンパ節郭清を行った場合は下記で算定する。

・リンパ節群郭清術

　後腹膜

　骨盤

・腹腔鏡下傍大動脈リンパ節郭清術

（7）複数手術

●進行癌の場合にはしばしば小腸や結腸，直腸に浸潤し，腸切除などを伴うことがある。この場合，同一手術野または同一病巣であっても，「厚生労働大臣が定める複数手術にかかわる費用の特例」に規定するものについては，主たる手術の所定点数に，従たる手術（1つに限る）の所定点数の50／100に相当する額を加えた点数により算出する。なお「主たる手術」とは点数の高いほうの手術をいい，臨床的な主従の関係は問わない。

・子宮悪性腫瘍手術，子宮附属器悪性腫瘍手術ともに算定するもの
　小腸切除術，結腸切除術，直腸切除・切断術，膀胱悪性腫瘍手術

●HBOCにかかわるRRSO（子宮附属器腫瘍摘出術 開腹／腹腔鏡）

　手術の実施前に，臨床遺伝にかかわる専門的な医師，ならびに乳腺外科または産婦人科の医師によるカンファレンスを実施し治療方針の検討を行うこと。カンファレンスにおける検討内容を踏まえ，手術の目的や利益・不利益について当該患者に説明を行うこと。なお，HBOCと診断された患者に保険診療としてRRSOを実施する場合には，保険上の術式が子宮附属器腫瘍摘出術となる。本項には施設基準（**表9**）があり，また算定のためにはあらかじめ施設基準にかかわる届出を行う。

●遺伝カウンセリング加算（検体検査判断料の注加算）

　BRCA1／2遺伝子検査を実施し，その結果について患者またはその家族等に対し遺伝カウンセリングを行った場合には，遺伝カウンセリング加算として，患者1人につき月1回に限り加算する（別に定める施設基準に適合し，届け出ておく必要がある）。

●臨床遺伝学に関する十分な知識を有する医師が，当該検査を実施する際，以下のいずれも満たした場合に算定する。

> **一口メモ** 遺伝性乳癌卵巣癌症候群（hereditary breast and ovarian cancer syndrome：HBOC）にかかわる保険診療について
>
> 　遺伝性乳癌卵巣癌症候群（hereditary breast and ovarian cancer syndrome：HBOC）は，BRCA1あるいはBRCA2遺伝子（以下BRCA1/2遺伝子）の生殖細胞系列の病的変異（バリアント）に起因する遺伝性腫瘍症候群の一つである。BRCA1/2遺伝子変異保持者では，乳癌や卵巣癌・卵管癌・原発性腹膜癌（以下，卵巣癌と総称する）の生涯発症リスクが高率であり，BRCA1遺伝子変異を保持する女性の卵巣癌発症リスクは39～46％，BRCA2遺伝子変異保持者女性では12～27％であると報告されている。HBOCの診療においては，リスク評価，遺伝カウンセリング，遺伝学的検査，検査結果の解釈，BRCA1/2遺伝子変異保持者患者への対応（サーベイランス，リスク低減手術等）といった各段階で産婦人科医の関わりが考えられ，その詳細については日本婦人科腫瘍学会ホームページの「産婦人科における遺伝性乳癌卵巣癌症候群に対する保険診療についての考え方」を参照いただきたい。
>
> 　HBOC診療において保険収載されている項目は，①BRCA1/2遺伝学的検査（BRCA1/2遺伝子検査）の必要性を説明するための指導管理料（p.71参照），②血液を検体としたBRCA1/2遺伝学的検査（BRCA1/2遺伝子検査）（p.72参照），③乳癌患者のうちHBOCと診断されたものに対するリスク低減卵管卵巣摘出術（risk reducing salpingo-oophorectomy：RRSO），および対側の乳房切除術（contralateral risk-reducing mastectomy：CRRM），④BRCA1/2遺伝学的検査の結果についての遺伝カウンセリング，⑤卵巣癌患者のうちHBOCと診断されたものに対する両側リスク低減乳房切除術（bilateral risk-reducing mastectomy：BRRM），⑥HBOCと診断された患者に対するサーベイランス，である。このうち，①がん患者指導管理料「ニ」，②BRCA1/2遺伝子検査については前述したので，③と④について後述するとおりである。

　ア．検査の実施前に，患者またはその家族等に対し，検査の目的ならびに実施によって生じうる利益および不利益についての説明等を含めたカウンセリングを行っている。

　イ．患者またはその家族等に対し，当該検査の結果に基づいて療養上の指

導を行っている。なお，遺伝カウンセリングの実施に当たっては，厚生労働省「医療・介護関係事業者における個人情報の適切な取り扱いのためのガイダンス」（平成29年4月）および関係学会による「医療における遺伝学的検査・診断に関するガイドライン」（平成23年2月）（編者注，2022年3月改定）を遵守すること。また，遺伝カウンセリング加算を算定する患者については，がん患者指導管理料「ニ」の所定点数は算定しない。

輸血

進行子宮頸癌・体癌，卵巣癌手術においては輸血が必要となるケースがある。輸血実施についての留意事項については，p.185「輸血」を参照。

化学療法

進行頸癌・体癌や卵巣癌では手術療法のみでの根治は困難で，特に進行卵巣癌や進行体癌においては一般的に化学療法が施行される。また婦人科がんにおいては，初回化学療法として数種類の抗悪性腫瘍薬を組み合わせる多剤併用療法が選択されることが多い。一方，再発癌に対する化学療法においては，前治療の内容と再発までの期間に応じて，単剤療法と多剤併用療法のいずれかが選択される。

代表的な抗悪性腫瘍薬の婦人科がんに対する保険適用を**表10**に示すが，CAP療法におけるドキソルビシン，BEP療法におけるエトポシドなどが，それぞれの疾患に対し保険適用となっていないことに留意すべきである。

表9 リスク低減卵管卵巣摘出術（RRSO）の施設基準

①RRSOを行う場合は，産婦人科および婦人科腫瘍の専門的な研修の経験を合わせて6年以上有する常勤医師が1名以上配置されている（婦人科腫瘍専門医はこれに相当する）。なお，当該医師は医療関係団体が主催するHBOCに関する研修を修了していること（RRMの場合は乳腺外科の専門的な研修の経験を5年以上有する常勤医師）。

②臨床遺伝学の診療に係る経験を3年以上有する常勤の医師が1名以上配置されている。なお，当該医師は医療関係団体が主催するHBOCに関する研修を修了していること。

③RRMを行う施設は乳房MRI加算の施設基準に係る届出を行っている。

④病理部門があり病理医が配置されている。

⑤麻酔科標榜医が配置されている。

⑥遺伝カウンセリング加算の施設基準に係る届出を行っている。

なお，2002年度から，一定の条件を満たす施設において外来化学療法を行った場合，外来化学療法加算が認められた。2020年度現在，外来化学療法加算は外来化学療法加算1と2に分類されていて，それらは施設基準を満たし，所定の届出を行った保険医療機関で算定し，特に加算1は，5年以上の化学療法の経験のある常勤医師，常勤看護師，常勤薬剤師がそれぞれ勤務しているなど，厳しい条件を満たした施設で算定する。2020年度改訂においては，外来化学療法加算1が算定できる施設で，さらに地域の保険薬局等の連携体制が整備されている等の施設基準を満たすと，連携充実加算が月1回算定できることとなった。

化学療法施行時の副作用に対する対策

（1）G-CSF製剤

　化学療法によって起こる白血球減少に対しては，G-CSF製剤が用いられる。その基準を以下に示す。

● **投与開始基準**

　卵巣胚細胞腫瘍：通常，抗悪性腫瘍薬投与終了後（翌日以降）から投与を開始する。

　その他の婦人科がん：

1) 通常，がん化学療法により好中球数1,000/mm^{3}未満で発熱（原則として38℃以上）あるいは好中球数500/mm^{3}未満が観察された時点から投与を開始する。

2) また，がん化学療法により好中球数1,000/mm^{3}未満で発熱（原則として38℃以上）あるいは好中球数500/mm^{3}未満が観察され，引き続き同一のがん化学療法を施行する症例に対しては，次回以降のがん化学療法施行時には好中球数1,000/mm^{3}未満が観察された時点から投与を開始する。

● **投与中止基準**

　好中球数が最低値を示す時期を経過後5,000/mm^{3}に達した場合は，投与を中止する。

　なお，G-CSF製剤投与の開始時期および中止時期の指標である好中球数が緊急時などで確認できない場合は，白血球数の半数を好中球数として推定する。

　保険適用上は以上の条件で使用可能であるが，安易な使用は望ましくなく，『G-CSF適正使用ガイドライン』（2022年10月改訂第2版）に則って投与を行うべきである。それまでの『G-CSF適正使用ガイドライン』は，一次予防的投与としては発熱性好中球減少症（FN）のリスクが20％以上または10％以上で，FN高リスク因子を有する患者で推奨または考慮されていたが，2022年10月

表 10 代表的な抗悪性腫瘍薬の婦人科がんに対する保険適用

一般名	略称	卵巣癌	子宮頸癌	子宮体癌	絨毛性疾患
シクロホスファミド	CPA	＋	＋	＋	＋[*3]
イホスファミド	IFM	＋[*1]	＋	＋[*2]	－
メトトレキサート	MTX	－	－	－	＋
フルオロウラシル（5-FU）	5-FU	＋	＋	＋	－
テガフール・ウラシル（UFT）	UFT	－	＋	－	－
アクチノマイシン-D	Act-D	－	－	－	＋
ドキソルビシン（アドリアマイシン）	DXR（ADM）	－	－	＋[*3]	－
ブレオマイシン	BLM	＋[*1]	＋		
ペプロマイシン	PEP				
パクリタキセル	PTX	＋	＋	＋	
ドセタキセル	DTX	＋		＋	
シスプラチン	CDDP	＋	＋	＋[*3]	
カルボプラチン	CDBCA	＋	＋		
ネダプラチン	NDP	＋	＋		
イリノテカン	CPT-11	＋	＋		
ノギテカン	NGT	＋	＋		
エトポシド	VP-16	＋[*1*4]	＋[*4]	－	＋
ゲムシタビン	GEM	＋			
ピラルビシン	THP-ADM	＋	＋	＋	
エピルビシン	Epi-ADM	＋	－		
リポソーム化ドキソルビシン	PLD	＋			
ビンクリスチン	VCR	－	－		
ビンブラスチン	VLB	＋[*1]	－	－	＋
トラベクテジン		－	－	＋[*2]	
エリブリン		－	－	＋[*2]	
ベバシズマブ	Bev	＋			
パゾパニブ		－	－	＋[*2]	
オラパリブ		＋[*5]	－	－	
ニラパリブ		＋[*7]			
ペムブロリズマブ		＋[*6]	＋[*6]	＋[*6]	＋[*6]
レンバチニブ		－	－	＋[*8]	
セミプリマブ		－	＋		

（次頁につづく）

| 表 10 | 代表的な抗悪性腫瘍薬の婦人科がんに対する保険適用 （つづき） |

＊1：胚細胞性腫瘍は保険適用
＊2：悪性軟部腫瘍は保険適用
＊3：他剤と併用療法で保険適用
＊4：内服のみ保険適用
＊5：フロントラインでの投与では，BRCA1/2変異陽性またはHRD陽性でベバシズマブとの併用維持療法／再発時はプラチナ感受性再発かつプラチナ製剤に奏効したもののみ保険適用
＊6：MSI-Hのみ保険適用
＊7：フロントラインでの投与では，Ⅲ期以上でプラチナ製剤に奏効したもの／再発時はプラチナ感受性再発かつプラチナ製剤に奏効したもののみ保険適用
＊8：化学療法歴のある進行・再発でペムブロリズマブとの併用療法で保険適用

改訂第2版ではがん種ごとにシステマティックレビューを行う方針となっている。卵巣がんのがん薬物療法において，G-CSFの一次予防投与を行わないことを弱く推奨されている。子宮頸がんと子宮体がんにおいて，G-CSF一次予防投与の有用性は明らかではないとされている。二次予防的投与としては，がん薬物療法を受けて発熱性好中球減少症を発症した固形がん患者においてG-CSFの二次予防投与を行うことを弱く推奨し，特に治癒を含む十分な効果を期待でき，治療強度を下げないほうがよいと考えられる疾患で推奨されている。治療的投与としては，がん薬物療法中の発熱性好中球減少症や無熱性好中球減少症患者にG-CSFの治療投与を行わないことを弱く推奨している。フィルグラスチムを予防投与で用いるとき，バイオシミラーと先行バイオ医薬品のいずれも弱く推奨されている。

　なお，持続型G-CSF製剤であるペグフィルグラスチムが2014年に保険適用となったが，抗腫瘍薬の投与開始14日前から投与終了後24時間以内に本剤を投与した場合の安全性が確立していないため，化学療法レジメンによって注意が必要である。

（2）5-HT3受容体拮抗薬

　抗悪性腫瘍薬投与に伴って発生する悪心や嘔吐に対しては，近年は5-HT3受容体拮抗薬や選択的NK1受容体拮抗薬を主に使用し，補助的に他剤を併用している。5-HT3受容体拮抗薬や選択的NK1受容体拮抗薬も高額であることから，その多用は査定の対象となりやすく，使用に関する保険診療上の注意点を知る必要がある。『制吐薬適正使用ガイドライン』（2023年10月改訂第3版）に則り，催吐性リスクに応じた制吐薬の適正使用が望まれる。

分子標的治療薬

産婦人科悪性腫瘍に対する分子標的治療薬は現在，ベバシズマブ（アバスチン®）およびオラパリブ（リムパーザ®），ニラパリブ（ゼジューラ®），ペムブロリズマブ（キイトルーダ®），パゾパニブ（ヴォトリエント®），レンバチニブ（レンビマ®）などが挙げられる。適応は下記の通りであるが，使用方針については関連学会のガイドラインを参照されたい。

（1）ベバシズマブ（アバスチン®）

適応はFIGOⅢ期以上の卵巣癌および進行・再発子宮頸癌である。化学療法と併用および維持療法として用いられる。

（2）オラパリブ（リムパーザ®）

適応は白金系抗悪性腫瘍剤感受性の再発卵巣癌における維持療法，BRCA遺伝子変異陽性の卵巣癌における初回化学療法後の維持療法，相同組み換え修復欠損を有する卵巣癌におけるベバシズマブ（遺伝子組み換え）を含む初回化学療法後の維持療法である。

（3）ペムブロリズマブ（キイトルーダ®）

適応はがん化学療法後に増悪した進行・再発の高頻度マイクロサテライト不安定性（MSI-High）を有する固形癌（標準的な治療が困難な場合に限る），がん化学療法後に増悪した切除不能な進行・再発の子宮体癌，がん化学療法後に増悪した高い腫瘍遺伝子変異量（TMB-High）を有する進行・再発の固形癌（標準的な治療が困難な場合に限る），進行または再発の子宮頸癌となっている。現在，さまざまな臨床試験が行われており，今後，適応が追加される可能性がある。

（4）パゾパニブ（ヴォトリエント®）

適応は軟部悪性腫瘍である。婦人科領域では再発子宮肉腫などが対象であり，現時点では単剤で用いられる。

（5）ニラパリブ（ゼジューラ®）

適応は卵巣癌における初回化学療法後の維持療法，白金系抗悪性腫瘍剤感受性の再発卵巣癌における維持療法，白金系抗悪性腫瘍剤感受性の相同組み換え修復欠損を有する再発卵巣癌再発子宮肉腫である。

（6）レンバチニブ（レンビマ®）

適応はがん化学療法後に増悪した切除不能な進行・再発の子宮体癌である。ペムブロリズマブ（キイトルーダ®）との併用で用いられる。

（7）セミプリマブ（リブタヨ®）

適応はがん化学療法後に増悪した切除不能な進行・再発子宮頸癌である。

（8）その他

がん腫横断的ではあるが婦人科領域で用いられる可能性のある薬剤として，NTRK融合遺伝子陽性の進行・再発の固形癌に適応がある，ラロトレクチニブ（ヴァイトラックビ®），エヌトレクチニブ（ロズリートレク®）がある。

放射線療法の効果増強や副作用に対する対策

頸癌の治療や，婦人科癌の局所再発に対しては放射線療法が用いられる場合があるが，その効果増強や副作用に対する対策として，以下の薬剤が保険適用となっている。

アンサー®皮下注20μg

放射線療法による白血球減少症に対し症状の改善を目的に用い，他の白血球減少症には投与できない。通常，成人には放射線治療開始日以降から投与を開始し，放射線治療終了日まで（ただし8週間を限度とする），1日1回，週2回皮下投与する。

各論

9章

中高年女性の疾患

　社会の高齢化が進むにつれ，更年期外来や中高年外来を訪れる女性が増加している。ホルモン補充療法(hormone replacement therapy；HRT)の普及や検査法の進歩とともにその適応や問題点が指摘され，社会保険における適正な運用法の知識が必要となっている。

　ICD-10によれば，更年期障害は「閉経期およびその他の閉経周辺期障害」となっている。これはさらに「閉経後出血」「閉経期および女性更年期状態」「閉経後萎縮性腟炎(老人性腟炎)」などに細分される。なお除外項目として「骨粗鬆症」があり，骨粗鬆症は独立した疾患名となる。本章では一般によく用いられる「更年期障害」の用語を使用する。

1 検査

更年期障害

　表1は日本産科婦人科学会/日本女性医学学会における更年期障害の検査項目である。
- 更年期障害の病名だけでは，社会保険の適応とならないことがある。従って，症状に応じて的確な保険運用を考えた検査，治療を行う。
- 「更年期症候群疑い」で，血液検査を行う場合のホルモン検査は，FSH(卵胞刺激ホルモン)とE2(エストラジオール)が一般的である。
- 人格検査および認知機能検査その他の心理検査(**表2**)には，[1. 操作が容易なもの]，[2. 操作が複雑なもの]，[3. 操作と処理が極めて複雑なもの]がある。[1]は検査および結果処理におおむね40分以上を要するもの，[2]はそれらにおおむね1時間以上を要するもの，[3]は1時間30分以上要するものをいう。
- [1]は産婦人科でも算定可能な場合もあるが，医師が検査を必要と判断した症状に基づいた的確な保険病名が必要である。また，診療録に分析結果を記載

233

しなければならない。

- クッパーマン指数や簡易更年期指数（SMI）などの更年期症状の評価検査は算定しない。

骨粗鬆症

現在，骨粗鬆症は，「骨強度の低下を特徴とし，骨折のリスクが増大しやすくなる骨格疾患」と定義され，さらに骨強度は骨密度と骨質の2つの要因からなるとされている。**表3**は，骨粗鬆症の診断名にて算定ができる特異検査である。

- Ⅰ型コラーゲン架橋N-テロペプチド（NTX）および尿中デオキシピリジノリンは，原発性副甲状腺機能亢進症の手術適応の決定，副甲状腺機能亢進症手術後の治療効果判定または骨粗鬆症の薬剤治療方針の選択に際して実施された場合に算定する。

  なお，骨粗鬆症の薬剤治療方針の選択時に1回，その後6カ月以内の薬剤効果判定時に1回に限り，また薬剤治療方針を変更したときは変更後6カ月以内に1回に限り算定する。

表1 HRT前に施行する検査

○HRTの目的の確認（治療か，予防か？）

○問診にて禁忌や慎重投与症例でないことを確認

○HRT投与法の選択

○実施前検査
　＜必須項目＞
　　●血圧，身長，体重
　　●血算，生化学検査（肝機能，脂質）[1]，血糖
　　●内診および経腟超音波診断，子宮頸癌検診（6カ月以内），子宮内膜癌検診（6カ月以内）[2]
　　●乳癌検診[3]
　＜選択項目＞以下の項目はオプション検査として考慮してもよい
　　●骨量測定，●心電図，●腹囲，●甲状腺機能検査，●凝固系検査[4]，
　　●生化学検査（追加），●E₂，FSH，●心理テスト

○インフォームドコンセント

1) ALT, AST, LDH, T-Chol or LDL-C, TG, HDL-C（Ca, P, ALP, CPK, Crはオプションとする）。血算，生化学検査，血糖については，約6カ月以内に特定健康診査やドックにて検査済みの場合には代用可。
2) 原則的には子宮内膜細胞診（組織診）を行う。ただし病理学的検索が困難または不可能な場合には経腟超音波診断法で子宮内膜厚を測定する。
3) 画像検査（マンモグラフィや超音波診断など）を行う。
4) 検査してもよいが，血栓症を予測できる特異的なマーカーは現在のところない。

（日本産科婦人科学会／日本女性医学学会編：ホルモン補充療法ガイドライン2017年度版より引用）

表2 臨床心理テスト

1. 人格検査

　[1]パーソナリティインベントリー
　　　モーズレイ性格検査
　　　Y-G矢田部ギルフォード性格検査
　　　TEG-Ⅱ東大式エゴグラム，新版TEG，新版TEGⅡおよびTEG3
　[2]バウムテスト，SCT，P-Fスタディ，MMPI他

2. 認知機能検査その他の心理検査

　[1]イ　簡易なもの
　　　　MAS不安尺度
　　　　MEDE多面的初期認知症判定検査
　　　　AQ日本語版
　　　　日本語版LSAS-J
　　　　M-CHAT
　　　　長谷川式知能評価スケール
　　　　MMSE
　　　ロ　その他のもの
　　　　CAS不安測定検査
　　　　SDSうつ性自己評価尺度
　　　　CES-Dうつ病(抑うつ状態)自己評価尺度
　　　　HDRSハミルトンうつ病症状評価尺度
　　　　STAI状態・特性不安検査
　　　　POMS，POMS2
　　　　PDS
　　　　TK式診断的新規親子関係検査
　　　　CMI健康調査票
　　　　GHQ精神健康評価票
　　　　ブルドン抹消検査
　　　　WHO QOL26
　　　　COGNISTAT
　　　　SIB
　　　　Coghealth　他
　[2]内田クレペリン精神検査，三宅式記銘力検査　他

　　NTX，オステオカルシンまたは，尿中デオキシピリジノリンを併せて実施
した場合，いずれか1つのみ算定する。
●酒石酸抵抗性酸ホスファターゼ(TRACP-5b)は，代謝性骨疾患および骨転移
　(代謝性骨疾患や骨折の併発がない肺癌，乳癌，前立腺癌に限る)の診断補助
　として実施した場合に1回，その後6カ月以内の治療経過観察時の補助的指標
　として実施した場合に1回に限り算定する。また治療方針を変更したときは，

表3 骨粗鬆症の診断名にて算定ができる特殊検査

骨代謝マーカー

・骨吸収マーカー
　Ⅰ型コラーゲン架橋C-テロペプチド-β異性体（β-CTX）（尿）
　Ⅰ型コラーゲン架橋C-テロペプチド-β異性体（β-CTX）
　Ⅰ型コラーゲン架橋N-テロペプチド（NTX）
　デオキシピリジノン（DPD）（尿）
　酒石酸抵抗性酸ホスファターゼ（TRACP-5b）
・骨形成マーカー
　骨型アルカリフォスファターゼ（BAP）
　インタクトⅠ型プロコラーゲン-N-プロペプチド（IntactP1NP）
　Ⅰ型プロコラーゲン-N-プロペプチド（P1NP）
・その他マーカー
　低カルボキシル化オステオカルシン（ucOC）
　25-ヒドロキシビタミンD

骨塩定量検査

1. DXA法による腰椎撮影（大腿骨同時撮影加算　90点）
2. REMS法（腰椎）（大腿骨同時検査加算　55点）
3. MD法，SXA法等
4. 超音波法

変更後6カ月以内に1回に限り算定する。なお，NTX，オステオカルシン，または尿中デオキシピリジノリンを併せて実施した場合，いずれか1つのみ算定する。

●骨型アルカリホスファターゼ（BAP）とアルカリホスファターゼ（ALP）・アイソザイム（ポリアクリルアミドディスク電気泳動法）を併用した場合，主たるもののみ算定する。

●Ⅰ型コラーゲン架橋C-テロペプチド-β異性体（β-CTX）と尿中β-CTXは，骨粗鬆症におけるホルモン補充療法およびビスホスホネート療法等，骨吸収抑制能を有する薬物療法の治療効果判定または治療経過観察を行った場合に算定する。ただし，治療開始前においては1回，その後は6カ月以内に1回に限り算定する。なお，両検査を併せて実施した場合，主たるもののみ算定する。

●低カルボキシル化オステオカルシン（ucOC）は，骨粗鬆症におけるビタミンK2薬の治療選択目的で行った場合，または治療経過観察を行った場合に算定する。ただし，治療開始前においては1回，その後は6カ月以内に1回に限り算定する。

●BAP，インタクトI型プロコラーゲン-N-プロペプチド（Intact PINP），および

ALPアイソザイムのうち，2項目以上を併せて実施した場合は，主たるもののみ算定する。

- オステオカルシン，Ⅰ型コラーゲンCテロペプチド(ICTP)，副甲状腺ホルモン，および1,25ジヒドロキシビタミンD3[1,25(OH)2D3]は，骨粗鬆症の病名だけでは算定しない。
- 25-ヒドロキシビタミンDは，原発性骨粗鬆症の患者に対して，ECLIA法，CLIA法またはCLEIA法により測定した場合は，骨粗鬆症の薬剤治療方針の選択時に1回に限り算定できる。なお，本検査を実施する場合は関連学会が定める実施方針を遵守すること。
- 骨塩定量検査は，骨粗鬆症の診断およびその経過観察の際にのみ算定する。ただし検査の種類にかかわらず，患者1人につき4カ月に1回を限度とする。なお，本検査を実施した場合は，レセプトの摘要欄に前回の実施日を記載する。
- **表3**の骨塩定量検査「2」のMD法，SEXA法等の方法とは，腰椎以外のDXA法，SPA法，DPA法，MD法，DIP法，SXA法，単色X線光子を利用した骨塩定量装置による測定およびpQCT法による測定のことを指す。

2 治療

適応症

表4～6に更年期障害と骨粗鬆症に用いられるホルモン製剤の種類と保険適応を示した。

- ほとんどのエストロゲン製剤が更年期障害の適応を有するが，骨粗鬆症の保険適応を有するのは経口薬ではジュリナ®，エストリール®，ホーリン®であり，貼付剤ではエストラーナ®だけである。HRTに頻用されているプレマリン®には骨粗鬆症の適応がない。
- 一方，エストロゲン製剤と黄体ホルモン製剤の合剤であるウェールナラ®は，骨粗鬆症の適応を有するが更年期障害には適応がない。
- 子宮を有する患者へのHRTには，内膜癌発生予防の観点から黄体ホルモン製剤の併用が必須である。しかし，内服の天然型プロゲステロン製剤以外の黄体ホルモン製剤に更年期障害治療にかかわる上記目的のための適応がない。
- 内服の天然型黄体ホルモン製剤は，「更年期障害及び卵巣欠落症状に対する卵胞ホルモン剤投与時の子宮内膜増殖症の発症抑制」に保険適応を有する。他の黄体ホルモン製剤は，HRTに関する適応がないため，無月経や月経周期異常

表4 HRTに使用される主なエストロゲン製剤

（ホルモン補充療法ガイドライン2017年度版より引用，一部改変）

結合型エストロゲン

投与経路	商品名	用量	保険適応
経口	プレマリン®	0.625mg	更年期障害，卵巣欠落症状，萎縮性腟炎

17β-エストラジオール

投与経路	商品名	用量	保険適応
経口	ジュリナ®	0.5mg	更年期障害・卵巣欠落症状に伴う血管運動神経症状および腟萎縮症状
		1.0mg	更年期障害・卵巣欠落症状に伴う血管運動神経症状，腟萎縮症状，閉経後骨粗鬆症
経皮	エストラーナ®テープ	0.36mg/4.5cm^2 2日ごとに貼付など	性腺機能低下症，性腺摘出または原発性卵巣不全による低エストロゲン症
		0.72mg/9cm^2 2日ごとに貼付	更年期障害および卵巣欠落症状に伴う血管運動神経症状，泌尿生殖器の萎縮症状，閉経後骨粗鬆症
	ル・エストロジェル®	1プッシュ（0.54mg）2プッシュ（1.08mg）	更年期障害および卵巣欠落症状に伴う血管運動神経症状
	ディビゲル®	1mg	更年期障害および卵巣欠落症状に伴う血管運動神経症状

エストリオール

投与経路	商品名	用量	保険適応
経口	エストリール® エストリオール® ホーリン® メリストラーク®	1.0〜2.0mg	更年期障害，腟炎，老人性骨粗鬆症
経腟	エストリール® エストリオール® ホーリンV®	0.5mg 1mg	萎縮性腟炎，腟炎（老人性）

　を更年期あるいは閉経と拡大解釈するか，子宮を有する患者へのHRTに併用が行われないために引き起こす健康被害（発癌）に対する事前の説明を行い，その必然的必要性を理解してもらう。

- 注射薬には更年期障害の適応を有するが，『ホルモン補充療法ガイドライン』

表5 HRT に使用されるエストロゲン・黄体ホルモン配合剤

（ホルモン補充療法ガイドライン2017年度版より引用，一部改変）

投与経路	エストロゲン	黄体ホルモン	商品名	用量	保険適応
経口	17β-エストラジオール	レボノルゲストレル（LNG）	ウェールナラ®	エストラジオール1.0mg レボノルゲストレル0.04mg	閉経後骨粗鬆症
経皮	17β-エストラジオール	酢酸ノルエチステロン（NETA）	メノエイド®コンビパッチ	エストラジオール50μg（放出量）酢酸ノルエチステロン140μg（放出）	更年期障害および卵巣欠落症状に伴う血管運動神経症状

表6 HRT に使用される黄体ホルモン製剤

（ホルモン補充療法ガイドライン2017年度版より引用，一部改変）

投与経路	一般名	商品名	用量	保険適応
経口	メドロキシプロゲステロン酢酸エステル	プロベラ®プロゲストン®メドキロン®	2.5mg	無月経，月経周期異常，機能性子宮出血，ほか
		ヒスロン®	5mg	
	ジドロゲステロン	デュファストン®	5mg 10mg	無月経，月経周期異常，機能性子宮出血，ほか

によれば，エビデンスに乏しいため積極的には推奨されていない。

● 『骨粗鬆症の予防と治療ガイドライン 2015年版』から骨粗鬆症治療薬の評価と推奨を**表7**にまとめた。これによると，総合評価でA推奨は，ビスホスホネート製剤とSERMとなっている。女性ホルモン製剤については，エビデンスは十分あるが，そのほとんどがプレマリン®に関するもので，わが国ではプレマリン®は骨粗鬆症に対する保険適用がなく，一方わが国で骨粗鬆症治療に承認されているエストロゲン製剤ではエビデンスが少ないため，総合評価でCと判定された。2002年のWHI試験中止報告以降，世界的にもエストロゲン製剤は骨粗鬆症治療の第一選択薬とはされていない。

● 骨粗鬆症に用いられるカルシウム薬もすべてが適応とはなっておらず，アスパラカルシウムやリン酸水素カルシウムは使用しても差し支えないが，乳酸カルシウムは適応がない。

表7 骨粗鬆症治療薬の有効性の評価一覧

分 類	薬物名	骨密度	椎体骨折	非椎体骨折	大腿骨近位部骨折
カルシウム薬	L-アスパラギン酸カルシウム リン酸水素カルシウム	B	B	B	C
女性ホルモン薬	エストリオール	C	C	C	C
	結合型エストロゲン[#1]	A	A	A	A
	エストラジオール	A	B	B	C
活性型ビタミンD3薬	アルファカルシドール	B	B	B	C
	カルシトリオール	B	B	B	C
	エルデカルシトール	A	A	B	C
ビタミンK2薬	メナテトレノン	B	B	B	C
ビスホスホネート薬	エチドロン酸	A	B	C	C
	アレンドロン酸	A	A	A	A
	リセドロン酸	A	A	A	A
	ミノドロン酸	A	A	C	C
	イバンドロン酸	A	A	B	C
SERM	ラロキシフェン	A	A	B	C
	バゼドキシフェン	A	A	B	C
カルシトニン薬[#2]	エルカトニン	B	B	C	C
	サケカルシトニン	B	B	C	C
副甲状腺ホルモン薬	テリパラチド(遺伝子組換え)	A	A	A	C
	テリパラチド酢酸塩	A	A	C	C
抗RANKL抗体薬	デノスマブ	A	A	A	A
その他	イプリフラボン	C	C	C	C
	ナンドロロン[※]	C	C	C	C

#1：骨粗鬆症は保険適用外 　#2：疼痛に関して鎮痛作用を有し，疼痛を改善する（A）

薬剤に関する「有効性の評価(A，B，C)」
骨密度上昇効果
A：上昇効果がある B：上昇するとの報告がある C：上昇するとの報告はない
骨折発生抑制効果(椎体，非椎体，大腿骨近位部それぞれについて)
A：抑制する B：抑制するとの報告がある C：抑制するとの報告はない

（骨粗鬆症の予防と治療ガイドライン2015年版より引用）

※現在は発売中止となっている。

子宮脱（骨盤臓器脱）

- 子宮脱（骨盤臓器脱）に関する検査は子宮腟部細胞診，超音波検査，血液検査など，単に「子宮脱」の傷病名では適応とならない。

  老人性腟炎（萎縮性腟炎）における細胞診は成熟度指数（maturation index）の判定が目的であり，原則として頸管粘液採取料は，算定しない。

- 外来において，ペッサリーの挿入は子宮脱（骨盤臓器脱）非観血的整復法で算定されるが，抜去には点数の設定がない。なお，子宮脱（骨盤臓器脱）非観血的整復法の際，ペッサリーの代金は別途算定しない。

- 子宮脱（骨盤臓器脱）手術は，術式により
  - ・腟壁形成手術および子宮位置矯正術
  - ・ハルバン・シャウタ手術
  - ・マンチェスター手術
  - ・腟壁形成手術および子宮全摘術（腟式，腹式）

  を算定する。

- 子宮脱（骨盤臓器脱）手術を算定する場合の通知として以下のことに注意する。
  - ・腟壁縫合術の費用は本区分所定点数に含まれ，別に算定しない。
  - ・腟壁裂創縫合術（分娩時を除く）および子宮全摘術を併施した場合は，それぞれの所定点数を別に算定する。ただし，腟壁裂創縫合術（分娩時を除く）と腟式子宮筋腫摘出（核出）術を併施した場合は，腟式子宮筋腫摘出（核出）術の所定点数のみにより算定する。

- 腟閉鎖術には，1 中央腟閉鎖術（子宮全脱）と2 その他とがある。

- 腹腔鏡下仙骨腟固定術はメッシュを使用した場合に算定する。2020年度改訂でロボット支援下の同手術も保険適用となった。

3　保険診療上の留意事項

　女性の平均寿命が80歳を超えた現在でも，わが国における女性の閉経年齢はおおよそ50歳である。更年期とは女性の加齢の過程において，生殖期（成熟期）から非生殖期（老年期）へ移行する期間を指し，この時期に現れる多種多様な症状のなかで器質的変化に起因しない症状で，日常生活に支障をきたす場合を更年期障害という。

　更年期は一般に閉経を中心とした前後5年間とされるため，更年期障害に相当する年齢は45～55歳が中心となる。患者の閉経年齢にもよるが，40歳未

満や60歳以降の更年期障害の病名は不適当とされている。

　骨粗鬆症の診断や治療効果判定，薬剤選択に骨代謝マーカーは有用であるが，検査実施にあたっては細かな制約があり，その遵守が望まれる。一部の女性ホルモン製剤は骨粗鬆症の適応症を有しているが，治療にあたってはガイドライン等を参考に，メリットとデメリットをよく勘案して使用すべきである。

> ### 一口メモ　佐薬（補助剤）
>
> 　佐薬とは主薬の薬効を補助し，または副作用を防止あるいは緩和する目的で添加される薬物を指す。
>
> 　エストロゲン貼付剤の使用上の注意によれば，「卵胞ホルモン剤を長期間使用した閉経期以降の女性では，子宮内膜癌を発生する危険性が高くなるとの報告があり，この危険性を軽減させるため，本剤による治療を行う際には黄体ホルモン剤との併用が望ましい」と記載されている。まさに黄体ホルモン剤はエストロゲン剤の佐薬なのである。
>
> 　保険診療上，主傷病から判断して，その発症を類推できる傷病（適応症）については記載を省略できるとされ，保険審査委員の多くは健胃消化薬，鎮咳薬などとともに佐薬に関しては病名なしで使用してもよいと考えているようである。

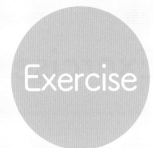

総論Exercise	244
各論Exercise	251
総論Exercise解答	261
各論Exercise解答	263

総論

Exercise

Q1 療養担当規則に定められていないのはどれか。

- a. 保険医の診療
- b. 特殊な治療法
- c. 薬剤の適応外使用の制限
- d. カルテ様式
- e. 診療科名の広告

Q2 保険の対象とならないものはどれか

- a. 人間ドックの費用
- b. 高額療養費制度
- c. 出産手当金
- d. 埋葬料
- e. 患者移送費

Q3 医療保険の対象はどれか

- a. 健康診断の検査
- b. 正常分娩に関する医療行為
- c. 美容に関する医療行為
- d. 異常分娩に関する医療行為
- e. 腫瘍マーカー検査による卵巣癌のスクリーニング検査

Q4 診療録（カルテ）について誤っているものはどれか

- a. 診療録は遅滞なく記載しなければならない。
- b. 治療完結の日から5年間保存しなければならない。
- c. 保険での診療のみを記載する。

d. 記載義務に関しては医師法に定められている。

e. 誤った記載を修正液で修正してはならない。

Q5 診療報酬明細書（レセプト）について正しいのはどれか

a. 学術的に認められた新しい治療方法は，すべて認められる。

b. 診療報酬明細書の傷病名は，診療録の傷病名と一致すべきである。

c. 病名があれば，症状詳記をつける必要はない。

d. 算定内容に法的規制はない。

e. 疑い病名のみの算定はスクリーニング検査としてみなされない。

Q6 人工妊娠中絶手術と保険に関して，正しいのはどれか

a. 人工妊娠中絶手術の場合には，医学的に妊娠12週1日以降であると診断されたとしても，出産育児一時金は支給されない。

b. 人工妊娠中絶手術は，すでに疾患を母体が有しており，その疾患によって妊娠の継続が母体の健康を著しく害する場合には，保険で流産手術は可能である。

c. 保険を使用して行う人工妊娠中絶手術は，妊娠12週未満である。

d. 保険を使用して行う人工妊娠中絶手術は，子宮内容除去術で算定する。

e. 保険を使用して行う人工妊娠中絶手術は，胞状奇胎除去術で算定する。

Q7 妊婦健診の費用徴収で誤っているのはどれか

a. 健診の同一日で自費診察料が支払われている場合，疾病に対する治療の費用を保険で算定する。

b. 健診の同一日で自費診察料が支払われている場合，疾病に対する検査の費用を保険で算定する。

c. 健診の同一日で自費診察料が支払われている場合，疾病に対する再診料を算定する。

d. 健診の同一日で自費診察料が支払われている場合，一度帰宅もしくから，何らかの疾病に罹患し場合，同日に再診療と検査・治療料等を算定する。

e. 健診日以外の日で，妊婦がなんらかの疾病に罹患した場合，再診料と検査・治療料等を算定する。

Q8 子宮頸がん検診の保険上の取り扱いで正しいのはどれか

a. 検診の費用は，直接国から出ているので，費用を国へ請求する。
b. 検診の時に，子宮頸管ポリープがあったので，手術料と病理検査料を保険で算定した。
c. 検診の時に，卵巣嚢腫を認めたので，初診料と超音波検査料を算定した。
d. 検査結果を聞きに来たので，再診料を算定した。
e. 検査結果で，子宮頸部異形成のため，初診料とコルポスコピー検査料を算定した。

Q9 新生児の取り扱いで誤っているのはどれか

a. 出生時に児に疾病があった場合には，初診料や時間外加算を算定する。
b. 死産児に対する蘇生を行ったので，新生児蘇生術を算定する。
c. 新生児管理保育料とは，または，健康な新生児を収容し自費で保育する場合に用いる。
d. 新生児管理保育料が支払われている新生児に疾病が発生した場合，診察料は算定しない。
e. 生後4日目の新生児に黄疸が出たため，ビリルビン検査を行い，検査結果を算定する。

Q10 保険診療上，注射を行うにあたってその考え方について謝っているのはどれか。

a. 経口薬と比較して，同一薬効の注射薬を優先させたいとき。
b. 経口投与によって胃腸障害を起こすことがあるとき。
c. 経口投与することができないとき。
d. 経口投与によって治療効果が期待できないとき。
e. 特に迅速な治療効果を期待するとき。

Q11 手術に関して誤っているのはどれか

a. 手術に関連して行った処置，診断穿刺，検体採取，通常使用される保険医療材料，内視鏡検査料などの費用は，手術料とは別に算定できない。
b. 対称器官に係る手術の所定点数は，術名の末尾に（両側）と記載さ

れているものを指し，この手術項目は，実際行った手術が片側のみの場合でも，定められた点数で算定する。

c. 複数手術の特例に掲げられていない手術を，同時に行った場合，最も手術点数の高いもので算定する。

d. 複数手術の特例に掲げられた主たる手術とは，最も重症な状態の疾患名に対する手術を指す。

e. 複数手術の特例に掲げられた手術を同時に行った場合，主たる手術に従たる手術料（1つに限る）の100分の50に相当する分を加算する。

Q12 手術前医学管理料で誤っているのはどれか

a. 手術の前に行われる定型的な検査・画像診断を診療報酬簡素化のために設定された。

b. 脊椎麻酔，硬膜外麻酔または閉鎖循環式全身麻酔下に行われる手術に対して算定する。

c. 手術前1週間以内に，包括されている検査項目の1ないし2項目の検査であっても算定する。

d. 術前1週間以内に，同一の検査または画像診断を2回以上行った場合の2回目以降は，この管理料とは別に算定することはしない。

e. 包括されている検査項目に係る判断料は含まれており，別に算定しない。

Q13 処置について誤っているのはどれか

a. 手術時に行う処置は，別途算定可能である。

b. 処置の費用は，処置料と薬剤料と特定保険医療材料にかかげる所定点数を合算したものである。

c. 処置にあたって通常使用される衛生材料や保険医療材料などの費用は，処置料に含まれる。

d. 処置に用いる衛生材料などを患者に持参させるなど，患者の自己負担とすることは認められない。

e. 浣腸など処置料にかかげられていない簡単な処置の費用は，基本診察料に含まれるので別に算定することはしない。

Q14 超音波検査について誤っているのはどれか

- a. 同一患者につき同一月において同一検査を2回以上実施した場合における2回目以降の検査の費用は，所定点数の100分の90に相当する点数により算定する。
- b. 断層撮影法（心臓超音波検査を除く。）でパルスドプラ法を行った場合は，パルスドプラ法加算を所定点数に加算算定する。
- c. 同一の部位に同時に2以上の方法を併用する場合は，主たる検査方法により1回として算定する。
- d. 同一の方法による場合は，部位数にかかわらず，1回のみの算定とする。
- e. 複数領域の検査を行った場合は，その全てを診療報酬明細書へ記載することはしなくてよい。

Q15 検査の組み合わせで同時に算定可能なのはどれか

- a. 淋菌核酸同定検査と細菌培養検査
- b. 風疹ウイルスのIgG抗体価とIgM抗体価
- c. CA125とCA602
- d. hCG定性とhCG-β
- e. トキソプラズマ抗体とトキソプラズマIgM抗体

Q16 検査の組み合わせで同時に算定可能なのはどれか

- a. 子宮頸部細胞診―HPV核酸検出
- b. 淋菌およびクラミジア・トラコマチス同時核酸検出―細菌培養検査（淋菌以外）
- c. 抗カルジオリピンβ2グリコプロテインI複合体抗体―坑カルジオリピン抗体
- d. 抗TSHレセプター抗体―甲状腺刺激抗体
- e. 心電図検査―負荷心電図検査

Q17 麻酔の費用に関して間違っているのはどれか

- a. 麻酔の費用は，麻酔料と神経ブロック料の各区分の所定点数により算定する。ただし，麻酔に当たって，薬剤または特定保険医療材料所定点数を合算した点数により算定する。
- b. 外来の患者に対し，緊急のために，休日に手術を行った場合，診

療時間以外の時間，深夜である手術を行った場合，所定点数に加算した点数により算定する。

c. 入院中の患者に対し，緊急のために，休日に手術を行った場合，その開始時間が深夜である手術を行った場合の麻酔料は所定点数に加算した点数により算定する。

d. 表面麻酔，浸潤麻酔または簡単な伝達麻酔の費用は，薬剤を使用したときに限り，薬剤料の所定点数にそれぞれの麻酔料を加え算定する。

e. 同一の目的のために2以上の麻酔を行った場合の麻酔料および神経ブロック料は，主たる麻酔の所定点数のみにより算定する。

Q18 静脈麻酔で誤っているのはどれか

a. 静脈麻酔とは，静脈注射用麻酔剤を用いた全身麻酔であり，意識消失を伴うものをいう。

b. 短時間のものは，静脈麻酔の実施の下，検査，画像診断，処置または手術が行われた場合であって，麻酔の実施時間が10分未満の場合に算定する。

c. 十分な体制で行われる長時間のもの（単純な場合）（複雑な場合）は，静脈注射用麻酔剤を用いた全身麻酔を10分以上行った場合であって，マスクまたは気管内挿管による閉鎖循環式全身麻酔以外の静脈麻酔が行われた場合に算定する。

d. 十分な体制で行われる長時間のもの（複雑な場合）とは，常勤の麻酔科医が専従で当該麻酔を実施した場合をいう。

e. 静脈麻酔の実施時間は，静脈注射用麻酔剤を最初に投与した時間を開始時間とし，検査，画像診断，処置または手術が終了し覚醒した時間を終了時間とする。

Q19 閉鎖循環器式全身麻酔で誤っているものはどれか

a. ガス麻酔器を使用する閉鎖式・半閉鎖式等の全身麻酔を20分以上実施した場合は，閉鎖循環器式全身麻酔により算定する。

b. 静脈注射用麻酔剤を用いて全身麻酔を実施した場合であって，マスクまたは気管内挿管による酸素吸入または酸素・亜酸化窒素混合ガス吸入と併用する場合は，20分以上実施した場合は，閉鎖循環器式全身麻酔により算定する。

249

c. 全身麻酔の実施時間は，閉鎖循環式全身麻酔器を患者に接続した時点を開始時間とし，患者が麻酔器から離脱した時点を終了時間とする。なお，これ以外の観察等の時間は実施時間に含めない。

d. 硬膜外麻酔を併せて行った場合は，その区分に応じて所定点数に加算し，さらにその実施時間に応じて所定点数に加算し算定する。

e. 腹腔鏡を用いた手術の場合の麻酔料は，腹腔鏡を用いた手術の全身麻酔時間のみで算定する。

Q 20 在宅医療管理料で誤っているものはどれか

a. 在宅自己注射指導管理料には，不妊治療の排卵誘発剤が含まれている。

b. 在宅自己注射指導管理料を算定している患者の外来受診時に，皮内，皮下及び筋肉内注射，静脈内注射を行った場合の費用および注射薬の費用は算定できる。

c. 緊急時に受診した場合の注射に係る費用を算定する場合は，診療報酬明細書の摘要欄に緊急時の受診である旨を記載する。

d. 在宅妊娠糖尿病患者指導管理料1は，妊娠中の糖尿病患者または妊娠糖尿病の患者であって外来の患者に対して，周産期における合併症の軽減のために適切な指導管理を行った場合に算定する。

e. 在宅妊娠糖尿病患者指導管理料2は在宅妊娠糖尿病患者指導管理料1を算定した外来の患者に対して，分娩後も継続して血糖管理のために適切な指導管理を行った場合に，分娩後12週の間，1回に限り算定する。

各論

Exercise

Q1 誤っているのはどれか

a. 切迫流産の場合，超音波検査では妊娠5週以降から算定する。

b. 切迫流産の場合，外来では週1回程度，入院では週2回程度を原則としている。

c. Nuchal Translucency(NT)は，超音波検査の医療保険での適用となっている。

d. 子宮内胎児死亡の超音波検査は，診断時に原則1回である。

e. 稽留流産の超音波検査は，診断時に原則1回である。

Q2 誤っているのはどれか

a. 塩酸ピペリドレート(ダクチル®)の効能・効果は，切迫流産・早産である。

b. イソクスプリン塩酸塩(ズファジラン®)は，妊娠12週未満の妊婦には投与しない。

c. リトドリン塩酸塩(ウテメリン®)は，妊娠16週未満の妊婦には投与しない。

d. 硫酸マグネシウム・ブドウ糖配合(マグネゾール®)は，妊娠高血圧症候群における子癇の発生抑制および治療が効能・効果である。

e. 硫酸マグネシウム・ブドウ糖配合(マグセント®)は，切迫早産における子宮収縮の抑制のみが効能・効果である。

Q3 誤っているのはどれか

a. 流産手術には，妊娠11週までの場合と，妊娠11週を超え妊娠21週までの場合の2つに区分され，妊娠11週までの場合のなかに，手動真空吸引法によるものとその他のものの点数がある。

251

b. 流産手術に，あらかじめ頸管拡張を行った場合，流産手術に頸管拡張法の点数を加算して算定する。

c. 人工妊娠中絶のために必要があって，帝王切開術，子宮全摘術，子宮腟上部切断術を実施した場合は，流産手術の所定点数によらず，行った手術方法で算定する。

d. 妊娠22週以降の子宮内胎児死亡などの手術は，実際に実施に行った分娩誘導，産科手術の所定点数によって算定する。

e. 不全流産の診断で手術を行う場合には，子宮内容除去術（不全流産）の点数で算定する。

Q4 誤っているものはどれか

a. 顆粒球エラスターゼ（子宮頸管粘液）は，絨毛羊膜炎の診断のために妊娠満22週以上満37週未満の妊婦で切迫早産の疑いがある者に対して行った場合に算定する。

b. 癌胎児性フィブロネクチン定性（頸管腟分泌液）は，破水の診断のために妊娠満22週以上満37週未満の者を対象として測定した場合に算定する。

c. 癌胎児性フィブロネクチン定性（頸管腟分泌液）は，切迫早産の診断のために妊娠満22週以上満33週未満の者を対象として測定した場合に算定する。

d. 腟分泌液中インスリン様成長因子結合蛋白1型（IGFBP-1）定性は，破水の診断のために妊娠満 22 週以上満 37 週未満の者を対象として測定した場合に限り算定する。

e. 腟分泌液中インスリン様成長因子結合蛋白1型（IGFBP-1）定性および癌胎児性フィブロネクチン定性（頸管腟分泌液）を併せて実施した場合は，腟分泌液中インスリン様成長因子結合蛋白1型（IGFBP-1）定性の点数で算定する。

Q5 切迫流・早産に適応のないものはどれか

a. エフメノ®

b. デュファストン®

c. ヒスロン®

d. プロベラ®

e. ウテメリン®

Q6 誤っているのはどれか

a. 胞状奇胎の手術には，胞状奇胎除去術で算定する。

b. 胞状奇胎の手術には，吸引器を使用した場合に加算点数を算定できる。

c. 胞状奇胎除去術後のhCG測定に関しては，2～3カ月間は週1回程度を原則とする。

d. ヒト絨毛性ゴナドトロピン-βサブユニット(hCG-β)は，hCG産生腫瘍患者に対して測定した場合に限り算定する。

e. hCG-β，hCG定性，hCG定量・半定量をあわせて実施した場合は，主たるもの1つに限り算定する。

Q7 異所性妊娠で誤っているのはどれか

a. ダグラス窩穿刺は点数が定められていて，超音波ガイド下に実施した場合には，加算点数を算定しない。

b. 術前診断のために実施した子宮内膜掻爬術を，異所性妊娠手術と併せて算定する。

c. 異所性妊娠手術には，腹腔鏡下手術と開腹手術の点数が定められている。

d. 腹腔鏡下手術の際，超音波凝固切開装置の点数を加算する。

e. 卵管保存手術の際に用いられるバソプレシンは算定しない。

Q8 誤っているのはどれか

a. 入院中の患者に時間外の検査を行った場合には，時間外検査加算を算定しない。

b. 時間外に外来患者に行った検体検査の結果，入院した場合には，時間外検査加算を算定する。

c. 尿アルブミン定量検査は，糖尿病性早期腎症の患者に認められている。

d. 尿沈渣(鏡検法)を実施した場合には，尿細菌顕微鏡検査を併せて算定する。

e. 病理組織検査の臓器数としては，胎盤，卵膜，臍帯を1臓器として算定する。

Q9 ノンストレステストで誤っているのはどれか

a. 入院中の患者に対して行った場合には，1週間（暦週）につき3回算定する。

b. 入院中の患者以外の患者に行った場合には，1週間につき1回に限り算定する。

c. 妊娠中に帝王切開以外の開腹手術を行った患者，または，行う予定のある患者に算定する。

d. 適応疾患の治療中のものとは，対象疾患について専門的治療が行われているものを指す。

e. 妊娠高血圧症候群の患者で算定する。

Q10 誤っているのはどれか

a. ハイリスク妊産婦共同管理料（Ⅰ）は，紹介元の医療機関が算定する。

b. ハイリスク妊産婦共同管理料（Ⅱ）は，紹介先の医療機関が算定する。

c. ハイリスク妊娠管理を行った場合に，1入院に限り20日を限度として所定点数に加算する。

d. ハイリスク分娩管理と同一日に行うハイリスク妊娠管理に係る費用は，ハイリスク分娩管理加算に含まれる。

e. ハイリスク分娩管理加算で妊産婦とは，産褥婦を含まない。

Q11 母体・胎児集中治療室管理料で誤っているのはどれか

a. 妊産婦である患者に対して14日を限度として算定する。

b. 検体検査判断料を算定する。

c. 酸素および窒素の費用は算定する。

d. 点滴注射の手技料は算定する。

e. 病理組織標本作製料は算定しないが，病理診断料は算定する。

Q12 輸血に関して誤っているのはどれか

a. 各種輸血量には，抗凝固剤の量は含まれないものとする。

b. 輸血に当たって薬剤を使用した場合は，薬剤の費用を所定点数に加算する。

c. 輸血に当たって行った患者の血液検査（ABO式またはRh式）の費

用に所定点数を加算する。

d. 不規則抗体検査の費用として検査回数にかかわらず1カ月につき所定点数を加算する。

e. コンピュータクロスマッチを行った場合は，血液交叉試験加算および間接クームス検査加算は算定する。

Q13 誤っているのはどれか

a. 腟分泌物の細菌顕微鏡検査は，その他のものの所定点数で算定する。

b. 細菌顕微鏡検査は，染色の有無および染色の方法のいかんにかかわらず，また，これら各種の方法を2種類以上用いた場合であっても，1回として算定する。

c. 細菌培養同定検査は，菌が陰性であっても算定する。

d. 細菌培養同定検査は，あらかじめ培養により菌の有無のみを検索する場合は，検体の種類に関わらず簡易培養により算定する。

e. 細菌培養同定検査は，症状等から同一起因菌によると判断される場合であっても，複数箇所の培養検査を算定可能である。

Q14 カンジダ症で誤っているのはどれか

a. 診断には腟分泌物の細菌顕微鏡検査，簡易培養検査，細菌培養同定検査がある。

b. カンジダ抗原はカンジダ血症またはカンジダ肺炎の診断の目的に行った場合に算定する。

c. $(1 \rightarrow 3)$-β-グルカンは深在性真菌症の検査であり，外陰腟カンジダ症では算定しない。

d. フルコナゾールカプセルには，カンジダ属に起因する腟炎および外陰炎に適応がある。

e. 外陰腟カンジダ症では，腟錠と軟膏（クリーム）の併用はしない。

Q15 トリコモナス腟炎で誤っているのはどれか

a. 診断法には，腟分泌物の細菌顕微鏡検査（その他のもの）を算定する。

b. 診断法には，腟分泌物の簡易培養検査と細菌培養同定検査を同時に算定する。

c. メトロニダゾールの経口投与は500mg/日，10日間が一般的である。

d. メトロニダゾールの腟錠は1コース1日1回250mg，10〜14日間が一般的である。

e. 経口投与と腟錠の併用は原則行わない。

Q16 バルトリン腺膿腫で誤っているのはどれか

a. 膿の採取，減圧には膿穿刺法で算定する。

b. 細菌培養検査を算定する。

c. 嫌気性培養検査を算定する。

d. バルトリン腺膿腫切開術は，月何回も算定可能である。

e. 細菌感受性検査を算定する。

Q17 性器ヘルペスで誤っているのはどれか

a. 診断には，細胞診検査が有効なときがある。

b. 単純ヘルペスウイルス抗原定性は，ヘルペスウイルスの型別確認を行った場合に算定する。

c. 同一ウイルスについてIgG型ウイルス抗体価及びIgM型ウイルス抗体価を測定した場合にあっては，いずれか一方の点数を算定する。

d. 初発型性器ヘルペスでは，抗ヘルペス薬は一般的に5日間投与し，さらに必要があれば5日間まで処方する。

e. 性器ヘルペスの再発抑制の治療法は，保険治療として認められていない。

Q18 性器クラミジア・淋菌感染症で誤っているのはどれか

a. クラミジア・トラコマティス抗原検査は，検体採取料は所定点数に含まれている。

b. クラミジア・トラコマティスの各種核酸検査は，頸管粘液採取料を算定する。

c. クラミジアや淋菌の核酸検査では，治療終了後ある程度の期間をおいて，再検査し核酸の消失を確認する。

d. 淋菌感染症のみの病名で淋菌各種核酸検査と細菌培養検査を合わせて行った場合には，主たるもののみ算定する。

e. 同一日に同一の起炎菌による咽頭炎と子宮頸管炎のそれぞれの病

名があれば，各部位の検査の所定点数を算定する。

Q19 誤っているのはどれか

a. ヒトパルボウイルスＢ19は，紅斑が出現している15歳以上の成人について，このウイルスによる感染症が強く疑われ，IgM型ウイルス抗体価を測定した場合に算定する。

b. 同一ウイルスについてIgG型ウイルス抗体価及びIgM型ウイルス抗体価を測定した場合にあっては，いずれか一方の点数を算定する。

c. グロブリンクラス別ウイルス抗体価は，ウイルスのIgG型ウイルス抗体価又はIgM型ウイルス抗体価を測定した場合に算定する。

d. グロブリンクラス別ウイルス抗体価検査を行った場合は，2項目を限度として算定する。

e. グロブリンクラス別クラミジア・トラコマチス抗体は，クラミジア・トラコマチス抗原検出不能または検体採取の困難な疾患の診断に際し，IgG抗体価またはIgM抗体価を測定した場合に算定する。

Q20 誤っているものはどれか

a. HPV核酸検出，HPV核酸検出(簡易ジェノタイプ判定)検査は，ベセスダ分類ASC-USと判定されたものに対して行う。

b. HPV核酸検出，HPV核酸検出(簡易ジェノタイプ判定)検査は，同一日に細胞診検査を認めていない。

c. HPV核酸検出，HPV核酸検出(簡易ジェノタイプ判定)検査は，子宮頸部(腟部)切除術等の術後の患者に対して行った場合に算定する。

d. HPVジェノタイプ判定結果を，同一の患者について，2回目以降行う場合は，検査の前回実施日を診療報酬明細書の摘要欄に記載する必要はない。

e. HPVジェノタイプ判定は，検査を算定するにあたっては，あらかじめ行われた組織診断の結果を診療報酬明細書の摘要欄に記載する。

Q21 保険上認められている正しい組み合わせはどれか

a. トキソプラズマ症―アセチルスピラマイシン

b. 尖圭コンジローマ―ポドフィリン

c. 絨毛膜羊膜炎―ウリナスタチン

d. 細菌性腟症―メトロニダゾール

e. 梅毒―リファンピシン

Q22 誤っているものはどれか

a. 腟式子宮傍組織炎(膿腫)切開術は，子宮悪性腫瘍手術後の傍組織炎に対する手術である。

b. 限局性腹腔膿瘍手術(ダグラス窩膿腫)は，小骨盤腔に限局した炎症に対する手術である。

c. 子宮附属器腫瘍摘出術(両側)は，片側の手術であっても所定点数で算定する。

d. 卵管形成術は，両側の手術を行った場合であっても所定点数で算定する。

e. 子宮息肉様筋腫摘出術(腟式)は，筋腫分娩を外来で捻って摘出した場合に算定する。

Q23 厚生労働大臣が定める複数手術に関わる費用の特例の組み合わせで誤っているのはどれか

a. 腹腔鏡下子宮内膜病巣除去術― 子宮附属器癒着剥離術(両側) 腹腔鏡によるもの

b. 子宮鏡下子宮筋腫摘出術―腹腔鏡下子宮筋腫摘出(核出)術

c. 子宮全摘術―子宮附属器癒着剥離術(両側)開腹による

d. 帝王切開手術―子宮附属器癒着剥離術(両側) 開腹によるもの

e. 腹腔鏡下腟式子宮全摘術―腹腔鏡下胆嚢摘出術

Q24 悪性腫瘍特異物質治療管理料について誤っているのはどれか

a. 腫瘍マーカー検査を悪性腫瘍であると確定診断されたものについて行った。

b. 腫瘍マーカー検査の結果に基づいて計画的な治療管理を行った。

c. 腫瘍マーカー検査を月2回行った。

d. 腫瘍マーカーの結果ならびに治療計画をカルテに記載した。

e. 腫瘍マーカーの指導内容を説明しカルテに記載した。

Q25 18FDGを用いたポジトロン断層・コンピュータ断層複合撮影について誤っているのはどれか

a. 適応はてんかん，心疾患，悪性腫瘍，血管炎の4種類
b. 早期胃癌は対象になる。
c. 悪性リンパ腫は対象となる。
d. 他の検査，画像診断により病期診断ができない患者に使用する。
e. 他の検査，画像診断により転移・再発の診断ができない患者に使用する。

Q26 婦人科悪性腫瘍手術で誤っているのはどれか

a. 外陰癌—女子外性器悪性腫瘍手術
b. 腟癌—腟悪性腫瘍手術
c. 子宮頸癌—子宮悪性腫瘍手術
d. 子宮体癌1B—腹腔鏡下子宮悪性腫瘍手術
e. 卵巣癌—子宮附属器悪性腫瘍手術

Q27 骨粗鬆症の骨代謝マーカーで誤っているのはどれか

a. 薬剤治療方針に際して実施された場合に算定する。
b. 薬剤治療方針の選択時に1回算定する。
c. 薬剤効果判定，6カ月以内に1回算定する。
d. 薬剤治療方針を変更したとき，6カ月以内に1回算定する。
e. 酒石酸抵抗性ホスファターゼ(TRACP-5b)とⅠ型コラーゲン架橋N-テロペプチド(NTX)と同時に算定する。

Q28 更年期症候群（更年期障害）で誤っているのはどれか

a. 更年期症候群の病名で，FSH，E2のホルモン検査を算定する。
b. 人格検査のうち，操作の容易なものを算定する。
c. 認知機能検査その他の心理検査のうち，操作の簡単なものを算定する。
d. 更年期症候群の病名で，超音波検査を算定する。
e. 簡易更年期指数(SMI)などの更年期症状の評価をするが算定はしない。

Q29 萎縮性腟炎（老人性腟炎）で誤っているのはどれか

    a. 萎縮性腟炎の病名発症日には細菌培養同定検査を算定する。

    b. 萎縮性腟炎の病名で婦人科細胞診検査を算定する。

    c. 症状に応じてエストロゲン系腟錠を使用する。

    d. 症状に応じてプレマリン®経口剤を処方する。

    e. 症状に応じてメノエイドコンビパッチ®貼付剤を処方する。

Q30 子宮脱の手術で誤っているのはどれか

    a. 腟式形成手術および子宮全摘術（腟式，腹式）

    b. 腟壁形成術および子宮位置矯正術

    c. 中央腟閉鎖術（子宮全脱）

    d. 腹腔鏡下仙骨腟固定術

    e. 後腟円蓋切開術

総論

Exercise 解答

Q1　e　**解説**　平成20年3月31日。各都道府県知事あて厚生労働省医政局長通知として「広告可能な診療科名の改正について」で規定されている。

Q2　a　**解説**　健康診断と人間ドックでは法的義務の有無が違う。企業に勤めている方の場合，労働安全衛生法に基づいて年に一度の定期健康診断が義務付けられている。人間ドックには法的義務がないため，基本的にはすべて自費で受診しなければならない。

Q3　d　**解説**　異常分娩に関する医療行為は医療保険の対応である。他は，医療保険の対応とはならない。

Q4　c　**解説**　診療録（カルテ）は，保険のみを記載するだけでなく，自費分（非保険）も記載する。ただし，両者が区別できるように記載することが必要である。

Q5　b　**解説**　学術的に認められても，一般医療として認可され流必要がある。例えば，ASC-USなどの記載が求められている。法律・省令等によって定められている。疑い病名の羅列は，スクリーニング検査とみなされる。保険診療の原則は，安い検査から開始し，網羅的に検査を行うことはしないことを原則としている。

Q6　b　**解説**　妊娠85日（妊娠12週1日）以降では，出産育児一時金の支給がある。人工妊娠中絶は妊娠22週未満であれば可能。人工妊娠中絶の方法や妊娠週数によってそれぞれ異なる。

Q7　c　**解説**　妊婦健診の診察には，診察料と各種検査料が市町村で決められている。したがって，診察料に相当する再診料を算定する事はできない。検査・治療に関しては，算定することは許されている。

261

Q8 b 解説 子宮頸がん検診の料金は，診察料と細胞診検査料，判断料等が含まれている。がん検診の費用は，国と市町村が出している。診察料が含まれているので，再診料を算定できない。検査結果を聞きに来ただけの場合には，再診料を算定しない。既に診察しているので，初診料を算定する事はできず，再診料となる。

Q9 b 解説 既に亡くなっている状態での蘇生術は行っても算定はできない。

Q10 a 解説 同一薬効の場合には，経口薬から開始する。併用は避ける。

Q11 d 解説 主たる手術とは点数の高いものであり，病気の重症度とは別。

Q12 d 解説 2回目以降は，算定可能である。

Q13 a 解説 手術の際の処置は算定しない。

Q14 e 解説 複数領域の検査を行った場合は，そのすべてを記載すること。

Q15 e 解説 トキソプラズマはウイルスではない。

Q16 b 解説 淋菌の培養では認められない。aは円錐切除後などでは算定可。

Q17 d 解説 表面麻酔，浸潤麻酔又は簡単な伝達麻酔の費用は，薬剤を使用したときに限り，第3節の所定点数のみにより算定する。

Q18 e 解説 静脈麻酔の実施時間は，静脈注射用麻酔剤を最初に投与した時間を開始時間とし，検査，画像診断，処置または手術が終了した時間を終了時間とする。

Q19 e 解説 腹腔鏡を用いた手術の場合の麻酔料は，腹腔鏡を用いた手術の全身麻酔時間＋その他の全身麻酔時間合算で算定する。

Q20 b 解説 算定できない。

各論

Exercise 解答

Q1 c 解説 Nuchal Translucencyは，超音波検査で判明するものであるが，医療保険の適用病名ではない。

Q2 e 解説 硫酸マグネシウム・ブドウ糖配合（マグセント®）の効能・効果には，切迫早産における子宮収縮の抑制と重症妊娠高血圧症候群における子癇の発症抑制および治療がある。

Q3 b 解説 流産手術前の頸管拡張法等は手術に伴う処置として別に算定できない。

Q4 e 解説 癌胎児性フィブロネクチン定性（頸管腟分泌液）の点数が腟分泌液中インスリン様成長因子結合蛋白1型（IGFBP-1）定性より高いので，現時点では腟分泌液中インスリン様成長因子結合蛋白1型（IGFBP-1）定性を算定する。

Q5 a 解説 エフメノは更年期黄体ホルモン薬。

Q6 b 解説 吸引器を使用しても加算はつかない。

Q7 b 解説 それ以外に後腟円蓋切開（異所性妊娠）が存在する。

Q8 d 解説 算定しない。

Q9 e 解説 妊娠高血圧症候群重症例。

Q10 e 解説 産褥婦を含む。

Q11 d 解説 点滴注射手技料は算定できない。

Q12 e 解説 コンピュータクロスマッチの場合，血液交叉試験加算および間接クームス検査加算は算定できない。

263

Q13 e 解説 同一起炎菌の場合には，複数箇所からの算定はできない。

Q14 e 解説 外陰と腟の部位が異なるため併用は可能である。

Q15 b 解説 検査方法を複数行わない。

Q16 d 解説 手術なので何度も算定できない。

Q17 e 解説 保険治療として認められている。

Q18 e 解説 同一起炎菌の場合，病名上部位の違いがあっても算定できない。

Q19 e 解説 IgMではなくIgA。

Q20 d 解説 診療報酬明細書の摘要欄に記載する必要を要求されている。

Q21 d 解説 正しいのはdのみ

Q22 d 解説 卵管形成術は，片側の手術であり，両側の場合には2倍の点数になる。

Q23 e 解説 腹腔鏡下腟式子宮全摘術と腹腔鏡下胆嚢摘出術は，それぞれの病名があり同時に手術が行われた場合には，それぞれ別々に算定できる組み合わせである。

Q24 c 解説 腫瘍マーカー検査は原則月1回となっている。

Q25 b 解説 早期胃癌は対象外である。

Q26 d 解説 腹腔鏡下子宮悪性手術を算定できるのは子宮体癌1Aである。

Q27 e 解説 酒石酸抵抗性ホスファターゼ（TRACP-5b）とⅠ型コラーゲン架橋N-テロペプチド（NTX）は，両者骨吸収マーカーでありいずれか一方のみとなる。

Q28 d 解説 超音波検査は形態異常の診断に用いる検査である。

Q29 e 解説 メノエイドコンビパッチ®貼付剤の効能効果には，萎縮性腟炎（老人性腟炎）がない。

Q30 e 解説 後腟円蓋切開術は，ダグラス窩の膿瘍廃液，異所性妊娠などの時に用いられる。

索 引

あ

悪性腫瘍	97
悪性腫瘍特異物質治療管理料	70, 212
アシステッドハッチング	150
アデノウイルス	192
アバスチン	231
アンサー皮下注	232
アンドロゲン	132
医学管理等	66
医科診療報酬点数表	28
医師法	27
異常分娩	48
異所性妊娠	163
一般不妊治療管理料	73, 140
遺伝カウンセリング加算	227
遺伝性乳癌卵巣癌症候群	226
医療法	33
インターシード	208
院内トリアージ実施料	78
ウイルス感染症	192, 198
ウイルス疾患指導料	70
ヴォトリエント	232
栄養情報連携料	90
エストラジオール	132
エストリオール	168
エストロゲン製剤	237
遠隔連携診療料	88
オラパリブ	231
オンライン診療料	66

か

外陰炎	187, 196
外陰癌	224
外来・在宅ベースアップ評価料	128
外来栄養食事指導料	71
外来がん患者在宅連携指導料	87
外来腫瘍化学療法診療料	78
外来迅速検体検査加算	181

外来診療料	65
外来排尿自立指導	87
下垂体前葉負荷試験	131
画像診断	108
可溶性fms様チロシンキナーゼ1	168
カルテ	34
ーの開示	42
簡易更年期指数	234
患家の負担	149
がん患者指導管理料	71, 211
観血的動脈圧測定	182
がんゲノムプロファイリング検査	219
がんゲノムプロファイリング評価	
提供料	90
看護職員処遇改善評価料	127
鉗子・吸引娩出術	185
患者負担率	24
がん性疼痛緩和指導管理料	71, 210
感染症検査	198
がん治療連携管理料	87
がん治療連携計画策定料	86
がん治療連携指導料	87
キイトルーダ	231
疑義解釈資料	140
基本診療料	59, 175
急性汎発性腹膜炎手術	199
急速遂娩術	184
給付の制限	20
クッパーマン指標	234
クラミジア	134
グロブリンクラス別ウイルス抗体価	193
クロミフェン塩酸塩	134
頸管炎	197
頸管妊娠	165
頸管粘液検査	138
経皮的動脈血酸素飽和度測定	182
血中抗ミュラー管ホルモン	133
ゲメプロスト製剤	158
限局性腹腔膿瘍手術	199

265

現金給付	21	子宮頸癌	209, 220
健康診断	46	子宮頸管炎	190, 195
健康保険法	26	子宮頸管粘液採取	190
顕微授精	146	子宮体癌	209, 221
現物給付	21	子宮脱	241
高額療養費	22	子宮内細菌叢検査	135
後期高齢者医療制度	18	子宮内フローラ検査	135
甲状腺機能検査	132	子宮内膜炎	190
更年期障害	233	子宮内膜擦過術	135
高濃度ヒアルロン酸含有培養液	150	子宮内膜刺激法	135
国民皆保険制度	16	子宮内膜受容能検査	135
国民健康保険	17	子宮内膜掻爬術	164
骨粗鬆症	234	子宮破裂手術	185
骨盤臓器脱	241	子宮附属器炎	190
骨盤腹膜炎	190	子宮卵管造影	108, 204
ゴナドトロピン製剤	134	シクロフェニル	134
混合診療	29, 130	死産児	24
コンピュータ断層撮影	109	事実婚	142
		児頭骨盤不均衡	108
さ		自費診療	45
		射精障害	152
細菌性外陰腟炎	187	習慣流産	158
細菌培養同定検査	95	自由診療	130
採取精子調整管理料	152	終末呼気炭酸ガス濃度	182
再診料	62	絨毛膜羊膜炎	195
在宅医療	123	手術後医学管理料	83, 105, 203
在宅自己注射指導管理料	123, 137	手術前医学管理料	82, 105, 203
在宅自己導尿指導管理料	213	手術料	104
在宅妊娠糖尿病患者指導管理料	126	手術療法	199
サイトメガロウイルス	192	受精卵	148
臍ヘルニア圧迫指導管理料	85	出産育児一時金	23
細胞診	93	出産手当金	22
採卵術	145	出生児	50
佐薬	242	腫瘍マーカー	95, 203, 216
産科救急	175	常位胎盤早期剥離	169
時間外加算	65	傷病手当金	22
時間外緊急院内画像診断加算	182	傷病手当金意見書交付料	90
時間外緊急院内検査加算	180	傷病名	37, 59
磁気共鳴コンピュータ断層撮影	109	職域保険	17
子宮鏡下子宮筋腫摘出術	208	食事指導料	71
子宮鏡下有茎粘膜下筋腫切出術	208	食事療法	173
子宮筋腫	201	初診料	59

処置料	106	ダグラス窩穿刺	164
真菌性外陰腟炎	188	タクロリムス	135
神経ブロック料	122	誕生日	145
人工授精	142	地域保険	17
人工妊娠中絶	46, 53	地域連携分娩管理加算	178
新生児管理保育料	52	地域連携夜間・休日診療料	78
新生児集中治療管理料	177	腟炎	187, 196
新生児特定集中治療室重症児対応体制強化		腟癌	225
管理料	177	腟錠	97
新鮮精子加算	146	着床前胚異数性検査	135
診療情報提供料	88, 180, 210	注射	96
診療情報連携共有料	89	超音波検査	112
診療報酬明細書	34, 36	帝王切開術	184
生化学的検査	168	適応外使用薬剤	139
生活習慣病管理料	80	適応症	198
性器クラミジア感染症	190	テストステロン	132
性器ヘルペス	189	電子的診療情報評価料	89
精子選択術	135	投薬	96
精子凍結維持管理料	153	トキソプラズマ症	197
精子凍結保存管理料	153	ドクターフィー	30
正常分娩	48	特定疾患治療管理料	70
生殖補助医療管理料	74, 141, 143	特定疾患療養管理料	69
性腺負荷試験	131	特定保険医療材料	208
精巣内精子採取術	133, 144, 151	特定薬剤治療管理料	70
生体検査料	181	トリコモナス腟炎	188
ゼジューラ	232		
切迫流産	155, 160	**な**	
セブラフィルム	208	内視鏡検査	134
セミプリマブ	232	内分泌負荷試験	131
前核期胚	148	二段階胚移植法	135
先進医療	29, 130	入院ベースアップ評価料	128
選定療養	29, 154	入院料	98
総合周産期特定集中治療室管理料	176	乳腺炎重症化予防ケア・指導料	72
早産	155	尿検査	167
		ニラパリブ	232
た		妊産婦緊急搬送入院加算	180
体外受精	146	妊娠高血圧症候群	166
胎児	115	妊婦が疾病に罹った場合	64
胎児発育不全	169	妊婦健康診査料	47
胎盤増殖因子	168	妊婦	50
タイムラプス撮像法	135	ノンストレステスト	92, 170

は

胚移植術	144, 150
肺血栓塞栓症予防管理料	84
胚凍結保存管理料	148
胚培養管理料	148
培養液	148
排卵誘発	97
ハイリスク妊産婦共同管理料	
	86, 173, 179
ハイリスク妊産婦連携指導料	87
ハイリスク妊娠管理加算	171, 178
ハイリスク分娩管理加算	171, 178
パゾパニブ	232
バルトリン腺嚢胞	189
バルトリン腺嚢胞腫瘍摘出術	199
バルトリン腺膿瘍	189
バルトリン腺膿瘍切除術	199
ヒト絨毛性ゴナドトロピン	163
ヒト胎盤ラクトーゲン	168
ヒトパルボウイルスB19	193
被扶養者	18
非閉塞性無精子症	152
被保険者	18
評価療養	29
被用者保険	17
病理学的検査	203, 213
病理組織顕微鏡検査	169
病理組織標本作製	203
不育症	91, 158
フィブリノゲン製剤	186
腹腔鏡下仙骨腟固定術	241
腹腔鏡下腟式子宮全摘術	207
副腎皮質負荷試験	131
複数手術	225
婦人科感染症	187
婦人科特定疾患治療管理料	72, 201
不妊症	91, 130
不妊治療	49
プロゲステロン	132
プロゲステロン腟剤	139
プロラクチン	131

分子標的治療薬	231
分娩介助料	49
分娩料	49
閉塞性無精子症	152
ペッサリー	241
ベバシズマブ	231
ペムブロリズマブ	231
胞状奇胎	162
法律婚	142
保健医療機関	19, 58
保険医療機関及び保健医療養担当規則	
	25, 27, 57, 58
保健医療取扱機関	19
保険外併用療養費	29
保険給付	19
保険者	17
保険診療	45
ポジトロン断層撮影	215
ホスピタルフィー	30
母体・胎児集中治療室管理料	176
ホルモン補充療法	233

ま

マイクロサテライト不安定性(MSI)検査	
	216
麻酔管理料	121
麻酔薬剤料	118
麻酔料	117, 119
無診療治療	96

や

夜間休日緊急搬送医学管理料	78
薬事法	33
輸血	185, 198
羊水過少	169
予防医療	46

ら

卵管形成術	164
卵子活性化処理	147

卵子調整加算	147
卵巣過剰刺激症候群	132
卵巣癌	209, 224
卵巣腫瘍	201
卵胞径計測	133
リスク低減卵管卵巣摘出術	227
リブタヨ	232
リムパーザ	231
流産	155
流産手術	157
療養・就労両立支援指導料	85
療養の給付	20
療養費	22
淋菌感染症	190
リンパ節郭清	225
リンパ浮腫指導管理料	85, 212
レセプト	34, 36
―の開示	41
レトロゾール	134
レンバチニブ	232
レンビマ	232
ロボット支援下腟式子宮全摘術	208
酒石酸抵抗性酸ホスファターゼ	235

欧文・数字

5-HT3受容体拮抗薬	230
AID	143
AMH	133
ARTオンライン登録	144
BRCA1/2遺伝子検査	218
B型肝炎	106, 200
B型肝炎母子感染予防	199
CAM	195
CT	109
C型肝炎	106
DHEA-S	132
DPC	29
E2	131
EMMA/ALICE法	135
ERA法	135
ERPeak法	135

FGR	169
freeT3	132
freeT4	132
FSH	131, 137
G-CSF製剤	228
GnRHアゴニスト	138
HBOC(hereditary breast and ovarian cancer syndrome)	226
hCG	136, 138
hCG定性・定量検査	156
HIV検査	91, 106, 193
HIV抗体検査	193
hMG	136
hPL	168
HPV核酸検出	194, 215
HPV検査	215
HPVジェノタイプ判定	194, 215
HRT(hormone replacement therapy)	233
HTLV-1核酸検出	193
HTLV-1抗体検査	91, 193
IMSI法	135
LH	131
MRI	109
NST	170
OHSS	132
PGT-A	135
PICSI法	135
PIGF	168
RRSO	226
sFit-1	168
SRL	218
TORCH症候群	196
TSH	132
Y染色体微小欠失検査	133

269

第7版
産婦人科医のための社会保険 ABC

2000 年 6 月 10 日	第 1 版第 1 刷発行
2003 年 1 月 10 日	第 2 版第 1 刷発行
2007 年 4 月 10 日	第 3 版第 1 刷発行
2011 年 1 月 10 日	第 4 版第 1 刷発行
2017 年 2 月 10 日	第 5 版第 1 刷発行
2021 年 1 月 1 日	第 6 版第 1 刷発行
2025 年 1 月 1 日	第 7 版第 1 刷発行

■ 編　集　　公益社団法人　日本産科婦人科学会

■ 発行者　　吉田富生

■ 発行所　　株式会社メジカルビュー社
　　　　　　〒162-0845 東京都新宿区市谷本村町2-30
　　　　　　電話　03(5228)2050(代表)
　　　　　　ホームページ　https://www.medicalview.co.jp/

　　　　　　営業部　FAX　03(5228)2059
　　　　　　　　　　E-mail　eigyo@medicalview.co.jp

　　　　　　編集部　FAX　03(5228)2062
　　　　　　　　　　E-mail　ed@medicalview.co.jp

■ 印刷所　　シナノ印刷株式会社

ISBN 978-4-7583-2360-4 C3047

©MEDICAL VIEW, 2025. Printed in Japan

・本書に掲載された著作物の複写・複製・転載・翻訳・データベースへの取り込み
　および送信(送信可能化権を含む)・上映・譲渡に関する許諾権は，(株)メジカ
　ルビュー社が保有しています．

　JCOPY〈出版者著作権管理機構　委託出版物〉
　本誌の無断複製は著作権法上での例外を除き禁じられています。複製される場
　合は，そのつど事前に，出版者著作権管理機構(電話 03-5244-5088，FAX 03-
　5244-5089，e-mail : info@jcopy.or.jp)の許諾を得てください．

・本書をコピー，スキャン，デジタルデータ化するなどの複製を無許諾で行う行
　為は，著作権法上での限られた例外(「私的使用のための複製」など)を除き
　禁じられています．大学，病院，企業などにおいて，研究活動，診察を含み業
　務上使用する目的で上記の行為を行うことは私的使用には該当せず違法です．
　また私的使用のためであっても，代行業者等の第三者に依頼して上記の行為を
　行うことは違法となります．